U0034349

THINKING

THINKING

THINKING

救命飲食

人體重建手冊

坎貝爾醫生給所有病患的指定讀物

The Campbell Plan

湯馬斯・坎貝爾（Thomas Campbell, MD）／著
張家瑞／譯

Thinking.14 救命飲食人體重建手冊

原著書名 The Campbell Plan
作　　者 湯馬斯・坎貝爾（Thomas Campbell）
譯　　者 張家瑞
美術編輯 李緹瀅
特約編輯 林美惠
主　　編 高煜婷
總 編 輯 林許文二

出　　版 柿子文化事業有限公司
地　　址 11677臺北市羅斯福路五段158號2樓
業務專線 （02）89314903#15
讀者專線 （02）89314903#9
傳　　真 （02）29319207
郵撥帳號 19822651柿子文化事業有限公司
投稿信箱 editor@persimmonbooks.com.tw
服務信箱 service@persimmonbooks.com.tw

初版一刷 2016年07月
　　二刷 2016年07月
定　　價 新臺幣399元
I S B N 978-986-6191-93-0

業務行政 鄭淑娟、唐家予

歡迎走進柿子文化網 http://www.persimmonbooks.com.tw

搜尋 柿子文化

粉絲團搜尋 小柿子波柿萌的魔法書店

～柿子在秋天火紅 文化在書中成熟～

國家圖書館出版品預行編目(CIP)資料

救命飲食人體重建手冊：坎貝爾醫生給所有病患的指定讀物／湯馬斯.坎貝爾（Thomas Campbell）著；陳師蘭譯. --初版. --臺北市：柿子文化，2016.07
面；　公分. --（Thinking；14）
譯自：The Campbell plan

ISBN 978-986-6191-93-0（平裝）
1.營養 2.素食 3.健康飲食

411.3　　105007773

這是一本資料豐富又詳盡的養生書，書中作者分享了一個令我印象深刻的故事：一位罹患糖尿病的女士，因為不當的飲食選擇而深受其害，由於病人始終搞不清楚自己為什麼生病，不明白自己的選擇會對健康帶來多大的影響，所以即使很努力的改變飲食，但是錯誤的飲食知識讓她的努力無法獲得應有的效果，實在令人遺憾。

本書詳細的教導讀者如何為自己訂定飲食計畫、如何調整飲食習慣，更提供不少美味有創意的健康食譜。作者和家人因為身體力行書中分享的飲食法則，累積了豐富的心得，再加上作者本身就是醫師，所以有許多臨床經驗，進而歸納出有助於維持甚至能恢復健康的養生法。

作者對一些具爭議性的飲食議題也有深入的探討研究，例如低碳水化合物飲食、肉類、魚油、蛋、奶、小麥，以及基改食物等相關議題，都提供完善的科學證據來幫助釐清這些問題（有興趣的讀者可以參考本書英文版，書末提供了非常詳細的研究論文佐證）。

我自己的飲食習慣與本書建議的內容有很多相似之處，除了目前我對小麥食品的安全性還持保留態度，盡量避免食用小麥相關食品。雖然目前還沒有完整的證據顯示全麥產品可能導致健康問題，但有些醫師在臨床上已開始注意到麥類食品與各種慢性疾病之間的關係，因此對食用麥子相關食品提出警告。

每個人身體的需求不盡相同，我自己很適合全蔬食，但偶爾也會感覺需要補充少許蛋、奶食物。本書提供讀者執行飲食習慣改變的詳細計畫，也教導讀者如何克服飲食調整時的困難，好讓身體恢復應有的健康和活力，但光是看書無法體會，也無法改變體質。與其抱持著懷疑或期待的心態閱讀本書，不如身體力行確切落實書裡的建議試試看，仔細觀察身體和精神在調整飲食習慣前後有什麼變化，自己永遠最了解自己的身體，只要徹底執行兩個禮拜之後，應該就能感受到明顯的身心變化了。

——**許瑞云醫師**，身心靈醫師、暢銷作家

多年前甫知，世界上有十億人口天天餓著肚子入睡，但只要多一位素食者就能省下十四位飢餓兒童所需糧食，我當下便開始茹素。

幾個月後，某日突然發現，困擾多年的頸後偌大硬塊竟然不翼而飛，原本混濁暗紅的血液變得清澈鮮紅，病痛不藥而癒。短短數月，我料想不到地見證了「改變飲食就能立即改善健康」的神奇功效。

何謂最正確的飲食選擇？何謂最佳的藥物治療？坎貝爾醫師以多年臨床實證研究，接續父親——「營養學愛因斯坦」柯林·坎貝爾博士——振奮人心的《救命飲食》（The China Study）研究成果，向世人揭櫫：「全食物蔬食是醫者最有效的健康修復工具，比任何藥品或手術更有效。」而這全食物蔬食，正與《黃帝內經》「藥食同源」的智慧不謀而合。

坎貝爾醫師《救命飲食人體重建手冊》，不僅打破「優質蛋白等同動物性蛋白」的迷思，更提供最新的醫學實證與營養新知，令人茅塞頓開，拍案叫絕。本書精心設計的轉換策略與具體步驟，揭示「最佳的黃金比例飲食法」遠比想像中更容易落實，是值得推薦的健康生活必備工具書。

地球正面臨的資源枯竭和暖化危機，轉換飲食，就能夠翻轉世界。

現代人病從口入所產生的諸多疾病，轉換飲食，就能夠翻轉頹勢。

選擇全食物蔬食，為您迎接健康、幸福、圓滿！

——**張祐銓**，臺灣週一無肉日聯絡平臺總召集人

鮮少有醫師能以謙遜和智者的口吻告訴我們事情的真相——我們所選擇的生活方式對於長期健康的影響，比任何西醫的藥物或醫療程序都來得深遠，但坎貝爾博士真的做到了！不僅如此，他更進一步以明確和深入人性的方式解釋，對於已被證實能帶給人們最健康結果的飲食和生活方式，我們到底有哪些選擇。這本優異的作品，獲得我最高度的推薦！

——**約翰・羅賓斯**，《危險年代的求生飲食》作者

湯馬斯・坎貝爾醫學博士帶領著新一代的醫生，轉動世界回到以植物營養為主的明智飲食。為了超棒的健康與一生苗條的身材，好好閱讀《救命飲食人體重建手冊》吧！

——**約翰・麥克道格醫師**，麥克道格醫療中心創辦人暨醫療主任

湯馬斯・坎貝爾博士以其學術中崇高的領導地位，在《救命

飲食人體重建手冊》這本新書裡以明確、實證的科學研究終結慢性疾病。

——**小克德威爾．艾索斯丁博士**，《這樣吃，心血管最健康！》作者

《救命飲食人體重建手冊》內容精闢，文字淺白易懂，讓人們輕鬆的了解如何以完整的食物和蔬食成為日常生活中的飲食。

——**布萊恩．溫德爾**，電影《餐叉勝過手術刀》創作者、執行製作

人類文化中存在著肥胖及其所帶來的疾病，湯馬斯．坎貝爾博士以轉變這種文化為使命，並且以牢不可破的科學根據來支持他按部就班的計畫。

本書也許是指引你找回健康的暗夜明燈，你擁有健康後，你的家人和周遭的親友也會受到無窮的正面影響。準備好迎接這樣的轉變吧，因為本書中正蘊藏著令人興奮的驚喜！

——**凱西．佛斯頓**，紐約時報暢銷書《一點小改變，簡單醫百病》作者

當我聽說湯馬斯．坎貝爾博士決定推出《救命飲食》續集《救命飲食人體重建手冊》時，我感到興奮極了。在這本書裡，坎貝爾博士不僅把自己的醫學經驗融合在營養學的研究中，以進一步解釋蔬食飲食對我們的健康在各方面的益處，同時也教大家如何輕鬆的轉換到以蔬食為主的生活型態。

為了各位的健康著想，一定要趕快閱讀此書，因為它能改變你對日常生活中的飲食和營養的看法。

——**蓋瑞．普萊爾**，高爾夫球傳奇名將（9座大滿貫冠軍）

這本淺顯易懂的書提供了實用的資訊和技巧，包括預防及治

療慢性疾病的食譜和健康飲食法。湯馬斯・坎貝爾博士在浩瀚卻混沌的營養領域中，為讀者指引出方向；他幫助解讀科學原理，並且道出有待科學探究之處。

——**莉雅娜・里亞諾芙**，「美國生活醫學院」前總裁

本書是最能與《救命飲食》相輝映的作品，湯馬斯・坎貝爾醫生再度扮演引領我們通往最佳健康之路的導師。本書最能打動讀者的地方，在於坎貝爾博士於自信與謙遜之間所展現的中庸氣度，實著令人敬佩。當他無法確定時，他會告訴我們原因；而當他確定時，他不僅能說明原因，而且還會示範是怎麼造成的。千萬別錯過這本好書！

——**道格拉斯・賴索**，《愉快的陷阱》共同作者

《救命飲食人體重建手冊》是《救命飲食》的絕佳搭擋，保證讓你在通往健康的途中不僅輕鬆，而且還能獲得很多樂趣！

——**艾羅那・波德醫學博士與馬修・雷德曼醫學博士**

暢銷書《餐叉勝於手術刀》作者及「健康轉型中心」創辦人

任何希望自己的健康能夠達到理想境界的人，《救命飲食人體重建手冊》就是你最清晰、簡明的完全攻略。還有誰能比湯馬斯・坎貝爾博士給你更好的指引呢？

——**瑞普・艾索斯丁**

紐約時報第一名暢銷書《引擎2飲食》、《我的牛肉與其他肉類》作者

湯馬斯・坎貝爾博士以專業及創新的方式，將有根據的建議和實用的資訊融合在《救命飲食人體重建手冊》之中。我建議你

趕快閱讀此書並將書中方法付諸實行，幫助你每餐都從水果、蔬菜、穀物和豆類中獲得難以想像的益處。你的身體（和醫生）將會為你喝采。

——**艾米·喬伊·拉諾博士**

北卡羅萊納大學阿什維爾分校保健系副教授兼系主任

《救命飲食》中開創性的研究助長了一項革命性的思考；如今，全世界的科學界都認同健康飲食與低癌症風險因素之間有明確的關聯。

——**瑪莉蓮·建特瑞**，「世界癌症研究基金會」全球網絡總裁

我懷著無比興奮的心情拜讀湯馬斯·坎貝爾博士的新書《救命飲食人體重建手冊》，這本書將他先前的開創性作品《救命飲食》中的科學洞見，轉化成淺顯易懂且便於應用的方法，讓讀者獲得健康並維持下去！這本書是我們給所有病患的指定讀物。

——**艾蓮·葛罕梅爾**，加州聖莫尼卡「真北健康中心」主任

閱讀《救命飲食人體重建手冊》，就像親眼見證一位充滿愛心的資深家庭醫師震撼揭露「標準美式飲食」其實是導致主要流行疾病（肥胖、糖尿病、高血壓、心臟病和中風，以及許多癌症和自體免疫性疾病等）的元凶。

你一定會喜歡這個「與醫生有約」時間，它讓你的生活從各方面獲益。我高度推薦！

——**麥可·克拉培**，加州聖莫尼卡「真北健康中心」醫師

自一九六〇年代抽菸與健康的關係被證實之後，在醫生的帶

領下，走上戒菸之路的人多到難以計數。隨著時間流逝，現在勸人戒菸已成為關心健康的標準。而當全食物蔬食的飲食益於健康的證據愈積愈多之後，愈來愈多的醫生和衛生醫療者願意改善自己的飲食方式，也幫助他們的病患做相同的改變。這本書予人煥然一新的感受。

——**蓋瑞・吉歐維諾博士**

紐約州立大學水牛城分校社區衛生與衛生行為系教授兼系主任

這本又棒又實用的書是《救命飲食》的續集，湯馬斯・坎貝爾醫師從全食物蔬食有益於健康的實證研究中摘錄內容（為什麼我們應該改變飲食方式），然後提出非常實用的忠告，建議我們如何採納這種飲食法，內容甚至包括菜單規劃、食譜和採購單。我向醫療專業人員、病患和一般大眾高度推薦《救命飲食人體重建手冊》。

——**湯馬斯・坎貝爾博士**（不是作者，只是同名）

羅徹斯特大學醫學院家庭醫學系系主任

Contents

Part 2 那些熱門的飲食話題

日日食譜

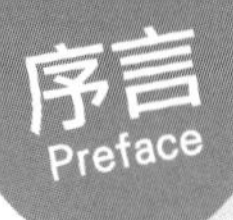

人人必備的健康指南

過去二、三十年來，我示範過好幾百道菜餚，也傳授過好幾百堂健康方面的課程，大多是關於全食物蔬食為健康帶來的特殊益處。正當飲食與健康的世界彌漫著各種正面與反面的主張時，全食物蔬食的概念開始從黑暗中嶄露頭角，並且大放異彩。這種達到健康的獨特方法吸引著人們的目光，匯聚的人氣已達前所未有的巔峰。不過，正當其他人早已開始如火如荼地施行，並且想知道怎麼樣才能做到最好的同時，卻有許多人在納悶，為什麼自己從來沒聽過這種事。

當這種飲食法獲得愈來愈多的關注後，對其支持證據的質疑自然也跟著變多，有一部分原因是，這個觀念挑戰了長久以來近乎神聖不可侵犯的科學主張與醫療業務。因此，要明確有力地討論這個飲食法的證據，首先一定要從它的科學基礎來談，這點非常重要。支持這種飲食法的證據不但很有說服力，而且經得起考驗，因為它能為涵蓋範圍廣泛且難解的社會問題指點迷津。那些社會問題相當複雜，卻不約而同地指出了個人與公共方面的人類處境。

就跟其他被關注的任何議題一樣，我們決定吃什麼竟然對解決這些社會問題大有幫助，或許真的讓很多人覺得意外。假如這種飲食生活型態能夠被正確執行，我們將可以維持並恢復個人健康、把醫療保健費用減到最少、預防環境退化（指環境變得不適合我們生存）、避免不必要的破壞，以及重建被嚴重扭曲的食物生產經濟。事實上，這些從外表看來互不相干的社會問題，其根源都來自我們的食物選擇。重要的是，我們應該問問：這種飲食法所產生的效益是什麼？要怎麼獲取？要如何理解與應用？

我的兒子——湯馬斯・坎貝爾醫學博士，隨時都準備好要對付、處理這些問題。有著藝術與溝通訓練背景（他在康乃爾大學主修戲劇藝術）的他，和我共同著作了《救命飲食》，而且憑藉著他的專長使我們的書好讀易懂，結果當然也出奇的成功！這樣的經歷，以及這種飲食生活型態所產生的長久奇效，激勵他開啟自己的醫學生涯，終至取得家醫科醫師執照。醫學方面的訓練、對營養知識的深入了解，以及在診所中幫人看病的經驗——各個方面的完美結合，使他得以思考出一套讓這些證據更能說服病患和同事的方法。

想徹底搞清楚這些證據，就特別需要對付一些棘手的議題，那些議題會製造出市場需求和許多公共話題，但卻往往缺乏科學上的支持。舉些例子來說，像是**omega-3脂肪酸**（選擇補充劑還是食物？）、**低碳水化合物的飲食**（什麼樣的碳水化合物？）、**麩質過敏**（到底有多少人需要在乎這個問題？）、**魚油**（吃魚攝取或完全不用攝取？）、**小麥及其他穀類**（適合肥胖者食用或良好的膳食纖維來源？）、**有機食物**（優良的營養素或糟糕的化學物質？）和**基因改造食品**（是社會進步的願景，還是人類健康的風險？）等等，正是湯馬斯運用合理正當的科學證據要為大家釐清的問題。

除了執業醫師的身分和在羅徹斯特大學醫學院教書，湯馬斯也是我們非營利機構「營養研究中心」的主任。本中心的線上教學課程不斷增加中，並與國家級的康乃爾大學線上教學課程有合作關係。憑著與我合著《救命飲食》的經驗，與「營養科學之內容與研究方法學」遠距教學的研究所學歷（紮紮實實的三年），湯馬斯為大眾和他的醫師團體帶來第一手的營養資訊。

這本書是你絕對會想要的收藏，它寫得非常出色，對於一些引人爭議的飲食和健康議題有獨到的看法。湯馬斯運用自己的寫作風格和對飲食效果的剖析，避開一面倒的擁護態度，並且更進一步考量到各種觀點。最後，他為了你和你的家人、朋友、所屬的團體以及我們所生存的星球，把這些證據融合規劃成一部淺顯易懂的指南，讓這些證據轉化成實際的效果。

無論在此時此刻或未來，這種飲食方法和生活方式都極為重要，因此**一定要公諸於世**，而且資訊必須可靠和傳達清楚——《救命飲食人體重建手冊》做到了！現在就翻開書本，瞧瞧我所說的吧！我相信你會喜歡書中科學性的觀點、實用的建議和食譜，而你的健康和福祉將獲益無窮。

——T．柯林．坎貝爾博士

《救命飲食》、《救命飲食2．不生病的祕密》共同作者

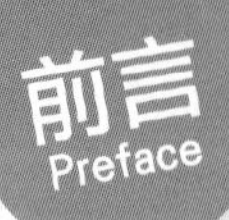

做你自己的健康舵手

我在那扇棕色的門上敲了敲，並不是為了得到進入的許可，而是傳達我已到來。接著，我立刻扭轉把手推門而入，房間裡很明亮，四周是褐色的牆，地板是亞麻油地材——雖然這種地板堅固耐用、方便清潔，卻「缺乏溫度」。我的左側有張檢查臺，上頭覆蓋著一張縐縐的紙；檢查臺後方是幾個櫥櫃和一個不鏽鋼洗手臺，我每天都要在那兒洗好幾次手。至於右側，則有兩張椅子及我來這兒的原因：一位病患，他就坐在那裡等我。我走到病患後方一張小小的旋轉凳坐下，登入電腦，調閱他的檔案。

雖然直到那時，我們才開始討論他的症狀和病情，但打從一進門，我就已經在進行診斷了。只要一會兒功夫，我就能看出那個人夠不夠靈活、體重多少、有沒有行動上的困難。他選擇的椅子是離我較近或較遠的？他會站起來禮貌性且生硬地握手，或是只顧著玩手機看都不看我一眼，直到我問了兩、三個問題後才回應？我相信對方也在評估我：我有多少白頭髮？我在趕時間嗎？我會怎麼自我介紹？然後，我們才會進入主題。說到「閱人」，我的本事並沒有其他醫師好，也稱不上無所不知，我只是從個人的行為來判斷。

我差不多每二十分鐘就要重複上述的行為，一次又一次。病患來自各行各業，抱怨的方式也百百種，但日子一久，我發現自己被許多病患共同關心的問題困住了。

「我想減重。」

「我能不能不要服用新的藥？」

「我想擺脫頭痛的困擾。」

「我對自己容易焦慮和沮喪的情況煩透了！」

「我想要身體健康。」

在傾聽別人的問題並和他們對談時，我心裡不斷想著食物的選擇有多重要。

飲食、情緒和心理健康，這三者是環環相扣的。不良的情緒和心理健康，可能導致不良的食物選擇；有時候，不良的食物選擇，很可能會導致情緒及心理健康的惡化。肥胖、糖尿病、關節疼痛、心臟病等疾病的風險因子，例如高血壓或高膽固醇，其實都跟飲食有關，但許多病人在第一次踏入我的診所時，並不曉得這一點——你知道的，我不是飲食方面的醫師，一般人在第一次與我會面時，大部分都不知道我在營養方面的興趣和背景。我接受的是傳統家醫科基礎醫療的訓練，我為嬰兒、成年人或老年人看診和治療：我可以為你的新生兒做出生檢查，或為你垂死的祖父母做臨終的安排；我做婦女衛生診療，也做關節注射和皮膚切片檢查。

在我的病患中（包括被診斷出肥胖、糖尿病、高血壓或心臟病者），許多人不知道自己應該嚴格挑選食物。在聽他們訴說自己對病痛的挫折感和渴望更好的人生時，我受到很大的鼓舞——別誤會！我沒有在幸災樂禍，不會因看到社會裡有許多人承受過重、焦慮、憂鬱或疼痛的痛苦而開心，而是當有人坐在我面前，表達出他們想改變人生的積極動力，就代表我有了與他們合作並幫助到他們的希望——我有一線希望能做想做的事：使事情有所改變。理由就是這麼簡單，就是有了希望。

你與我的病人沒什麼兩樣

其實，我的病人跟你並沒什麼兩樣。然而，為什麼此刻你抱著這本書？你想改變些什麼？填填看：「一年後，為了我的健康，我要＿＿＿＿＿＿＿＿。」我希望你能夠嚴肅地回答這些問題，也希望這麼做對你會有所激勵。事實上，即使只是這樣問與答的過程，都能激發出你對自己的希望。

當然，我們都曉得——待克服的障礙還很多。有多少次，我們開始節食，持續了一陣子，接下來幾個月卻又把減掉的體重吃回來？有多少次，我們加入健身房的會員，持續幾個月都做得很好，之後熱度減退，罪惡感也隨之而生？有多少次，我們嘗試每天吃生菜沙拉，然後在失落感與飢餓下屈服？對於許多人來說，這些是他們終其一生的困境，一次又一次的重複，永遠不會有圓滿的結局。

行為上的改變使我們更容易成功，這樣的證據不勝枚舉。你就當是「豁出去」了，在本書薄薄的前幾頁裡，我會告訴你，研究人員說改變某些行為會讓你更容易持之以恆——就如以下我所建議的：

①你有明確的**個人**理由，以產生強烈的渴望去改變所吃的食物。
②你已經將採取新飲食法的**阻礙**（環境、認知、身體上的）**減到最小**。

③你擁有實踐這種新生活方式所需的**技巧**和**自信**。
④你對新飲食法的目標有**正面感受**，並且相信這些目標能為你帶來**益處**。
⑤你的飲食目標符合你的**個人形象**和**社會規範**。
⑥你會從自己重視的人身上獲得**支持**與**鼓勵**，並且擁有一個支持你改變飲食法的**團體**。

我見過病人因為在上述的因素中遭遇困難，而未能夠達成目標，但我認為**失敗的最常見原因之一就是知識不足**。「我們吃了什麼」對健康有深遠的影響——許多人聽到這個觀念時都大為驚訝，然而，這其實比醫生給你的任何東西或為你做的任何事都來得更強而有力。

做出正確的飲食選擇，可以使一切轉而對你有利。那麼，什麼是「正確的」飲食選擇？答案是：全食物蔬食。知道什麼是最理想的飲食，並因而知道我們要努力的目標是什麼，是十分重要的。當我們不曉得該不該吃低碳水化合物、蔬食或無麩質的東西時，雖然仍可依自己喜好做出一切改變，但這樣的努力往往都是漫無目的且短暫的：今天早餐吃培根和奶油乳酪、明天早餐是生菜沙拉和米飯，對吧？或許這次的節食減掉了五公斤，但之後卻又吃了回來，結果只能在另一次的節食計畫中花更多的功夫去甩掉五公斤。我希望你能夠了解，你再也不用節食了，根本沒必要節食、復胖、節食、復胖或找尋祕訣。這本書就是要教你什麼是最佳的飲食法，並且幫助你腳踏實地身體力行。

我和父親T．柯林．坎貝爾博士共同著作了《救命飲食》，並在二〇〇五年出版。父親在營養學方面長久且卓越的生涯中從事研究、教學，並與該領域中的精英們一起制定策略。透過他的視野，《救命飲食》依據種種跡象，向讀者傳達什麼才是最好的飲食法。我們發現，若你想**減重**、**使氣色更好**、**感覺更棒**、**預防疾病**、**重拾失去的健康**，或是**促進心臟、大腦、腎臟、肌膚和腸胃功能**，甚至是**降低罹癌機率**，那就要攝取更多的水果、蔬菜、豆類和全穀，同時戒掉肉類（包括雞肉）、乳製品和加工食品，這就是你所能採取的最強大、最有力的行動。

隨著《救命飲食》的成功，我們看到一大群人改變他們的飲食，過程中，他們的人生也獲得徹底的轉變。「T・柯林・坎貝爾營養研究中心」是一個非營利機構，我是中心的主任，我親眼看過在eCornell（康乃爾大學線上教學課程）上認證課程的學生茅塞頓開的領悟瞬間——這樣的瞬間將對他們的人生產生永遠的改變。一旦他們具備較優良的知識基礎，就會知道健康的必備條件，以及那樣的條件是多簡單而影響卻如此深遠——所有人都將因此受到激勵與鼓舞，不論是醫生、營養學家或市井百姓。

不一樣的免責聲明

在許下太多承諾前，我要先提及免責聲明。在保健類書籍的前幾頁，通常都會有類似的免責聲明：「本書並非醫療指南，在改變你的飲食內容或採取任何健康療程前，請先諮詢你的個人醫師。」

儘管這樣做總讓人感到氣餒，但我仍必須提出免責聲明，以保護我們表面上受到法庭約束的靈魂與荷包，但這本獨特飲食保健書的免責聲明實際上比看起來更有趣。它不經意地洩露出這本書，以及其他任何有關你吃的食物的書所擁有的力量。

瞧瞧，你攝取的食物對健康有多大的幫助——早餐、午餐和晚餐的內容都會影響到醫療方面的決定。你或許是為了某一個特別的目的而隨手拿起這本書，可能是減重、降低罹患心臟病的風險、獲得更多精力，或是使氣色變更好……，但此刻我要強調的是，做出正確的食物選擇，會比你用的任何其他方法更能促進你的健康。你不僅能擁有更多精力、減輕體重，還能做到保護心臟和減少罹患重大癌症的風險，你會使大腦、腎臟、肺臟和消化道都獲得最長足的健康。

短短幾天之內，你可能改變血液流經循環系統的方式，以及血液中的血糖與膽固醇含量，甚至連經年累月發展出的慢性疾病都可能開始逆轉。**世界上根本沒有能創造完美健康或解決所有健康問題的萬能藥，但選擇正確食物的效果，等於只做一項決定卻大幅改善多重健康！**

為了避免任何可能的錯誤，我真的建議你在進行這項飲食計畫前先諮詢醫療專業人員，尤其當你有在用藥時，一旦飲食內容做了改變，你在醫療上的需求可能也會隨之不同。進行這項飲食計畫的糖尿病患者可能需要降低用藥劑量或完全不用，而高血壓患者可能需要減少用藥，膽固醇高的人也可能需要有所改變——正在醫療體系下接受治療的讀者們或許會發現，在使用本書中的工具之後，你們的病況發生急遽的轉變。所以囉，不管怎麼樣，先詢問你的醫生吧！即使是認為自己很健康的人，做一下篩選檢查，也會有助於你比較飲食改變前後的差異。

你的飲食選擇就是醫療選擇，因此，改變飲食方式會對你產生醫療上的影響。我要推心置腹的告訴你：本書中強大的工具會對你的健康和人生產生永久的改變。所以，請諮詢醫生，並在他的建議下展開這段療程。我已經提醒過你囉！

我是誰？

「你在食物方面的選擇，能夠對你的健康產生全方面的影響！」這樣大發豪語或許令你又驚又疑，但我鼓勵你抱持適度的懷疑。在營養與健康的科學裡，人類不知道的事情還多得很呢，何況那些敢把任何想法賣給你的人天底下比比皆是——**保健產品的市場就是油嘴滑舌的推銷員的財源，一百年前如此，現在還是這樣。**

那你怎麼知道我不是油嘴滑舌的推銷員？我當然有可能是啊！不過，我希望，在歷經長時間的考驗過後，你能夠轉變想法，看清楚我不是那樣的人。二〇〇一年過後不久，我展開在營養方面的旅程，那時我開始和父親共同編寫《救命飲食》。父親在酪農場長大，從研究所畢業後，一直想找出改善優質動物性蛋白質產品的方法，他一直相信，我們應該攝取更多、品質更好的優質動物性蛋白質。沒想到，歷經數十年的研究之後，他漸漸有了截然不同的看法。素食者宣稱水果及蔬菜是最健康的食物，起初他很藐視這種主張，但是到了生涯後期，他反倒轉而支持這種見解，也開始認同：或許最健康的飲食，實際上是不包含任何肉類與奶類的。

把父親的故事公開時，我自己也埋首於研究食物選擇與健康的關係當中。我們仔細審視其他科學家的研究，並把當中一些更吊人胃口的發現也納入書中；我們訪談一些醫師，請教他們那些悍然站在我們面前、模糊科學發現的營養和醫療體系是怎麼運作的。完成後的書共有七百多個參考出處，其中許多是刊登在醫學期刊上的原始研究報告。

從事這樣的工作數年後，我成為一名醫生。從思考營養與健康，到研究並學習疾病、診斷與治療在現行醫療體制中的做法，我發現到，急性照護醫療體制中的所有人才與技術，事實上都相當缺乏了解、治療與預防慢性健康問題和疾病發展的能力。這類問題往往與生活型態有關，但當前的醫療對有關生活型態方面的議題談的卻是如此少，我們的醫療體制本質上就忽視了營養和生活方式方面影響力強大的資訊（這類資訊是我在和父親共同編寫《救命飲食》的幾年間才學習到的），光是個中原因，或許就可以寫成好幾本書啦！**總歸一句話，我們的醫療體制並未在最理想的狀態。**

給你的良心建議

擁有家醫科醫師執照，同時也是編寫深度分析飲食與健康書籍的共同作者，這樣的背景讓我將兩個領域的優勢結合在一起。身為一名在急性照護醫療體制下工作的醫師，我希望讓每個病人知道如何去描述他們那些與生活型態有關的慢性疾病。隨著歷練增長，也看了更多新的病人，我希望能提供他們一套工具來避免疾病——要是他們已經罹患疾病，便給予他們重拾健康的最佳機會。這本書，就具備了我所說的工具。

看完這本書之後，你會了解為什麼食物對健康那麼重要。飲食效果的簡短範例將會幫助你了解，飲食選擇所產生的影響有多深遠，以及依據研究結果顯示，最健康的食物有哪些。在解釋過「為什麼」之後，我會指引你了解哪些食物是安全的，哪些是有毒性的。你不僅會知道該挑選什麼食物來吃，也會懂得如何駕馭生活周遭的飲食文化，這種文化往往會導致失敗與疾病。

對於一些常聽到的問題，我會在書中提出解答：**你需要吃有機的食物嗎？魚類是健康的嗎？那麩質怎麼辦？**最後，我會提供你關於採買、外食和烹調方面按部就班的建議，讓你將剛學到的知識化為行動；這一切將會在本書的最後轉化成一個為期十四天的烹調與飲食練習。

只要花幾天的時間閱讀，再加上十四天的練習，你就能運用所有必備的技巧，**讓你的健康達到或許是你這輩子最徹底的改善**；你將擁有創造最佳健康所需的工具。

我曾經治療過許多患有生活型態疾病的病人，雖然每個人的情況都不同，但幾乎都能從攝取更健康的飲食中獲益。我的同事或病人中，並非每一個都能接受這樣的訊息，但多年來我仍被來就診的病人持續激勵著——病患值得更好的結果。病患應該學習知道如何減輕體重、緩解疼痛、避免服用或減少使用藥劑，甚至逆轉或減緩疾病的發展——而你只要選擇不同的早餐、中餐和晚餐，就這麼簡單！

我衷心希望每個人都知道如何獲取健康，希望大家比任何醫生、藥物或療程都更能夠保護及提升自己長期的健康。

總歸一句話，你要意識到自己才是舵手。成功是靠自己掌握的，成功比你想像的還要容易、有趣、物超所值和便捷。更好的健康有待實現，那是你能夠達成的目標，而我，將要告訴你該怎麼做。

Part 1
一生健康的基礎

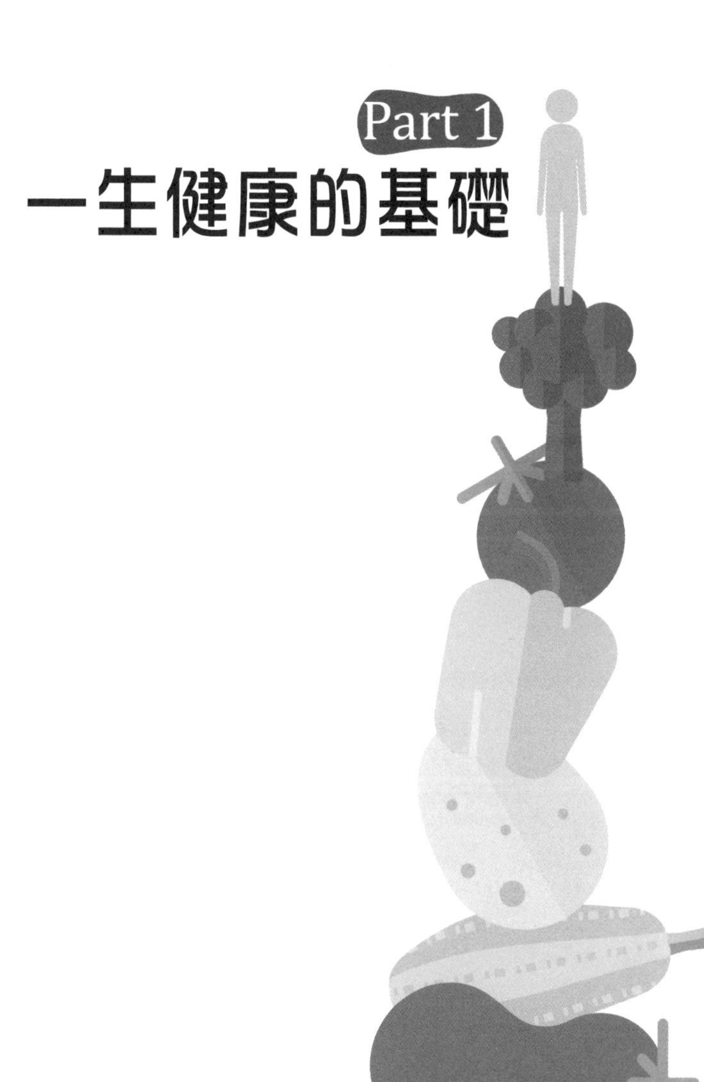

▶ Chapter 1

再聊聊《救命飲食》

她說：「我想你指的是高蛋白食物。」我回過頭看著她，帶著有點「為什麼老師會說我錯了？」的那種疑惑表情。也許我開始否認了，因此她再強調一次：「我想你的意思是，吃較多蛋白質的大鼠跑較多圈，不過沒關係，謝謝你的報告。」她轉過頭去對著同學們說：「同學們，謝謝湯姆告訴我們這個實驗。」

那次或許是我有生以來第一次在營養學上提出反對看法，但說實在的，我當時根本不知道發生了什麼事。

餵食老爸的實驗大鼠

那是我讀小學的事，當時正站在全班同學面前發表報告。我的父親——T．柯林．坎貝爾博士，是一位經驗老到的營養生化學家，他在康乃爾大學除了教書外，也是研究飲食對癌症影響的先驅。他有一項榮獲國家認可的大型研究計畫，其中某部分是餵大鼠吃不同類型的飲食。他為我的老師提供一個機會，讓我們在課堂上用大鼠做一個小小的實驗。沒有比在課堂上看老鼠更能讓小學生開心的事了，所以那是個非常棒的點子。

實驗的目的是要探索以下問題：假如你餵大鼠不同程度的蛋白質，哪隻大鼠可以運動得最多？我帶來的每隻大鼠都養在籠子裡，每個籠子裡各有一個跑步轉輪和一個計數器，計數器用來記錄大鼠轉動轉輪的次數，大鼠會斷斷續續地跳到轉輪上跑步——是特意的。我不禁納悶，牠們到底知不知道自己哪兒也去不了？你在健身房時也可以問同樣的問題，我猜，或許動物就是需要運動，即便實際上哪兒也去不了。

兩組大鼠都吃一模一樣的食物，只有一點不同：其中一組吃低蛋白質含量的食物（大約五％），而另一組吃高蛋白質含量的食物（大約二〇％）；低蛋白的食物裡則多加了一點糖，以取代減少的蛋白質。

我按部就班地餵食大鼠，並準確記錄牠們的運動量。當然，一切的設備都由我父親支援。你或許可以想像得到，當時只是小學生的我根本搞不清楚這個實驗是怎麼回事。我不過是養了幾隻可愛的老鼠，記下轉輪轉動的次數，然後給牠們食物吃，感覺好好玩哦！

一、兩週後，我把記錄的數字加總起來，得到最後的結果：**吃低蛋白食物的大鼠運動得較多**。我是個很有責任感的孩子，一邊欣賞我記錄的資料，一邊將所有的記錄仔細再檢查一遍。

實驗結束後，我站在全班面前，向那些還在流鼻涕的小鬼們做報告。我說，吃低蛋白食物的大鼠在轉輪上跑得較多圈。就在此時，老師出聲打斷我，說我不是把老鼠弄錯，就是把數字搞錯了，她認為我的意思當然是吃高蛋白食物的大鼠跑得較多圈。我只不過是個小學生，不了解為什麼老師不同意我的發現。她是一位很優秀的老師——很有愛心、很有熱忱，孜孜不倦於教學，她是我最喜歡的老師之一。

我很肯定自己沒有把數字弄錯！記錄轉輪數的人又不是她，是我，她怎麼可能知道結果是什麼？或許我有告訴她我確實是對的，但我不記得了，我也是個固執的孩子。很有趣的是，關於那次實驗的經驗，我記得不多，但老師說我把老鼠或數字弄錯的那段場景，不知怎麼的，我就是忘不了。那是我在營養學上提出相反看法的初體驗，當時我還不懂，但對於蛋白質在一般人營養觀念裡有著至高無上的地位，我學到了第一堂課。

父子搭檔

儘管從小學時就開始玩老鼠，但那時候我對父親的工作或營養學並不著迷。在孩童和青少年時期，我幾乎不懂他的工作在做什麼，我對運動和交朋友感興趣多了——從那時候起，我曲折地繞了很長的一段路才成為今天的我。

在對那些往事的回憶中，我很難忘記自己經歷過的某些重大事件，尤其是在受訓成為醫生的期間。我永遠也忘不了那些我參與過的生死交關時刻：為一個正值壯年的男人做心肺復甦術；為一個在媽媽子宮才待二十六週就出世的小貝比做心肺復甦術——他甚至無法自行吸入第一口氣；我還得告訴病人及其家屬，他們的母親病危，或他們的配偶快過世了，或他們的顯影結果極可能是癌症。我接生過的嬰兒將近一百個，看過許多歡欣、勝利、洋溢著愛的淚水的時刻；我也曾在手術室裡協助各種外科手術，手術臺四周蓋滿了用來幫病患消毒的藍色滅菌手術巾……，我永遠忘不了這些經驗！在「只許成功，不許失敗」的期待下，我也無法忘記工作、壓力或不確定性所帶來的折磨。

當小屁孩成了《救命飲食》的共同作者

這些生死交關的時刻，或許看來和營養扯不上關係，但我會有這些經歷，是因為我在營養方面的經驗。早年我並沒有想當醫生的念頭，而是在與父親共同著書後受到激勵，進而選擇了這條道路，在健康的領域中展開生涯的追尋。

我在孩提時並不了解父親是做什麼的，之後，我在戲劇與表演、甚至移民法的領域投入一段時間。二十五歲左右，我的生涯急遽轉變，我剛好有機會與父親合作《救命飲食》——我是那本書的共同作者，我們在書中講述他的生涯和他的研究中最令人興奮的結果，還詳細說明了其他研究學者在飲食與健康上的許多研究發現。在所有的資訊中，我們發現一個令人振奮的訊息，那是許多研究不謀而合的結果：全食物蔬食對預防疾病、甚至治療疾病有深遠的重大影響。

我父親大部分的工作重點是蛋白質和癌症，他是在酪農家庭長大的孩子，因此求學後一直想找出更有效率生產優質動物蛋白的方法。剛開始他和我的小學老師一樣，認為蛋白質在營養上的地位是至高無上的。他花數十年的時間研究飲食與癌症的關係，並使用大量的老鼠實驗模型。研究結果顯示，**由威力強大的致癌化學物質所引發的癌症，透過控制蛋白質的攝取量，幾乎可以得到完全的控制。**事實上，爭議最大的其中一項實驗發現，只要改變蛋白質的攝取量，就可以輕易的開啟或關閉癌症的初期發展。結果你猜怎麼著？高蛋白的飲食是最危險的！

圖1顯示一項為期十二週的實驗，其中，蛋白質的攝取量每三週就改變一次。結果指出，蛋白質含量占五％的飲食，能夠封鎖癌症的早期發展，而蛋白質含量占二〇％的飲食則促進了癌症的早期發展。

最令人意外的或許是，在這些實驗模型中**促進癌症的蛋白質叫酪蛋白，它是牛乳中的主要蛋白質**。以自然狀態呈現在食物中的小麥和大豆蛋白質，即使攝取量較高也不會促發癌症。再者，蛋白質攝取影響癌症之啟動和發展的方式，實在多到數不清——並非單單透過某種酵素或某種化學物質，就能啟動跟癌症有關的影響，而是在化學上改變了啟動與促進癌症的每個層面。

數十年以來，研究機構如美國國家衛生科學院、美國癌症學會和美國癌症研究所等，都頒發相當高額的研究獎金給我父親的研究團隊，而他們的研究成果也刊登在聲譽卓越、經同儕審查的期刊中。

圖1.蛋白質攝取量對早期癌症生長的影響

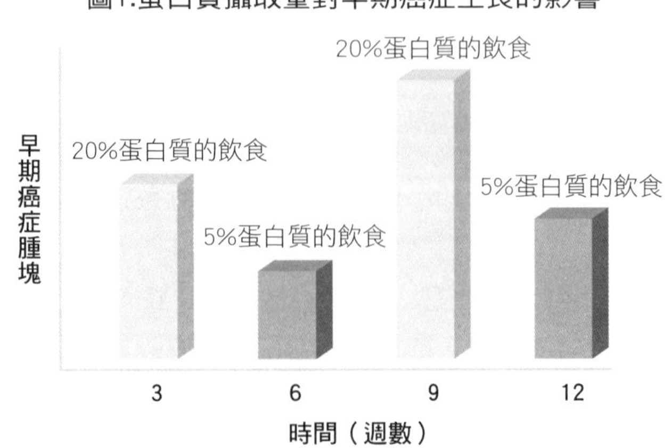

資料來源：雍曼（Youngman LD）與坎貝爾，〈攝取高蛋白造成癌前期病灶的持續發展〉，《營養與癌症》（Nutrition and Cancer）1992；18：131-142。

我們寫了飲食與疾病方面涵蓋範圍最廣的研究計畫——中國營養研究，也就是我們的著作《救命飲食》。我們在中國六十五個偏遠鄉村調查了六千五百名對象，探討了三百六十七個變項之間的關聯，《紐約時報》將那項研究譽為「流行病學大賞」。結果很明確：

即使在只攝取少量動物性蛋白質的人口裡，其中攝取較多動物性食物的人，血液中的膽固醇含量較高，而膽固醇又與富人文化中較高的疾病發生率有關，例如各種癌症及糖尿病。

多年來致力於寫作並在圖書館中查找資料，我發現支持蔬食飲食方面的立論，已變得比任何人的研究都強而有力。沒有任何單一的研究能「證明」什麼，畢竟決定什麼較可能為真，需要從各個爭議點的角度去調查證據的深度與廣度。如果你不想花好幾年的時間去找尋符合所有要求、具備深度與廣度證據基礎的飲食建議，我現在就直接告訴你，證據都壓倒性地支持一個觀點：我們應該攝取較多非精製的蔬食和較少肉類、乳製品與加工食品。我敢說，沒有其他任何飲食建議能有這樣龐大的支持證據！

思考一下心臟病：過去五十多年來我們都知道，攝取較多動物性食物的人口，罹患心臟病的人較多。事實上，世界上許多以蔬食為主的傳統文化裡，心臟病已成為史上罕見的早夭原因。然而，廿一世紀的美國就不一樣了！你知道多少人有心臟病、高血壓或高膽固醇嗎？當然，現今美國到處都存在心臟病及其風險因子，但即使心臟病有所發展，我們也曉得，只要把生活方式改變成健康的模式——光是這麼做，就足以逆轉疾病了。

狄恩．歐寧胥（Dean Ornish）以及小克德威爾．艾索斯丁（Caldwell Esselstyn Jr.）博士都用飲食和生活方式成功逆轉了病患的心臟病，那是有血管攝影圖（心臟的X光照片）佐證的。歐寧胥博士執行的「生活方式及心臟病的研究」是隨機選取的控制實驗，他讓一組心臟病患者參與飲食與生活方式計畫，且不使用降膽固醇藥物，另一組則給予標準醫學療法。

使用標準醫學療法的那一組得到一般的醫療建議（服藥、測試、治療等等），但沒有參與特別安排的生活方式計畫；參與生活計畫的那組，飲食菜單裡包含各種水果、蔬菜和全穀物，幾乎沒有肉類或乳製品，也沒有額外添加脂肪，並搭配減壓技巧、運動和社交支持。

研究結果是革命性的發現：儘管他們的動脈裡阻塞了一輩子的壞習慣，參與生活方式計畫的那組，短期內就開始看到疾病逆轉的現象。圖2顯示，動脈阻塞比率在參與生活方式計畫的那組出現降低的現象，而標準醫學療法組則升高了。

圖2.歐寧胥博士「生活方式及心臟病的研究」中動脈阻塞的變化

一般疾病損害所造成的動脈阻塞比率（超過5年的完全改變）

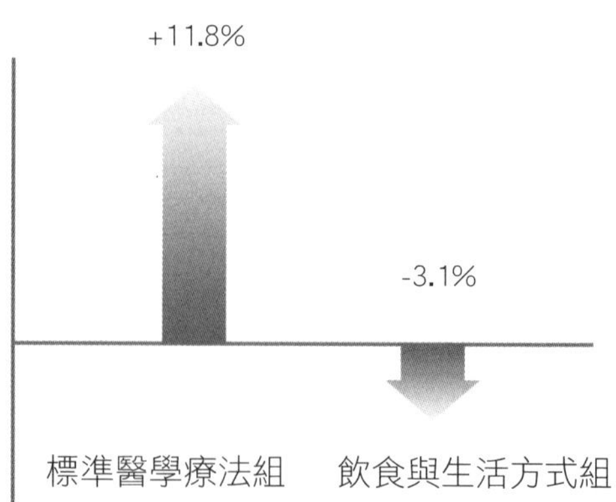

資料來源：歐寧胥、希爾維茲（Scherwitz LW）、比林斯（Bilings JH）、高爾德（Gould L）等人，〈逆轉冠狀動脈疾病的密集性生活方式改變〉，《美國醫學會期刊》（The Journal of the American Medical Association，JAMA）1998；280：2001-2007。

糖尿病的情形也是一樣。猜猜過去一百年來哪一群人口罹患第二型糖尿病的比率最低？答案是攝取高碳水化合物、低脂、蔬食飲食的人口。現在我們還知道，就像心臟病一樣，我們也能夠逆轉糖尿病。三十年前出版的一份研究報告指出，十七位罹患糖尿病的實驗參與者，原本每天都需要使用胰島素控制血糖，而其中十三位在三週內就不需依賴胰島素；二十三位需要口服治療的病患，其中有二十一位在三週半內就能中斷服藥。大部分患者會因為停止服用降血糖藥物而導致血糖濃度突然升高，但參與這個計畫的病患，即使是停止服藥中的人，血糖仍確實降低了。他們是怎麼做到的？就是採取高碳水化合物、高膳食纖維、低脂的飲食法，再加上運動——跟本書的飲食計畫一模一樣。

然後是我的人體重建手冊

花點時間想像一下：如果你正接受糖尿病的治療，照著《救命飲食人體重建手冊》（經過你的醫師同意），也許只要二到三週的時間，就能永遠擺脫糖尿病的療程（記住，做飲食變化前一定要徵求你的醫師同意）！

還有一點，那就是減重。本書後面所提到的食物，**你愛吃多少就吃多少，而且你會愈吃愈輕盈**。相關研究已一次又一次的發現，平均而言，不論是奶蛋素食者或純素食者，都比葷食者來得瘦。在一項最近的大型研究中，研究人員發現，即使兩個人每天攝取的熱量相同，但每天食用兩百五十克肉類的人，會比另一個食用其他食物來取代肉類的人，每五年增加近兩公斤的體重——

即使兩個人每天攝取的熱量相同，但每天食用兩百五十克肉類的人，會比另一個食用其他食物來取代肉類的人，每五年增加近兩公斤的體重。

兩百五十克大約是一塊牛排或比十二塊雞塊再多一點的重量。研究結果顯示，紅肉、加工肉類（火腿、熱狗、香腸、午餐肉、培根等等）、甚至家禽，都與體重的增加有關。

含有較健康、非精製蔬果的飲食，已被證明能夠預防或治療其他許多疾病，包括腎臟疾病（包括腎結石）、阿茲海默症、膽結石，以及某些癌症，如：乳癌、肺癌、大腸癌、卵巢癌、子宮癌和攝護腺癌。一份已出版的研究報告指出，攝取較多蔬食能夠改善下列某些疾病，而攝取較多動物性食物則使疾病惡化。假如有一種不會產生任何副作用的藥物或手術，效果能像攝取全食物蔬食那麼好，那麼每個人都會躍躍欲試。

【表1】能用蔬食或植物營養素做到一定程度預防或治療的疾病

肥胖	高血壓
阿茲海默症	高膽固醇
心臟病	巴金森症
膽結石	白內障
潰瘍	黃斑部病變
胃食道逆流疾病	攝護腺肥大
糖尿病（第一、二型）	口腔癌
腎結石	肺癌
慢性腎臟病	肝癌
大腸癌	胃癌
子宮內膜癌（子宮癌）	慢性阻塞性肺病
胰腺癌	潰瘍性大腸炎
攝護腺癌	克隆氏症
類風濕性關節炎	多發性硬化症
青春痘	

資料來源：坎貝爾二世與坎貝爾，〈全食物蔬食飲食的諸多正面證據：第一部分：代謝與老化方面的疾病〉，《基礎醫療報告》（Primary Care Reports）2012：18：13-23。

然而在本書中，我不會在「為什麼採納全食物蔬食是當務之急」的問題上製造科學方面的爭議性話題。我要做的是，在回答關於飲食法上最常見的問題同時，一邊告訴你該怎麼做。改變飲食方式的過程是艱辛的，但或許不如你想像中困難。新的食物嚐起來很美味，不用花大錢，做起來也不麻煩。一旦進入狀況，你就永遠不會回頭了。

本書的第一部分在介紹這種飲食法，並告訴讀者如何思考食物方面的問題與了解食物，你會獲得讓飲食和生活方式改變的基本技巧和概念。在第二部分，我會回答一些人們對最佳飲食法的常見問題：我該吃魚嗎？小麥呢？哪些油不是健康的？在與父親合寫《救命飲食》之後，我們很清楚知道，有些話題需要人們特別多加關注，而在這一部分裡，我會特別討論那些話題。第三部分是逐日安排的飲食計畫，提供你按部就班的指導，就像我親自帶領你一樣，你會經歷為期兩週、能夠永遠改變人生的過渡期。最後，你會獲得控制個人健康所需的技巧與知識。

不只改變了我的人生，也將改變你

若你能堅持到最後，也想知道為什麼應該採取這種飲食法，我通常會請大家參考《救命飲食》。我們花了三年半寫那本書，為了趕上交稿期限，最後幾個月充滿壓力，每天都花很長時間努力寫作。計畫結束後，我做了一趟國內旅遊。還記得離家那天，我內心湧出一股強烈的情緒，覺得自己終於完成了一項非常特別的計畫，有好幾個層面對我來說都意義非凡。透過這樣的經歷，我了解了父親的工作，理解他為何備受尊重，以及為何他會受邀擔任國策顧問，並幫助美國人重塑對食物與營養的觀點。我知道自己擁有人人稱羨的經歷，花數年時間與學術界的巨人共事，並汲取他在全部生涯中所累積的經驗。我明白母親對他工作有多大的幫助，我也明瞭這個計畫也許會改變我未來的人生。

《救命飲食》確確實實改變了我的人生，它引領我進入醫學生涯，閱歷過無數人間故事，有悲，有喜——同樣的故事不斷發生在我們周遭。現在，憑著在營養學方面的經驗，我超越了傳統西方醫學的見解，用一種較趨向整體的方式來治療病人。當我知道我們最常見的疾病的主因為何，也了解診斷的藝術與藥物治療過程所產生的挫折時，就更覺得有義務把我在寫《救命飲食》時所學到的東西分享給**所有關心健康的人**。

從那本書完成的那一刻起，我就知道它對每個人都有切身的重要性，但不期待它的銷售成績，出乎意料的是，人們對這份改變人生的資訊求知若渴，《救命飲食》所具備的科學知識，遠比許多談論食物的書籍裡所提及的知識更深更廣，一推出後就炙手可熱，**至今銷售量超過一百萬本**，並以良好的口碑相傳，**成為近二十年來飲食相關書籍裡最具響影力的其中一本**。

《救命飲食》激勵很多人，包括專業運動員、具影響力的政治家和企業界領袖。身為一位教育家以及「柯林．坎貝爾營養研究中心」的主任，我很幸運能有機會為每個人及社會開創出這麼有意義的大改進。「柯林．坎貝爾營養研究中心」是一個非營利機構，透過eCornell線上教學計畫（eCornell線上學習公司是康乃爾大學線上教學系統的提供者），已教育出成千上萬名學生。

飲食不倒翁

我在寫這本書時，距離《救命飲食》首次發行已有將近九年的時間了。當某件事開始流行起來，並且威脅到某些人所珍視的東西時，就會產生強烈反對的聲浪。

惡意批評者的找碴

《救命飲食》是關切到個人的救命良方，它主張最佳的飲食方式「或許」是不含任何肉類的飲食——這已經足以讓某些人激動到中風啦！在網路盛行的時代，自稱、自學的「專家」是永遠不會少的，你可以在網路上找到任何你願意相信的主張，不幸的是，那些人的動機未必可靠。誰把資金提供給了誰？又是誰真正製造了你在網路上讀到的資訊？其中牽涉了食品業中巨大的經濟利益。事實上，食品業可說是地球上影響力最強大的工業，畢竟每個人每天必須購買和消耗的唯一東西就是食物。很遺憾的是，目前最大的食品企業集團是畜牧業和加工食品業。

提到這件事的目的是為了說明：在我們成功以前，一路上遇過許多意外的課題和遭人誤解的資訊。關於食物和健康方面的混淆資訊，可歸因於根本認知上的錯誤：**斷章取義的結果**。

舉例來說，我們在寫《救命飲食》的期間，拜訪了一位備受尊崇的研究學者，他專門研究共軛亞麻油酸。共軛亞麻油酸是一種存在於牛肉和乳製品中的脂肪酸，經實驗證明有抑制腫瘤形成的作用。這份研究報告製造了無數的新聞頭條，宣稱牛肉和乳製品可能抑制腫瘤的形成。當我們造訪這位學者時（在其職業生涯中，他幾乎一直是畜牧食品業的盟友），他用一種近乎諷刺的幽默態度承認說，只有將共軛亞麻油酸使用在藥物上時，才會產生

> 食品業可說是地球上影響力最強大的工業——而且很遺憾的是，目前最大的食品企業集團是畜牧業和加工食品業。

健康效益。**換句話說，他知道存在於食物中的少量共軛亞麻油酸，對人體根本沒有健康效用**。它的保護作用只發生於單獨把它抽取出來，然後大量攝取時（當然，這已經有人做到了）。然而媒體卻從共軛亞麻油酸的研究報告裡斷章取義，持續大肆宣揚，促使牛肉和乳製品的銷售量蒸蒸日上，而那位科學家也繼續提供「研究成果」來支持這種說法。

有一小群人用同樣的模式，竭盡所能地打壓《救命飲食》（那些人裡沒有一個是醫生或科學家），斷章取義企圖扭曲它所傳遞的迅息。例如，「中國營養研究」裡某些相關的東西，與研究學者們的普遍發現並不一致，惡意批評者便言之鑿鑿說這整個研究是有瑕疵的，因此柯林·坎貝爾的所有研究都有瑕疵，最後推論出——《救命飲食》的整個論點都有瑕疵。

你能夠看出其中的邏輯嗎？我看不出來。假定「中國營養研究」真的沒有證明任何事好了（諷刺的是，研究學者都會同意這種說法），其中支持蔬食飲食的證據精深廣博，仍讓其他為數眾多的研究學者們的許多研究相當倚重。但是，每個惡意批評《救命飲食》的人，都故意忽略這項研究精深廣博的特點——他們得翻閱千百份研究報告來找出瑕疵，反駁數百位、數千位科學家的論點，否定堆積如山的鐵證，更不用說那些人根本都沒受過科學或醫學訓練，資訊也都只是從網路上蒐集來的！

推不倒的如山證據

假如有人想寫聳動的部落格貼文，他或許能夠敗壞一個人的名聲，但對於支持吃蔬食的證據，那種精深博大的程度，卻是他無論如何也無法駁倒的——即使在網路上也一樣。

事實上，支持全食物蔬食的證據過去九年來已經愈來愈多、愈來愈有力了。又有一項隨機控制實驗指出，糖尿病能夠獲得成功的治療。此外，在以飲食和生活方式治療攝護腺癌方面，也有一項樂觀的研究：罹患低惡性度攝護腺癌的人，光靠著改變飲食和生活方式，就能有效降低攝護腺特定抗原（用來追蹤攝護腺癌發展的血液生物標記）。

這項實驗證明了全食物蔬食可能控制基因表現，關閉不好的癌症基因，並且開啟好的基因來治療攝護腺癌。染色體末端的「保護套」——端粒——是用來保護染色體的，會隨著我們年紀增長、感到壓力和生病時而慢慢退化。近來最驚人的研究發現或許是，相較於一般的美式飲食，全食物蔬食再加上生活方式的改變，能真正逆轉這種退化的過程。

另一個熱門話題是我們腸道內極為複雜的微生物系統。我們都知道，這些細菌可能在我們的健康和疾病上有極重要的影響。動物研究結果顯示，飲食方式在決定我們擁有好菌相或壞菌相上扮演了重要角色：低脂高纖的蔬食與較健康的菌群有相關性。研究結果指出一個很驚人的現象，**才吃了一天不好的食物，腸道內的細菌就產生了劇烈的變化**。在另一系列眾所矚目的研究中，研究人員發現，存在於消化道內的細菌會將紅肉中的營養素左旋肉鹼轉化成氧化三甲胺，而這種化合物會促發心臟病。這是長期動物性食物會促發心臟病的另一種方式，參與該項研究的純素食者和蛋奶素食者的消化道裡，就沒有製造那種不良變化的細菌。

小學畢業後的旅程

我童年時期的飲食不乏香腸和肉類，到了青少年時卻變成了有點兒怪怪的半素食少年。當時我知道食物很重要，但從未真的在乎過；人家餵我什麼，我就吃什麼。我成年後得知，有科學研究指出：在許多最迫切的個人和社會問題裡，食物是核心因素。如今我身為一位醫師，自然有義務把這個資訊分享出去。

當我回想起我的小學老師時，不禁為自己營養學上的第一堂課失笑出聲。當時我不明白，為什麼自己說餵低蛋白飲食的老鼠有更多精力時會那樣挺身而出，但現在我知道了——我不想被老師的假定給困惑住。換作現在，說不定我還會告訴她，不管是老鼠或人類，只要攝取較少的動物性蛋白質和較多蔬食，不僅可能獲得更多的精力，還可能降低肥胖、糖尿病、高血壓、心臟病、腎臟病、肝病變、大腦病變、攝護腺癌、乳癌、大腸癌等發生率。他們的基因會「看起來」更年輕，**即使是他們的糞便和糞便裡的細菌，都跟良好的健康有密切關係**。嗯，其實在許多方面，人類和老鼠並不是那麼全然不同的……。

當我還沒有把歲月花在思考我的生病機率或糞便品質時，我真的還蠻喜歡每天在轉輪上多跑幾圈的主意——因為，運動代表了更多精力、更有活力、更有趣、更成功和更健康。

➢ Chapter 2

穴居人與碳水化合物

一隻體重三百六十公斤的大猩猩要坐哪裡？當然是任何牠想坐的地方。大猩猩是世界上最強壯的素食者之一，就像其他的靈長類動物一樣，牠們絕大部分的精力都來自蔬食：綠葉、莖、果實和藤蔓。現實裡當然沒有三百六十公斤重的大猩猩，雄性大猩猩大約可長到一百三十五到一百八十公斤，但雌性的體型就小多了。在動物界中，牠們的基因跟我們的最相似，其他還有黑猩猩和倭黑猩猩。

在美國，我們當然只有去動物園才看得到大猩猩，但是很遺憾，**動物園裡大部分的大猩猩健康狀況都不理想。**牠們一一生病，並死於心臟病，這實在是令人相當費解。牠們心臟病發的進程，和發生在人類身上的心臟病是不一樣的。大猩猩的心肌產生纖維化現象時，代表心肌變得比較硬，反應、協調性和彈性都較差。這種情況發生時，大猩猩的心臟就無法泵血，牠可能心臟衰竭，或告訴心臟要泵血的電傳導會發生障礙，使心臟無法適當跳動，引發致命的心律不整。沒有人知道，為什麼這種心臟病會在美國的動物園大肆流行起來，但有人想到跟乳製品有關。

在動物園，大猩猩的傳統飲食大部分由水果及蔬菜等各種蔬食所構成，並額外加上市售的加工餅乾和少量動物性食物——不幸的是，這並不像牠們的天然飲食。與野生大猩猩的天然飲食相比，動物園飲食中（尤其是餅乾和動物性食物）的膳食纖維少很多，也含有較多的油脂。野生大猩猩會攝取到大量的膳食纖維，膳食纖維會在大腸裡發酵產生短鏈脂肪酸，然後才能將大量的熱量和能源提供給大猩猩。

大猩猩的心臟病有可能是動物園的非天然飲食所導致的嗎？我們已經知道，由人類飼養的大猩猩，膽固醇比野生大猩猩高出許多。在最近一項有趣的實驗中，科學家以大量蔬食餵大猩猩，不供給餅乾，天然飲食所占的份量更多，且含較多膳食纖維，以及較少的精製澱粉和糖。結果一整天下來，大猩猩花了更多時間攝食，但他們的健康卻有顯著的改善：牠們的膽固醇與胰島素濃度降低了，體重減掉十八到三十二公斤，很接近野生大猩猩的一般體重。

這裡產生一個重要卻難以回答的問題：飲食改變會對動物園裡大猩猩的慢性疾病（包括心臟病）產生衝擊嗎？目前還言之過早，但這些發現肯定是有幫助的。

從大猩猩到穴居人

很遺憾的是，世界上真的有體重超過三百六十公斤的人，但那些人的體重顯然不能反映他們的力氣或力量——我們社會的肥胖流行病反映出：身體幾乎不消耗能量而不斷獲得熱量，是多麼容易的一件事。除了普遍的肥胖現象，還有到處肆虐的心血管疾病——它可是我們的頭號殺手。我們能將科學家用在動物園大猩猩身上的想法，援用到這些流行疾病嗎？我們是不是只要找出人類「天然的」飲食、找出得以在野外維生的飲食，然後採取那樣的飲食法，冀望能藉此治療這些流行疾病的根源？

這樣的基本原理，現在處處可見，這同時也是好幾種飲食潮流中的部分前提（包括高蛋白質的舊石器時代飲食，「原始」甚至不吃小麥），並間接引發人們在「草飼肉食」、「在地農產」和「從農場到餐桌運動」等議題的討論，他們從各種不同的角度針對這個理論提出看法，然而，我頻頻看到的其實是：人們總以為某個飲食潮流夠特殊就是正確的，何況我們舊石器時代的祖先就是這麼做的。

前提是，我們要能夠輕易地回復到距今一萬年前到兩百五十萬年前的石器時代自然飲食方式，才得以重返石器時代的健康狀態。現代的狩獵採集社會裡，沒有一般西方世界肥胖、糖尿病或使人早夭的心血管疾病等，從這種情況推斷起來，穴居人應該沒有罹患這些慢性疾病。只不過，光憑這點就說舊石器時代的人類健康，是**有一點矛盾**的，因為在舊石器時代裡，人們能活到三十歲以上就算是幸運了，甚至到了舊石器時代晚期，包括過去的五萬年裡，人類活超過四十歲的仍然很少。當然，如此短暫的人生跟慢性疾病並沒有關係，一切都是由於感染、創傷和生活中日益增加的危險造成的，譬如說，一旦發生了什麼事而使你的活動力受到限制，你可能就離死亡不遠。

正如艾瑞克・特林考斯（Erik Trinkaus）在《美國國家科學

現實裡當然沒有三百六十公斤重的大猩猩，但很遺憾的是，卻有體重三百六十公斤的人類。

院院刊》（Proceedings of the National Academy of Sciences）提出的理論：「在這些狀況下，活動力不佳的年老者（大約三十多歲的人）有可能被遺棄等死，他們的遺體會被自然環境中無所不在的肉食性動物吃掉。」

真是大快朵頤的歡樂時光啊！

要推測穴居人連慢性病的初期症狀都沒有當然也行（我指的是在他們腳踝扭傷，然後被肉食性動物吃掉之前），但這只是個得不到答案的推測——他們比較苗條、強壯，而且沒有糖尿病或心臟病的症狀，這點倒可以肯定。

那他們吃什麼呢？羅倫・柯登（Loren Cordain）博士是在這個領域中發表過諸多報告的研究學者，也是《風靡全球！原始飲食法》的作者，他認為穴居人的活動熱量，有一半再多一點是來自於動物性食物——各種瘦肉、野生動物，還包括魚，其餘的是你穿入灌木叢中可採集到的水果、蔬菜、堅果和種子等等。這個論點源自於過去一百多年來研究許多狩獵採集社會自給經濟的資料，這些資料由一個叫做《人種學圖集》（Ethnographic Atlas）的期刊所彙整。柯登博士說，多油脂的家禽家畜肉、乳製品、各種穀物、鹹的食物、糖（除了少量的蜂蜜）與所有豆類，都不能算是飲食的一部分，應該戒掉（奇怪的是，添加油顯然不是穴居人飲食裡的一部分，但橄欖油卻是很現代的「舊石器時代飲食」食譜中的常見成分），如果我們這麼做，將能變得跟原始人一樣纖瘦、強壯，並且沒有代謝方面的疾病。然而，對於此論點，相關的爭議仍在持續延燒中。

我個人很喜歡這飲食法的某些層面，以及它以達到最佳健康為宗旨的論調。它強烈地訴諸人類的直覺，我發現，它比我們文化中任何廣為大眾接受的飲食益處，都有更多的科學依據。不過遺憾的是，我在這個論點中仍然看到幾個懸而未決的大瑕疵，因此我無法將最受一般人歡迎、讚揚舊石器時代飲食原則的飲食法推薦給大家。這些摒棄全穀、向高蛋白看齊的飲食法，對健康絕對有危害，我真的很擔心。

正面貢獻

推崇高蛋白的舊石器時代飲食，實質上是與典型美式飲食內容大相逕庭的飲食方式。

舊石器時代飲食要求你吃大自然所提供的真正食物，至於絕大部分美國人所吃的加工食品，則比較像工廠做的調製品，而非可能在野外找得到的動、植物。表2條列出前二十大類最常吃的食物，以及該類別的食物在一般美國人所消耗的能量中所占的百分比。

【表2】美國人總體能量攝取的前二十大類食物

食物類別	占總能量的比例（%）
穀類甜點	6.4
酵母麵包	6.0
雞肉和雞肉什錦菜餚	5.6
汽水／提神飲料／運動飲料	5.3
披薩	4.6
酒精類飲料	3.8
義大利麵及含義大利麵的菜餚	3.8
墨西哥什錦菜餚	3.7
牛肉和含牛肉的菜餚	3.0
乳品甜點	2.9
洋芋片／玉米脆片／其他脆片	2.6
漢堡	2.5

食物類別	占總能量的比例（%）
低脂乳品	2.4
一般起司	2.3
沖泡式穀片	2.3
香腸、熱狗、培根和肋排	2.3
炸薯條	2.2
糖果	2.2
堅果／種子和堅果／含種子的菜餚	2.0
蛋和含蛋的菜餚	1.8

資料來源：美國癌症研究所，〈美國人口對各種食物的能量平均攝取與分配比例〉，「全國營養與健康檢查調查，2005～2006年」，2013年10月18日。
http://appliedresearch.cancer.gov/diet/foodsources/energy/table1a.html.

在這前二十大類食物裡，只有瘦肉、堅果和種子是舊石器時代飲食真正允許的食物。這表示，我們常常吃的二十大食品，從甜點到白麵包、從蛋捲到含糖汽水等等，幾乎都應該直接丟到垃圾桶裡。別再吃餅乾了！這可跟我們的健康有十分重大的關係，超精製的食品根本一點兒營養價值都沒有，在下一章你就會知道了。現在，既然我們刪去了美國人的大部分飲食內容，該用什麼來取代？可以用不含澱粉的蔬菜和水果來取代那些垃圾食品。沒錯，根據已發表的「舊石器時代飲食」理論，純正的「舊石器時代飲食」含有大量的蔬菜和水果。

當我們把加工的垃圾食物從飲食中全數刪除，然後以不含澱粉又富含維生素的水果及蔬菜來取代，會發生什麼事？答案是，他們的膳食纖維攝取量會衝到最高點，他們所攝取的礦物質和維生素也會達到最高點。有研究指出，舊石器時代飲食的確有短期的正面效果，至少在減重、血壓和血糖控制上有些許益處，關於這點或許我們不用驚訝。

負面影響

然而，我並不是任何石器時代飲食法的擁護者。為什麼呢？我最關心的重點是，**我們並不確定五十萬年前的人吃的是什麼。**雖然我們可以根據近代狩獵採集社會的情況來推斷，但一切結果都是推測出來的。相關的飲食資訊，是根據許多在十九世紀中葉就消失的狩獵採集社會、由無數的人類學家（大部分的人都沒受過營養方面的訓練）非依標準作業程序蒐集而來的。此外，即便柯登博士主張，在「天然的」飲食中動物性食物最多可以占到六十五％，而舊石器時代飲食潮流之父波依德・伊頓（S. Boyd Eaton）卻主張，在典型的狩獵採集社會中，動物性食物大約只占三十五％。

除了參考一百年前非營養學者蒐集來的狩獵採集社會飲食相關記錄，我們還能使用標準的考古學方法來得知舊石器時代人類的飲食，不過這個方法也不盡完美。用來狩獵的石造工具和骨製工具可經歷歲月保存下來，但植物有可能嗎？當然不行。研究學者利用人骨的化學同位素分析，來了解人類在食物鏈中的地位有多高，但這種方法仍然產生爭議，因為測定結果可能會被攝取食物以外的因素所影響。

最有趣的事情或許是，最近有證據指出，早在農業革命的好幾萬年前，人類就在吃草的種子、豆類和植物富含澱粉的部分，甚至遠在農業發展的十萬年前就開始了。那些都是現代「舊石器時代飲食」中的大NG食物，但這項證據卻顯示，那些食物在人類演化過程中所占的時間，遠比我們原來所以為的還要更久。最近有其他的化學分析方法指出，大約三百萬年以前，人類消耗能量的來源曾轉換到草上，但究竟是那些遠古祖先本身食草，或是他們吃了食草動物，那就不得而知了。

困擾我的另一件事情是，很少有人討論到生活在匱乏的舊石器時代裡是什麼樣的情況。舊石器時代的人們曾遭遇過有一餐沒一餐、斷食或是熱量攝取不足的經歷嗎？尤其每天都要耗費大量體力，看來是極有可能的。這在我們詮釋舊石器時代飲食的健康意義時，又會產生什麼樣的衝擊？長久以來我們都知道，強迫限制熱量的攝取，在動物實驗模型中能夠對抗癌症，所以，在舊石器時代抵抗慢性病的理論當中，有沒有可能其實是：常發生的間歇式熱量攝取比飲食內容本身有更大的影響力？有沒有可能，我們真正從古老的飲食法學到的其實是：當你在飢餓邊緣時，任何熱量都是好的熱量，而間歇性的食物匱乏有助於預防初期慢性病的發生？

奇怪的是，這樣的問題卻不見於今日許多舊石器時代飲食流派的討論中。相反的，我看到他們建議人們應該從每一餐之中攝取肉類並經常食用添加油——即使是在身體缺乏活動和熱量攝取過多的現代環境中。

從調查舊石器時代飲食和生活方式到底為何的結果中，我們同意一些基本事項：大家所接受的舊石器時代飲食法，並非只有一種。人們的飲食習慣因地區、氣候、季節和生態群不同而有極大的差異，有些人主要吃的是動物，而有些人主要吃的是植物。在過去幾百萬年的演化過程中，沒有任何人種是純素食者、蛋奶素食者或節食者，但是幾百萬年前人類的飲食成分裡——與今日大部分的靈長類相似——**植物可能占絕對優勢**，而我們便是那些人種的後裔。人類的適應力極好，可以從各種植物與動物中獲得營養，我想大部分的人都同意以上的事情。

但我內心最大的問題來了：誰在乎？我們為了找出天然飲食方式而做的假設是很有趣，然而講到實際層面，舊石器時代飲食最大的問題是，過去一百年在現代人類身上所做的現代營養學研究結果，全都支持攝取較多的植物和較少的動物性食物。

根據歷史資料，攝取最多碳水化合物的人口，罹患糖尿病的比率較低。根據某些觀察研究，純素食者和蛋奶素食者擁有較纖細的體型。另有一項研究顯示，即使在熱量相同的情況下，當人們飲食中攝取的肉類愈多，體重會變得愈重。純素飲食已被證實可逆轉後期的心臟病、糖尿病和攝護腺癌。舊石器時代飲食所禁止的豆類，經實驗證明能夠大大改善糖尿病患的血糖控制，而舊石器時代飲食所禁止的全穀，也被證明可降低糖尿病、肥胖、心血管疾病和某些種類癌症的發生率。高碳水化合物、高穀物的飲食法，經證明可迅速、徹底逆轉糖尿病。

在動物實驗模型中，提高動物性蛋白質的攝取量，被證實會引發癌症、腎衰竭和膽結石。而老鼠攝取低碳水化合物、高蛋白的飲食後，經證實會促進動脈粥狀硬化（心臟病）的發生——**即便血液中的膽固醇濃度沒有重大的改變**。研究人員發現，消化道內的細菌，會將紅肉中的營養素左旋肉鹼轉化成一種叫氧化三甲胺的化學物質，而氧化三甲胺會促使心臟病的發作。一項檢討研究發現，人們攝取的肉類愈多，他們罹糖尿病的風險就愈高。而根據最新的調查結果顯示，在兩群不同的人口中，攝取低碳水化合物和高蛋白飲食，與死亡風險的增加有關。

你明白嗎？這些只是支持攝取較多植物（包括全穀和豆類）與較少動物性食物研究中微乎其微的一部分。因此，當舊石器時代飲食的擁護者主張，你每一餐裡的蛋白質要占你熱量來源的三十五%（大部分來自肉類）時——而研究結果的建議量一直在一〇%左右——我感到非常不安。當那群擁護者主張戒掉所有的澱粉類植物，像是全穀、豆類和根莖類等全世界最健康、最長壽的人口所食用的主食時，我也覺得很憂慮。一旦奉行舊石器時代飲食法，你等於是把自己的生命交付給一個充滿不確定性的假設學說，任它擺布——縱然那種飲食法可能具有某些短期的效益，特別是跟標準美式飲食相比。它可能影響我們對最佳飲食的觀念，但與此時同時，那些舊石器時代飲食法的流派，對於由現代營養科學研究學者所蒐集關於最健康長壽飲食模式的證據，卻漠然無視，這讓我相當憂心忡忡，你最好也應該要有這種感覺。

從穴居人到碳水化合物

常與舊石器時代飲食的論調重疊的一項普遍觀念，就是低碳水化合物的飲食潮流。

異與同

隨著風潮普及，低碳水化合物的觀念已深植人心，且地位難以撼動。限制碳水化合物的飲食法，在美國醫學和減重上，已有長久的歷史，當我們在寫《救命飲食》時，阿金博士減肥飲食剛走入風靡一時的尾聲，其他飲食法如邁阿密瘦身飲食和杜肯飲食減肥法等正在崛起，並取而代之，但那只不過是把舊流行換個新外衣而已。舊石器時代飲食和低碳水化合物飲食都是高蛋白的飲食計畫，且蛋白質來源幾乎都是動物性食物，但是低碳水化合物的飲食對含脂食物或乳製品的攝取沒有設限，不像舊石器時代飲

奉行舊石器時代飲食法，就等於把自己的生命交付給一個充滿不確定性的假設學說，任它擺布。

食那樣推薦一些水果、蔬菜，因為他們極度嚴格限制碳水化合物的攝取。

排山倒海的科學鐵證，完全被那些書漠視和忽略，過去十年裡最流行的排拒碳水化合物的書裡，其中一本書的作者寫道：「我所擔憂的並不是病人的出現，而是想找出一個有助於預防或逆轉因肥胖而產生的無數個心臟和心血管問題。我從未找到這樣的飲食計畫，但我卻自行研發出來了。」它明確的給了讀者一個不幸暗示：他所研發可逆轉心臟病的飲食，**並沒有支持的相關研究存在。**

在那位作者寫那本大受歡迎的書同時，《美國心臟病學雜誌》（American Journal of Cardiology）、《美國醫學會期刊》、《柳月刀》（The Lancet）和《家庭醫療雜誌》（Journal of Family Practice）裡刊登的幾篇文章，都對逆轉後期心臟病的飲食有詳盡描述，其結果是由放射線研究人員判讀血管造影而來。

換句話說，那些結果並非單單依據膽固醇濃度或任何血液測試，而是根據放射線研究人員觀察心臟動脈裡的阻塞大小，他們發現那些接受飲食治療的人的動脈阻塞變小了。達成這種功效的飲食，幾乎無一例外都是蔬食為主的飲食，其中只有少量的乳製品、肉類和添加油，或甚至沒有。這些就是狄恩·歐寧胥和小克德威爾·艾索斯丁兩位博士所推薦的飲食法，其中碳水化合物占了很高的比例。

儘管很多書裡有許多誤導的主張，而且那些書的作者也忽視多如繁星的研究結果，但不可否認的，確實有許多支持低碳水化合物的研究存在。低碳水化合物的飲食對代謝疾病的某些風險因子有短期成效，例如肥胖和某些類型的膽固醇濃度。換句話說，接受低碳水化合物飲食短時間內，你可能減輕體重、血糖下降、膽固醇濃度也降低了。然而，注意囉，我有個病人在治療癌症的過程中，因為接受對人體有害的放射線照射，也達成了同樣的短期效果。然而，很可惜的是，**低碳水化合物飲食並不能帶來長期的效益**，儘管有些大受歡迎的書說得天花亂墜，但那些短期效果從未被證實過可逆轉冠狀動脈裡堆積的斑塊。

憑添死亡風險

事實上，對於那些攝取低碳水化合物飲食的人，我極度關切他們心血管系統的長期健康。在前面幾頁我曾提到有些值得在此多做描述的研究，例如二〇〇九年發表一項評估不同飲食對老鼠所產生的影響的研究。

實驗中有三組老鼠，每一組分別給予不同的飲食。第一組吃標準飲食（高碳水化合物、低脂），另一組吃「西式飲食」（高脂、高膽固醇），第三組吃低碳水化合物飲食（低碳水化合物、高蛋白，以及與西式飲食組一樣的脂肪和膽固醇）。比起另外兩組，吃低碳水化合物的老鼠增加的體重少很多。吃西式飲食的老鼠和吃低碳水化合物飲食的老鼠之間，血液中的膽固醇濃度並沒多大差別，但吃低碳水化合物飲食的老鼠血糖值較低。假如我們就此停止討論，我們可以根據老鼠大幅減重、低血糖和少糖尿病（應該是）的結果，賣一本教人如何飲食的書。聽起來是不是很耳熟？但我們還要繼續討論。

十二週之後，研究人員解剖老鼠，觀察牠們的主動脈（從心臟輸送血液至身體各處的大血管）。他們有一項驚人的發現，**吃低碳水化合物的老鼠，動脈斑塊的數量竟然是吃西式飲食老鼠的兩倍！**用另一種方法來說，淤積在牠們血管內的斑塊，數量是吃西式飲食老鼠的二〇〇％！這兩組老鼠的心臟病發生率，都比吃標準飲食的多得太多。但怎麼可能呢？與西式飲食的那組相較，低碳水化合物那組的中度風險因子的測量結果，看起來不是很安全嗎？

研究人員在這些老鼠身上所檢測的項目之一，是一種叫做內皮前驅細胞的東西。內皮前驅細胞是由骨髓製造出來的，能夠修復和強化排列在血管上的內皮細胞；不用說也知道，這是一項很重要的任務。吃低碳水化合物飲食的老鼠，在其血液中循環的內皮前驅細胞急速減少。研究人員也檢查了骨髓，並發現同樣的事情：低碳水化合物的老鼠不會製造用來修復和強化血管的細胞。此外他們還發現，在血流量不足時，低碳水化合物的老鼠形成新血管的能力較差。

我可沒亂說——低碳水化合物飲食會摧毀這些老鼠的心血管系統，儘管牠們比較瘦，膽固醇、血糖和胰島素濃度都沒變，甚至有進步。

也許我們無需驚訝，**攝取較多低碳水化合物飲食的人，他們的小動脈功能較差，有罹患代謝方面疾病的風險。**有一項研究追蹤四萬人長達二十年的研究發現，吃最少碳水化合物的人，罹患糖尿病的風險也最高。在瑞典，有一項針對一千名年紀較長者所做的研究，攝取最少碳水化合物和最多蛋白質的人有較高的死亡風險，而且特別的一點是，他們死於心血管疾病的風險也較高。另一項大型研究發現，攝取低碳水化合物飲食的人，假如以動物性食物來取代碳水化合物，死亡的風險就更高。一項針對瑞典女性做的研究發現，攝取較少碳水化合物和較多蛋白質，意味著較

低碳水化合物飲食會摧毀老鼠的心血管系統，儘管牠們比較瘦，膽固醇、血糖和胰島素濃度都沒變，甚至有進步。

高的死亡率，尤其是心血管方面的問題所導致的死亡。還有一項在希臘的研究也發現同樣的結果：低碳水化合物和高蛋白的飲食模式與死亡風險的提高有關，包括心血管問題和癌症。

夠多了！現在你明白了吧？你可以為了減重而採納短期低碳水化合物的飲食，效果可能非常好；你也可以吸食古柯鹼、安非他命、做化療或照射有害的放射線來減重……，但是我很擔心，根據許多證據，你會增加自己的死亡風險，況且我也懷疑，那真能帶來長期的減重效用嗎？我遇過許多病患抱怨，他們靠低碳水化合物的飲食減重，可是之後又胖回來了。我甚至還沒說明到一點呢：一百多年前就有證據顯示，攝取高蛋白危害你的腎臟；我也沒提到：如山的鐵證指出與低碳水化合物飲食相反的飲食是有益的——全植物的飲食含有極高的碳水化合物且低脂。

別仇視碳水化合物

在通俗文化中大多數成功飲食的啟示裡，都有一個重要的真相（這在低碳水化合物飲食中也不例外）：**現代人攝取大量缺乏營養的東西，那就是高精製的碳水化合物，包括許多糖和許多精製麵粉**。你最好要戒掉那些東西，如此才能促進健康，但若只用培根或蛋每隔一天交替取代垃圾碳水化合物，再以火雞、火腿、捲餅當點心，並毫無節制地吃乳製品，則可能導致死亡。

最後一個重點：許多大眾化的飲食類書籍作者會把昂貴、含複雜複方的品牌補充劑和飲食方法一起賣給你，這種組合的科學根據，甚至比他們推薦的飲食法還不可靠。這對我來說是一大危險信號，對你來說也應該是。那些在推薦低碳水化合物飲食的同時順便兜售補充品的書籍的銷售佳績，突顯了我們文化中一個不言而喻的道理：**對於壞習慣，我們只愛揀好聽的聽。**的確，以健康之名來促進壞習慣是極為有利的，但遺憾的是，那種方法不會讓壞習慣變得沒那麼壞。

別再計算熱量，別仇視碳水化合物，別走回舊石器時代。只要吃真正的食物、健康的食物，找到愛上每一口食物的方法，你就能獲得健康。它會成為終身跟隨你的習慣，你的體重再也不會大幅波動起伏了。

▶ Chapter 3

把食物分三大類就好

記得四大類食物是什麼嗎？

我記得當我還是個小小孩時，曾經學過類似的東西，即使當時對熱量、維生素或礦物質沒什麼概念，我仍可以立刻懂得課本上建議的飲食。很簡單，只要看著海報，差不多馬上就能比對出飲食是否適當。你有吃一些肉類、乳製品、水果或蔬菜、麵包或穀物嗎？一片牛排、一份菜肉飯、一杯牛奶和一些四季豆，在當時就是完美的一餐。

最近這些年，政府設計方案（金字塔、扇形圖等等）所推薦的營養內容已有所改善，但我不確定在基本的四大類食物之外，是不是還曾推薦過別的。

餐桌上的三大類食物

如果可以的話，我想用更簡單的方式讓你了解營養，因此，我要介紹的是三大類食物，分別是：

①動物性食品。
②經過加工的植物「片段」。
③全植物。

接著，你只要靠以下兩個問題，應該就能把商店裡大部分的東西歸類到這三大食物類別的其中之一：

①這項產品是植物性或動物性的？
②假如它是植物性的，它跟你能在樹上、灌木叢裡或農場的泥土裡找到的類似嗎？

讓我舉些明顯的例子來說明吧！

* **莫札拉起司：**它是用牛奶製成的，所以它是一項動物性食品。
* **甜甜圈：**它不是一種動物，也不類似你在泥土中能找到的任何植物，所以較像是植物「片段」的集合體，再經過加工。
* **蘆筍：**以食物而言，它是全植物，人們採收之後，再把它上架販售。

區分動物類和全植物類很簡單，但經過加工的植物片段就有點困難了。我指的「加工」是什麼意思？就是以機器或化學步驟把某種特定成分從原始植物抽取出來，舉例來說：你把甜菜根從泥土裡拔出來，然後運送到加工廠，被切成一片一片後放入浸提

請這樣分類你吃的食物：①這項產品是植物性或動物性的？②若它是植物性的，跟你能在樹上、灌木叢裡或農場的泥土裡找到的類似嗎？

器裡，機器裡頭的水能夠把糖分從纖維質（甜菜根的果肉）中分離出來。甜菜根的果肉渣會成為牲畜的飼料，至於生甜菜根汁，則會與某些化學物質結合以去除雜質，此外，工廠也可能把某種氣體用高壓打入生菜汁裡，讓生菜汁冒出泡泡，去除更多雜質。然後，甜菜根的汁液會經過煮沸、乾燥、結晶等更進一步的加工手續，形成最終產物：糖。在將甜菜根加工的過程中，原始植物裡的成分幾乎都會被抽走，直到得到我們想要的糖：這就是原始植物中的一種「片段」。前述例子中的甜甜圈裡有糖、油、白麵粉，或許還有其他成分，每一種都是從原始植物中抽取出來的單一「片段」。

加工有好幾種不同的程度，因而使得區分食物類別這件事變得有點困難。油和糖代表加工處理的最終結果，大多時候，它們是從全植物裡抽離出來的單一成分。不過，商店裡的保健食品區也會出現糙米義大利麵這類的食品，這種義大利麵是用糙米製作而成的，或許還會額外加點米糠，或者其他更次要的成分。這些成分大多是全植物，只是先被碾碎，然後做成麵食的樣子，人們也用烹煮麵食的方式去處理。那麼，這樣的食物是精製的嗎？它經過機器再造，但假如你去看它的標籤，會發現它的主成分是全植物，所以我覺得這項產品極接近全植物。

另一項令人困惑的是現成的餐點，你可能會在裡頭同時看到這三類食物。例如，冷凍披薩含有許多精製的白麵粉（加工過的植物「片段」）、許多起司（動物性食品）和鋪料，鋪料可能有肉類（動物性食品）和／或蔬菜（全植物）。此外還有番茄醬（可能用未加工的番茄〔全植物〕做的）、油（加工過的植物「片段」）、鹽和辛香料。這項食品所含的能量，就跟大多數傳統的冷凍餐一樣，幾乎都來自加工過的植物「片段」（白麵粉、油）和動物性食品（起司、肉類鋪料），只有非常少的部分來自於未加工過的全植物（番茄醬，可能還有蔬菜鋪料）。

把食物區分成這三大類別，需要一點點的練習。一旦能用這種方式區別食物，你就能輕易地了解自己該吃什麼食物、遠離什麼食物。**能為你體內絕大部分器官提供益處的，就是全植物：水果、蔬菜、全穀和澱粉類食物（如根莖類），以及豆類**。那該戒掉的食物有哪些？就是動物性食物和精製的植物片段。

三大類食物的營養差異

想要將這幾類食物之間的差異呈現出來，我想，最清楚的方法就是檢視它們的營養成分。傳統上，我們會根據食物所含的營養素種類和含量來評價它的健康價值。為什麼有人說牛奶是健康的？因為它含有鈣質和蛋白質。為什麼有人說豆子是健康的？因為豆子含有膳食纖維和蛋白質。雖然用這種方法思考食物太過簡化，但營養研究大部分都著重於個別的營養素，此外，這種方法也提供了評估食物營養價值的一個方向。

那麼，現在我們就用營養素來比較這三類食物。下頁表3所呈現的是，比較熱量相當於五百大卡的全植物、動物性食物和加工過的植物「片段」（精製植物）所含的營養成分。你可以很輕易地看出來，它們之間的差異——很大。

蛋白質、脂質、碳水化合物等主要營養素

你可以把主要營養物質想成為人們提供能量的主要「大塊」營養素，我們都聽過它們的大名：蛋白質、脂肪和碳水化合物。

【表3】三大類食物的營養素含量（每五百大卡）

	全植物	動物性食物	精製植物
蛋白質（克）	29	51	6.5
脂質（克）	6	34	21
碳水化合物（克）	97	8.6	72
膳食纖維（克）	27	0	1.8
鈣（毫克）	410	250	31
鐵（毫克）	8.4	3.5	0.9
鉀（毫克）	2,600	1,200	350
維生素C（毫克）	440	0	4.3
葉酸（微克）	640	64	15
維生素B_{12}（微克）	0	5.2	0
維生素A（國際單位）	25,000	680	18
膽固醇（毫克）	0	410	0

全植物綜合內容：各100大卡的芒果、豌豆、綠花椰菜、羽衣甘藍和燕麥。

動物性食物綜合內容：各100大卡的全脂牛奶、雞肉、牛肉、鮭魚和蛋。

未添加維生素及礦物質的精製植物綜合內容：各100大卡的洋芋片、義大利麵（白麵）、可樂、甜甜圈和義式淋醬。

資料來源：依據「美國農業部國家營養標準參考資料庫」版本27計算而來

＊蛋白質

根據數十年的研究，一般建議每五百大卡的熱量中至少攝取十二．五克的蛋白質，這其實已經超出你的所需。如果你檢視過表3，會看到全植物含有二十九克的蛋白質，比最少建議量的兩倍還多。所以，我們從這項營養素比較研究學到最重要的一點就是：**大部分的全植物都是高蛋白食物。**

事實上，在野外生活的大猩猩，牠們的熱量來自於植物，也就是水果和樹葉，其中有三〇%的熱量來源是蛋白質，在一整年之中當水果不太足夠時，牠們以樹葉為主食——以全植物為主的飲食的蛋白質含量，事實上是很高的。

與全植物相比，包裝相對較小的動物性食物含更多蛋白質。相反的，加工過的植物「片段」則缺乏蛋白質。在製造精製糖和精製油的過程，製造商以機械和化學物質將糖和油從含有蛋白質的原始植物中抽取出來。精製的穀物，包括各種麵粉，真的都含有蛋白質，只是大部分其他的精製蔬食則嚴重缺乏蛋白質。

✶ 脂肪

全植物含有脂肪（各種脂質），但含量比精製植物或動物性食物少得多。一份不含添加油的全植物餐，脂肪約占了熱量來源的一〇%——蔬菜、豆子和穀物都含有天然脂肪，只是沒那麼多而已。**在此要糾正另一個大家普遍有的錯誤觀念——全食物蔬食餐是不含脂肪的，這其實不然。**

另一方面，動物性食物富含天然脂肪，如表3所示，大約六〇%的熱量都來自於脂肪。對於那些只吃全植物和動物性食物的人（例如舊石器時代飲食法），他們攝取的脂肪量通常代表他們吃了多少動物性食物，除非他們是吃很多堅果、椰子或其他高含脂量的植物。

加工過的植物性食物裡往往會添加純脂肪（油），表3最右邊所展示的樣本裡，加工過植物「片段」有四〇%的熱量來自於脂肪。

跟一般人的認知不同，營養素比較研究發現到的真相是——大部分的全植物都是高蛋白食物。

✴ 碳水化合物

再來是一直被高蛋白飲食法權威所詆毀的碳水化合物，它富含於植物性食物中——事實上，全植物擁有最多的碳水化合物。碳水化合物是能量的重要來源，在攝取了富含營養素和膳食纖維的全植物後，你會獲得絕佳的健康。儘管人們對攝取碳水化合物一直存有負面觀感，但多年來卻不斷有許多研究證實，**世界上攝取最高碳水化合物飲食的人口，各種流行性疾病（肥胖、某些癌症、心血管疾病等等）的發生率最低**。

不過，來自於精製植物「片段」的碳水化合物，缺乏膳食纖維（例如糖），通常叫做精製碳水化合物，可能損害健康。如表3P62所示，加工過的植物「片段」含有許多碳水化合物，但大部分都來自於糖或白麵粉，這些種類的碳水化合物是標準美式飲食裡最常見的碳水化合物形式。很遺憾，在一陣陣高喊低碳水化合物的狂潮裡，區別「好的」碳水化合物與「壞的」碳水化合物的重要性，往往被遺忘了。

✴ 膳食纖維

最後思考一下膳食纖維。膳食纖維來自於植物細胞壁和植物結實的外皮等部位，它不能提供能量，因為**不管是什麼種類的膳食纖維，我們都無法消化、分解和吸收，但它仍然是我們飲食中極重要的一部分**。

唯有植物含有膳食纖維，而且一般說來，只有全植物才有膳食纖維。加工過的植物「片段」，往往在製作過程中就被除去了所有的纖維質。膳食纖維對健康有許多益處，但獲得這種重要營養素的唯一方法，就是吃非精製的水果、蔬菜、穀物和豆子。我看過太多飲食中缺乏膳食纖維的病人被診斷出糖尿病、便祕、痔瘡，以及許多其他疾病。我很詫異，了解這種神奇營養素的人，怎麼會這麼少。

礦物質

表3P62的代表性礦物質是鈣、鐵和鉀——雖然還有其他許多種礦物質。有多少次你聽過別人說，要喝牛奶才能攝取鈣質？或有多少次有人告訴你，要吃紅肉才能獲得足夠的鐵質？事實是，身為食物中的一大類別，全植物是遠比動物性食品更豐富、更優良的礦物質來源，當然，例外個案還是存在的，比方說，牛奶裡就有豐富的鈣質。不過一般而言，依據表3中的食物樣本，美國農業部營養資料庫中所列的十種礦物質裡（營養資料來源：http://ndb.nal.usda.gov），用相同的熱量來比較，其中有八種的含量在全植物較多而非動物性食物（本表只列出三種礦物質），全植物食物裡所含的鐵質比動物性食物多了兩倍以上！動物性食物中所含的礦物質，只有兩種比較多，那就是鈉和硒。

表格中礦物質最貧乏的來源是精製植物，但有些精製的植物性食品，也就是即食早餐穀片和營養強化麵粉（兩者都沒列在表格中），被添加了數種礦物質以增強營養，因此常吃這兩種食品的人不會缺乏那些營養素。

維生素

在講到維生素時，這三大類食物中的含量就有天壤之別的差異，表3P62中列出的代表性維生素，是維生素C、葉酸、維生

比動物性食品還差——礦物質最貧乏的食物來源就是精製的植物性食品。

素B_{12}和維生素A。全植物是製造維生素的天然工廠，全植物裡所含的某些維生素，是其他兩大類食物中的幾千倍之多。雖然有些表格未列出的維生素——包括核黃素（維生素B_2）、菸鹼酸和泛酸（維生素B_5）——不是由動物製造的，卻必然存在於某些動物性食品中。

唯一不存在於植物中的是維生素B_{12}，它由微生物製造，透過生物累積作用而存在於動物的肉裡。人體需要微量的維生素B_{12}（一天二到三微克，等於一天十億分之二到三公斤），由於人體有這樣的需求，我建議遵循嚴格蔬食的人要服用維生素B_{12}補充劑（更多關於補充劑的資訊請見第十一章）。

即便維生素B_{12}是個例外，從表3中仍可十分清楚地看出，為了獲得維生素，你必須攝取全植物。**動物性食物只在某些維生素的含量上差強人意，大部分是缺乏的；精製植物最糟糕，它們根本就沒有維生素。**商人在處理市售食物的過程中，以人工方式在精製植物中添加維生素來強化營養，但不是我在唬你——一般對植物所做的精製處理，就是除去它們最珍貴的營養素。

這份只含有數種維生素的小樣本，並未包括許多對健康有益的營養素，譬如各種抗氧化劑或其他足以保護人體抵抗疾病的植物營養素。這些抗氧化劑大多只存在於全植物中，唯一發現於動物性食物的抗氧化劑，是動物吃下植物後留在體內的極少量——少得可憐，與植物中的含量相比，根本微不足道。

膽固醇

可別忘了最後一項「營養素」：膽固醇。其實我們不用攝取膽固醇，因為肝臟能夠製造的膽固醇量，已足以讓它在體內執行所有重要功能。事實上，**從飲食中攝取的膽固醇是可能會促發疾**

病而要戒掉的東西。就像膳食纖維只存在於植物中一樣，膽固醇只存在於動物性食物中。

到底什麼是均衡的飲食？

現在，一起回顧一下這三大類食物裡的巨量營養素（主要營養素）和微量營養素（膳食纖維、礦物質和維生素），我們發現這三類食物之間的差異大到實在很令人吃驚。

加工過的植物「片段」是三者之中最缺乏營養的，它所提供的幾乎都是「空虛」的能量，沒有維持健康所需的重要蛋白質、礦物質或維生素。動物性食物的礦物質與維生素含量只能說差強人意，不但還缺乏好幾種主要營養素，還含有遠比另兩類食物多更多的脂肪和膽固醇。**全植物食物無疑是唯一擁有完整營養素的食物**：膳食纖維、蛋白質、礦物質和維生素，包括抗氧化劑，而且這些食物低脂又不含膽固醇；唯一缺乏的只有維生素B_{12}。

十足的美式飲食內容，其實是肉類以及加工過的植物「片段」，再加上極少量的全蔬果，但許多人仍然把自己吃的這種標準飲食稱之為「均衡的飲食」。我在診所或醫院遇到的大多數病人，都以為自己的飲食很均衡，而飲食中主要攝取植物的人（包括蛋奶素食者和純素食者）常被質疑從哪兒獲得蛋白質（或是鐵質、鈣質等）。質疑者通常把這些飲食方式視為不均衡的飲食，並警告說，雖然只吃植物沒關係，但你最好小心點，因為你正冒

全植物食物含有膳食纖維、蛋白質、礦物質、維生素、抗氧化劑，而且低脂又不含膽固醇，只缺維生素B_{12}——是唯一擁有完整營養素的食物。

著營養不足的危險。可是，你攝取的如果是我所提倡的全食物蔬食，而且你也很在乎營養素的問題，那些以傳統美式飲食維生的人，顯然才是冒著缺乏營養極大危險的人。

我老是看到罹患至少一種慢性疾病的病人來到看診間：膳食纖維、礦物質和抗氧化劑攝取過少，膽固醇攝取過多。他們都是吃「均衡」美式飲食的人，同時也是患有營養失調問題的人。

到底什麼才能構成均衡的飲食？是該好好思考的時候了。

打造最佳的黃金比例飲食

既然你已經知道如何將食物區分成三大類別，以及這三者間的主要營養差異，現在就讓我們結合這三大類食物，創造最佳的黃金比例飲食。後面的餅狀圖是依照我的印象所畫，依據的不是準確的調查資料，但能讓你了解不同飲食策略的差別。

標準美式飲食含有許多肉類、乳製品、白麵粉、糖和油，想像一下標準速食的內容：起司堡、炸薯條和奶昔；若你採納的是「健康的」美式飲食，你吃的或許是烤雞、副餐搭配含有牧場沙拉醬（美國人最喜歡的沙拉醬品牌之一）的生菜沙拉，還有加了香料的豆子飯。不管是「健康」版本或垃圾版本，標準美式飲食都倚賴過多的動物性食物和加工植物「片段」。健康版本的標準美式飲食，通常只是以沒那麼壞的成分或料理方法來取代原來最糟的成分和料理方法，例如用烤雞取代炸雞排，或用特級初榨橄欖油取代豬油。一般說來，一個攝取這種動物性和加工植物「片段」飲食的人，可能會吃進的食物成分比例如右頁的圖3所示。

幸好還有一丁點兒全植物擠進標準美式飲食，例如做成炸薯

圖3.標準美式飲食

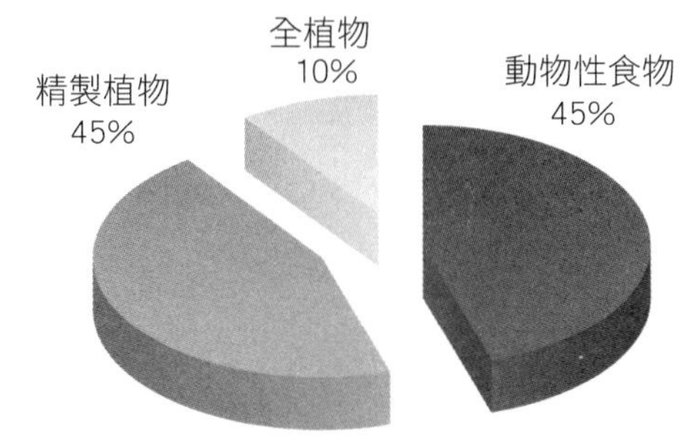

圖4.低碳水化合物的飲食

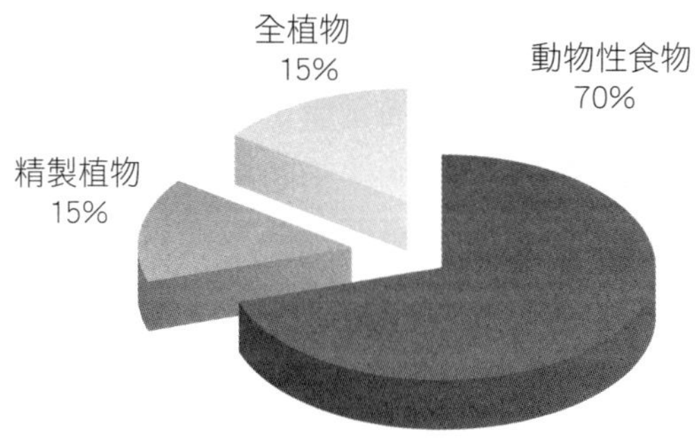

條的馬鈴薯，做成番茄醬、披薩醬和麵醬的番茄，或許還有每天一、兩份的水果及蔬菜，不然這種飲食就幾乎只有肉類、乳製品和植物片段——裹上麵漿的熱狗、披薩、通心粉和起司等。

這樣的飲食加上久坐的生活方式，使得我們**有三分之二的人過重或肥胖，然後一窩蜂地尋求快速減重的祕方和計畫**。正如我在第二章提過的，近來最熱門的飲食祕方之一是低碳水化合物、高蛋白的飲食，例如阿金博士減肥飲食和邁阿密瘦身飲食，這些飲食法各大類食物的比例，差不多就像圖4的餅狀圖所示。

這種類型飲食中的典型餐，尤其是在嚴格的初期階段裡，內容很可能是：早餐——奶油炒蛋和煎培根；午餐——烤雞肉配起司，再加上深綠色生菜沙拉配牧場沙拉醬。在這種飲食裡，加工過的植物「片段」百分之百是油脂製品，例如蔬菜油，因為這種飲食法不允許糖或精製的碳水化合物。

現在，再來看看另一種截然不同的類型，有些人會成為蛋奶素食者，戒吃所有的肉類。然而，大多數的蛋奶素食者仍攝取大量的乳製品，我自己從前也是這樣。事實上，當他們以含乳量多的食品取代肉類時，有些人的攝食量可能反而遠多於一般人的平均需求量。

乳製品和肉類的整體營養成分，其實幾乎沒有差異。乳製品的組成物包括高濃度的動物性蛋白質、動物性脂肪、膽固醇和微量碳水化合物，不含膳食纖維。乳製品在礦物質和維生素方面的含量有點獨特（例如高含鈣量），但整體而言與肉類的營養素內容大同小異，因此我們可以把乳製品視為液態的肉類。一項針對基督復臨安息日會素食者所做的研究指出，表示在飲食中戒掉魚和肉的受訪者當中，幾乎九〇％仍然攝取乳製品；另一個在英國所做的大規模研究則揭露一個現象：表示自己是素食者的人，他們在營養素方面的攝取意外地接近於自稱是葷食者的人；他們在脂肪、維生素和礦物質方面的攝取大致雷同，只有在蛋白質和碳水化合物上有些微的不同。

至少在營養素上，我可以這樣斷定，**許多蛋奶素食者在乳製品上的整體攝取狀況，與有健康意識的肉食者相較，結果相去不遠，因為蛋奶素食者通常會吃很多的乳製品、油、糖以及精製麵粉。**基於這些因素，蛋奶素食者的飲食模式看起來可能比較像右頁的圖5這樣：

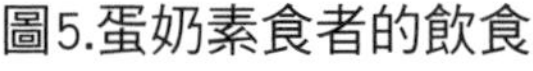

圖5.蛋奶素食者的飲食

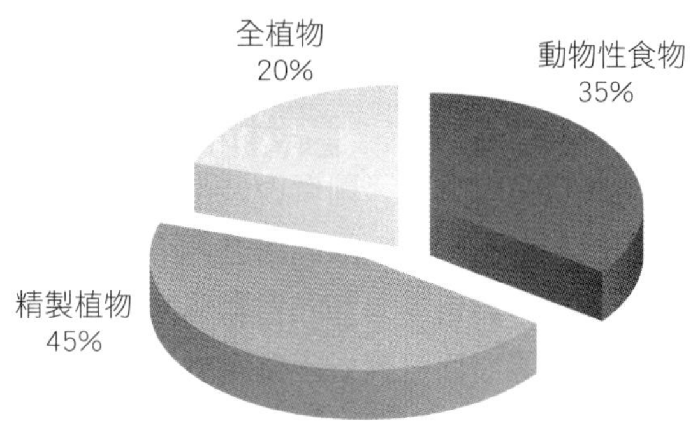

接著是純素食者，他們吃的是蛋奶素食者的飲食，但又多戒掉了乳製品和蛋，當然，他們絕對不吃任何的魚、禽肉或其他肉類。有些人因為信仰不許傷害動物的關係而成為純素食者，有的人則是因為健康考量，但兩者都受到許多人的肯定。

某些研究發現，純素食者飲食始終符合良好的健康條件。研究不斷發現，純素食者有較健康的體重，其中一項研究更指出，他們的高血壓普及率比一般人低了七十五％，糖尿病則最低多達八〇％。

不過，我可不甘心就這麼把純素飲食視為最佳的飲食法，因為符合純素食規定的飲食法其實多的是。「純素飲食」在定義上排除了所有的動物性食物，但這樣的定義（具體規定出飲食中應該包括什麼）並不算什麼，關鍵點應在於，取代動物性食物的是被抽去營養素的加工植物「片段」或是全植物——這點相當相當重要。

事實上，假如動物性食物是被高度加工的素肉和素起司、加工過的穀物、糖和油所取代，那麼純素飲食有可能極不健康。透過神奇的食物科學，純素食者所攝取到的蔬果愈來愈有可能比一個有健康意識的肉食者少。各種飲食方法間的品質差異極大，下面兩種不同的假設組成，代表的都是純素飲食。

圖6.不健康的純素飲食

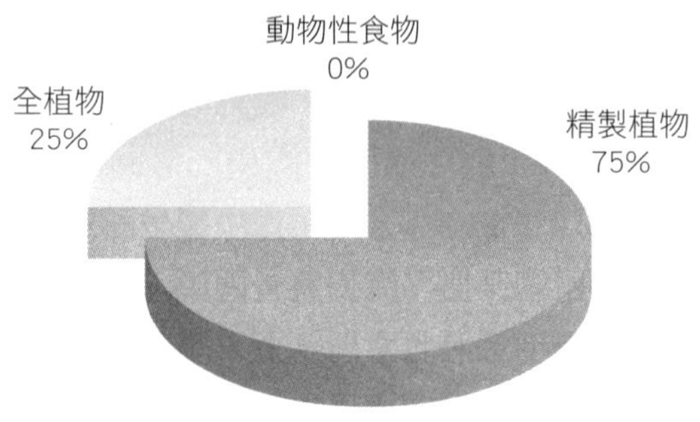

圖7.健康的純素飲食

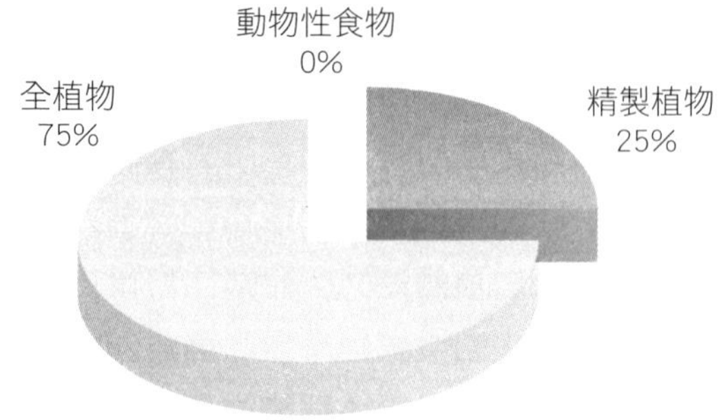

在那麼廣泛的範圍裡，我不知道大部分的純素食者會落在哪裡，但我猜應該是中間，但比較接近不健康版本的純素飲食。**一項最近的研究發現，純素食者所攝取的脂肪量與肉食者相仿，但那只表示他們吃進很多的添加油**。我每年都看到愈來愈多含有大量添加油、精製穀物和糖的加工素食品，充斥在超市裡。

我從以上討論導出一個結論，全食物蔬食飲食是我可能想到的最佳的飲食。這才是含有最多營養素來源的飲食，同時經過證明能夠逆轉心臟病和糖尿病，並且促進減重，當然還有其他更多好處。這種飲食以全穀、水果、蔬菜和豆類為主，看起來可能像這樣：

圖8.最佳的黃金比例飲食

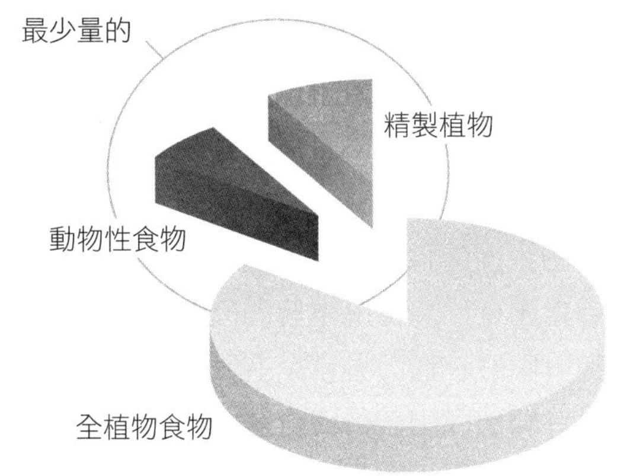

飲食中占了很小比例的動物性食物，允許人們偶爾吃點魚和季節性的東西，或偶爾以很少量的瘦肉來增添蔬食菜餚的風味。飲食中少量的精製植物性食品，是讓大家為了方便而使用的，例如：一點未調味豆腐、杏仁奶等非乳品飲料，和偶爾可添加的少量甜味劑（楓糖漿、糖、果汁等等）。在下一章裡，我們會討論「最少量」對你來說應該是什麼意思。

真的有夠簡單，對吧？

理論上，這是我所知道最簡單的飲食法。但實際上，我會第一個承認，從標準美式飲食一路變遷到最佳的黃金比例飲食，是心智上、實務上和社會化的轉換，在習慣和口味上都會產生很大的改變，但我相信，你現在應該已經很清楚——你的「進球線」就在哪兒。說到這點，千萬不要被飲食法的細節弄得不知所措，你將會看到，這種最佳的黃金比例飲食遠比你想像的更容易實行，而且你開始吃新口味的食物時，會對它的風味感到又驚又喜。最後，這種飲食法會為你的人生帶來最佳的健康！

▶ Chapter 4

完美的每日飲食

在選擇健康食物的時候，「最少量」的動物性食物和精製植物，對你而言是什麼意思呢？有時候吃一點點起司（或是雞肉、甜食，以及任何你所偏好的食物）真的有那麼糟嗎？一定要一直這樣子嗎？

大多數的人會對完全放棄動物性食物感到不安，我必須承認，在考慮選擇健康飲食法的類型時，我也有不確定的時候。正如第二章提到的，我並不相信人類是天生的純素食者。在全世界的傳統文化裡，連慢性病發生率很低和沒有心臟疾病存在、蔬食吃最多的地方，偶爾也會吃點少量的動物性食物。如果說你打從一出生就開始吃最佳飲食，我猜那種最佳飲食或許包括很少量的魚、瘦肉，或以蛋佐餐，以及為了特殊場合偶爾（也許一個月一次，或者更少）以肉類為主的午晚餐——意思就是：攝取最少的（或不用）油、糖或精製麵粉；適量的總熱量吸收、充沛的身體活動和攝取超高比例的全植物。

身為醫生，我常面臨的考驗是，當一位吃了幾十年垃圾食物（過多動物性食物和加工植物性食物）的病患來找我，而我診斷出他患有糖尿病、高膽固醇、高血壓或肥胖時——也許我還會懷疑他罹患癌症或心臟病。記住：如果有人一直在攝取典型的美式飲食，以這種方法糟蹋他們的動脈長達數十年，我會合理懷疑他們有某種程度的心臟病。

我知道他們對「小量」動物性食物、糖和油的理解，與我理想上的小量是截然不同的。我也知道，當我們在做飲食規劃時，假如不制定明確的規則，會使得這種生活方式的重大改變執行起來困難重重。如果你早餐攝取**一點點**糖，午餐來一份冷盤，**只**在生菜沙拉上加一湯匙含油脂的淋醬，晚餐吃**一小片**雞胸肉，之後**只**嚐一小塊蛋糕……，**這些所有小小的一點點、一滴滴加起來，就會成為一直在攻擊你健康的東西。**

然而另一方面，只要懂得使用一些方法，就會讓人較容易接受和遵守一個沒有動物性食物、沒有油脂的蔬食飲食，而且其效益是有科學支持的——例如對某些心臟病晚期的人來說，唯一被證實能夠逆轉疾病的，只有禁止幾乎全部的肉類、大部分的乳製品、蛋和添加油的飲食法。

如果你超級健康，想知道自己的飲食裡可以有多少百分比的少量動物性食物或加工蔬食，我就不清楚那種細節了。拿攝取少量魚類的蔬食飲食與完全戒掉肉類的蔬食飲食做比較，並沒有足夠的證據可以突顯這兩者間的差異。每週一次在晚餐時吃八十五公克的魚，這樣的全植物飲食和另一種絕對的全植物飲食兩者相較，我不知道對你的健康是否有任何差別——在疾病和健康這兩方面的關係上，並沒有對不吃動物性飲食與吃少量動物性飲食兩者的比較研究。

記住，飲食品質並不是只跟動物性食物有關，它也與你吃進多少的精製植物片段（油、糖和精製麵粉）有關。

請想像一下，只憑病患的飲食日記來評估兩名病患的健康狀況。其中一名病患吃少量的肉類（也許一週一次五十七公克的雞肉片佐砂鍋菜、湯或米食），其他時候幾乎只吃未精製的全植物飲食；另一名病患則是百分之百的純素食者，但每天都吃椰奶咖哩、素肉和素起司、純素餅和脆餅，以及帶甜味的早餐穀片。假如他們是我的病患，而我也知道他們每天的飲食，我會認為非純素食者的健康比吃垃圾食物的純素食者好。

雖然科學界存在著複雜性與不確定性，但我想這樣建議（就像我建議病人一樣）：全食物蔬食的目標應擺在盡量減少（甚至刪除）動物性食物和加工蔬食。我之所以會這麼做，並非只因為我們擁有某些科學證據，還有更實務上的考量——你或許會訝異於聽到關於食物成癮的科學研究報告，和食物成癮對於我們改變飲食法的成功率會有什麼影響。

一定要完全不吃肉嗎？

即使無法很肯定地說，一〇〇%的蔬食飲食一定比九十五%的好，但有證據支持，完全攝取蔬食是更有益處的。一九八〇年代初期執行的「中國營養研究」在當時發現，中國鄉村人民的飲食法與美式飲食截然不同。中國鄉村的飲食內容大部分是蔬食，和相當少量的動物性食物——動物性食物在飲食中所占的比例，是從「非常少」到「少」。他們把肉類當做增添風味的調味料，

飲食品質並不是只跟動物性食物有關，它也與你所吃進多少的精製植物片段（油、糖和精製麵粉）有關。

或在特殊場合才食用，大多數地區幾乎沒有或根本沒有乳製品。有趣的是，動物性食物攝取量即使從低到非常低這麼小的範圍裡，我們也能發現：膽固醇濃度和疾病流行程度會隨著動物性食物攝取量的增加而提升。飲食中的動物性食物即使只稍微多一點點，膽固醇的濃度就會提高，至於膽固醇濃度的提高，則與西方世界典型疾病的廣大普及性有著密切的關聯。

讓心臟更多病的理想飲食？

還有其他證據是跟心臟病有關。在所有溫和的「節制」飲食法中，最受歡迎的是地中海式飲食，它著重在增加麵包、穀片以及蔬菜、水果的攝取量，少吃紅肉，多吃魚，減少飽和脂肪，增加「健康」油的用量，像是橄欖油和芥花油。在一項最知名的地中海式飲食研究中，研究人員發現，對罹患心臟疾病的人來說，心臟病發作和死亡的風險的確有減少，但那些人仍受疾病纏身之苦。此外，接受地中海飲食治療組的人當中，做過非急需心臟手術的人數跟標準醫療組的一樣多。

同樣的效果也被其他實驗證實。在另一項研究中，幾百名曾經歷心臟病發作的受試者，被分成兩個飲食治療組，兩組人的飲食內容大部分都是蛋奶素，但其中一組吃多很多的蔬菜、水果。結果吃更多蔬菜、水果的那一組，死亡風險較低，胸口疼痛的情況也少得多，但是當中仍足足有二十五％的人在一年內發生心臟方面的問題（心臟病發作、死於心臟病等）——即使這組人一週裡「只」吃二到三次肉、四到五次的蛋，還攝取了「較健康」的油與充分的蔬菜、水果。

許多擁護溫和「節制」飲食的人把這種飲食法稱為理想的飲食，但實際上，這些溫和的蔬食飲食法正使心臟以較緩慢的速率

（與攝取較少蔬果的那組相比）變得更多病，疾病也持續使人們以哀傷的步伐邁向死亡。

阻斷心臟病的發展

你可以試著拿地中海式飲食，與完全刪除動物性食物和添加油的飲食相比較。有兩名醫生——狄恩．歐寧胥博士和克德威爾．艾索斯丁博士——為心臟被逆轉的阻塞提供了文件證明，他們兩位都發表過全食物蔬食的相關研究，其中絕大部分的飲食都不含動物性食品和添加油。艾索斯丁博士以這種最佳飲食搭配降膽固醇藥來治療病患，患者血管阻塞的逆轉程度之高，是文獻記錄上前所未有的。歐寧胥博士則證明了，光靠改變成以全食物蔬食為主的生活方式，就能夠逆轉心臟疾病。在一項測量中，發現了一個比減少阻塞更重要的標竿：艾索斯丁博士的病患發現他們的疾病沒有更進一步發展的跡象，也就是說，沒有更糟的症狀、不需進一步手術和也沒有死亡的發生。

在這些研究中，接受整套飲食法的病患，他們心臟疾病的發展，徹徹底底的被破壞掉了。

我推薦這種飲食法的基本理由，不僅僅是為了遏止心血管疾病，對於關心癌症等疾病的人來說，我更建議要一直將這種飲食法維持下去，因為飲食習慣的改變極可能導致不同的健康結果，所以你需要堅定地維持最佳的飲食法。有可靠的證據顯示，飲食在癌症的萌生和促發上是一項關鍵性因素，但有些採用溫和「節制」飲食法的實驗結果發現，改變的程度令人失望。舉例來說，有的低脂飲食以攝取較多烤雞來取代牛排，或以六份蔬菜取代原來的四份，結果在對癌症的影響上幾乎看不出什麼效用——證明了溫和「節制」飲食法的小步伐是失敗的。

戒除食物癮

假如我告訴病人，若他們週一到週五每次想抽菸時都能忍住不抽，等到星期六晚上就能得到幾支菸抽，你認為戒菸的成功率會是如何？從健康的觀點來看，這也許是合理的——對多數人來說，一週兩根菸真的會危害健康嗎？我並不確定。一週兩根菸的確比每天一包菸健康多了，但若因此贊成抽菸，我就是最差勁的醫生！假如每個週末都能得到幾根菸當獎勵，那根本不會有人成功戒菸，甚至連在一段期間內大量減少抽菸量都不可能！

把菸換成食物，道理是一樣的。有愈來愈多的證據顯示，某些食物就像藥物濫用一樣會令人上癮。有人推論說，在演化的過程裡，擁有偏好甜味和脂肪的味覺系統是種優勢，因此我們願意付出代價取得成熟的植物（最甜的）和提供最多能量的食物（脂肪最多的）來吃，然後當我們吃下甜的和含脂量多的食物時，身體就會給予我們獎賞。

獎賞是什麼呢？就是給予鴉片類藥物似的刺激，和在腦中形成多巴胺訊息傳導途徑。當我們的行為符合求生和延續香火時，這些傳導途徑就讓我們感到愉快，並強化我們的行動。這些獎勵系統，跟使用嗎啡、海洛因、古柯鹼、尼古丁和酒精時會產生反應的系統是一樣的，只是刺激來源不同。照這樣看來，我們也可以**把食用高度精製的純糖和脂肪的行為，列入不良行為**。

最近有項評論性的研究彙整了各種各類的研究成果，多數是在大鼠身上的實驗，指出糖可能是成癮物質。跟攝取糖有關的行

有愈來愈多的證據顯示，某些食物就像藥物濫用一樣會令人上癮，嚴格限制是為了破除壞癮頭。

為有諸多特質，都與因吸食其他易成癮物質所出現的行為一致。實驗中的大鼠只要有機會，就會隨著時間而增加糖的攝取量，這意味著牠們的耐受性被建立起來了（大鼠對糖的反應性降低），經過一段時間就需要更強烈的刺激。牠們毫無節制地享用含糖飲食，而含糖飲食啟動了鴉片式獎賞的傳導途徑，這是研究人員在大啖美食的大鼠身上，施以鎖定鴉片獎賞系統的藥物所確定的。

可憐的大鼠在被迫停止享用大餐後，出現了「牙齒打顫、前掌顫抖和搖頭的症狀，以及因焦躁而產生的各種行為。」大鼠在無法取得含糖食物時會變得焦躁，此外，當定時出現的含糖美食不再出現，牠們會有很長一段時間一直尋找含糖食物。**糖是強效成癮系統的一部分，這個見解已受到進一步的實驗支持：那些大吃特吃含糖美食的大鼠在被強迫戒糖後，牠們對酒精的需求量增加了！**

酗酒的大鼠聽起來很可笑，但這卻是千真萬確的研究！除此之外，還有更多意想不到的發現，例如當大鼠能夠選擇壓下控制桿以取得在血液中注射古柯鹼（一定會有飄飄然的感覺），或壓下另一個控制桿以取得糖水，九十四％的大鼠都會選擇糖水。

研究人員寫道：「整體而言，這些發現延續了之前的研究，顯示即使對於藥物過敏和藥物上癮的人來說，強烈的甜味知覺仍勝過古柯鹼所帶來的最大刺激。動物對於品嚐甜味的絕對偏好，可能導致潛在的物質刺激成癮程度的重新排序，含糖飲食（含有天然糖分或人工甘味劑的飲食）優於古柯鹼，或許也優於其他藥物濫用。」

研究發現還指出，雖然嗜脂肪與嗜糖間有些差異存在，但脂肪也是一種成癮物質。遺憾的是，在這些研究中，由於脂肪較易增加體重，所以它對我們來說不單只是一種「雙重打擊」。

了解事情的真相後，現在你應該知道：就跟許多老菸槍需要禁止所有香菸來徹底戒菸一樣，你也的確需要嚴格限制或禁吃這些食物來破除壞癮頭。

一步一步邁向成功

嚇壞了嗎？好像我講個沒完似的不停告訴你怎麼做到完美。其實，最佳的黃金比例飲食比較像是嚴格一點的飲食法，我們要戒除對標準美式飲食成癮的不良循環，但你不必在第一天就變成完美的人，我不希望你用完美來期望自己，給自己太多壓力。

我只是在解釋什麼是最佳的飲食法，同時建議你視自己的情況，給自己充裕的時間來達成目標。

沒有人是完美的，假如你終其一生都在吃標準美式飲食，就會知道我是在要求你做這一生從沒想過的最大改變，所以你第一天的表現若不完美，也別苛責自己。當病患找我諮商時，我會建議他們把飲食或生活方式的改變視為實驗，在腦海裡把它想成一個短期的特別目標，例如用本書做一個為期兩週的試驗，讓自己有機會不用替未知的後半生操心。兩週後你可以重新做決定——儘管我希望這本書的成果會好到令你別無他想，但假如你想要，還是可試試舊石器時代飲食法或十足速食的飲食法！

我發現，**當人們把改變想成一種短期試驗，改變就不會那麼令人怯步了。**假如它只是一個短期目標，那麼壓力就在於我身上了，因為我得在幾週之內說服你相信自己的人生會變得像我說的那樣好。此刻，你將要展開計畫，請你不必有壓力，覺得自己必須做一輩子的重大改變來達到完美的境界。

我希望你能盡量增加自己成功的機會。有一種關於行為改變的理論，叫做「自我決定理論」。這種理論主張，在各種不同的事情當中，我們在動機和個人幸福上都有十分重要的基本心理需求，若能滿足這些需求，什麼事情都能做得很好。這些需求也許就是你成敗的關鍵，它們是：

①**自主性：**需要覺得能夠操控自己的決定——你才是老闆。
②**勝任感：**需要有達成個人目標的技巧和能力。
③**關聯感：**需要感覺到跟你生命中重要的人很親近，而且被他們所了解。

這些與我在前言中所提到、成功的行為改變要素很相似，現在就讓我們一一檢視。

關鍵1 自主性

自主性是需要感覺能操控自己的行為，這是「知道自己能夠做決定」的需求。有多少次你嘗試某種改變，但終歸失敗？有多少次曾有人試著改變你，但沒什麼效果？你不會成功地達到改變的目的，除非你覺得是自己做主進行改變——因為順從別人加諸在你身上的規則而改變行為，動機薄弱，通常不會有效。

因此，**在準備開始這項飲食改變的時候，你要採取的最重要行動之一，就是問自己為什麼要這樣做**。如果你有動機明確的個人理由，而且對這項改變感到正向、有自信，那就代表你真正準備好了。

正面的想法比負面或恐懼、痛苦的想法，更能提供強勁的動機。舉例來說，你因為討厭自己的身材、認為自己又懶又邋遢（你反覆想著：「為什麼我就是不能堅持任何一種飲食法？」）而開始這種飲食法，這其實是一個薄弱的動機，然後你做的任何改變可能都無法持久。反之，若你是因為愛家人和生命中其他重要的人才開始這種飲食法，就會愛上自己所做的事，你會希望這種飲食法能在你的努力下支持你，讓你享受生命的各個層面——這樣正面的動機才可能強勁持久。

這種飲食法最大的好處，在於當你更進步、當你克服了某些考驗並獲得一些益處時，你會打從內心深深體會到自己正往正確的方向前進。我聽過無數的人說，一旦他們做了改變，每次他們體會到更多益處，就會一次次變得更主動積極。

不管你想要改變的理由是什麼，這裡有一個重點——**你必須是為了自己才做出這個改變。**如果你是被另一半、孩子或任何人強迫去閱讀這本書，現在請先做一份意向測驗：你想用飲食來改善生活嗎？假如答案是肯定的，那你能說出激勵自己改變的理由嗎？最起碼要符合這些條件——這是你的決定，而不是其他人的決定。如果你並不那麼想改變你的飲食習慣，那就放下這本書，等到你準備好了再回來。

關鍵2 勝任感

勝任感的需求是需要覺得自己有能力，感受到自己有做這件事的技巧。改變飲食並不容易，而且可能牽涉到與你習慣大相逕庭的技巧。你要怎麼把菜做得令人垂涎三尺？你做菜的各種方法是什麼？你是怎麼看營養標示的？你購物時都買些什麼？你都到

想要改變飲食，你必須有明確且正向的強烈動機，此外，不管你的動機是什麼，都必須是為了自己才做出改變的。

哪些地方外食？本書會介紹你可能會需要的技巧——尤其在最後的部分。只要一點點的練習和時間，你就能建立自信，相信自己能成功改變飲食。本書的食譜簡單、迅速又可口，取自於我最喜歡的烹飪書，任何人都能輕鬆上手。請利用這些食譜與我提供的訣竅做個小試驗，兩週後你就能擁有成熟的技巧和自信。

這裡有一份你在開始實驗時，會需要的基本技巧的範本。你做得到，任何人都做得到！

閱讀營養標示

現在，是你開始用全新的方法學習購物的時候了，我會盡可能把當中的訣竅弄得簡單點。當你在商店裡拿起一份盒裝食品，你會檢查它的營養標示，但很快就被搞得一頭霧水了，所以我們先簡化一下這個步驟：

首先，請你忽略掉包裝上所有的數字，以及各種營養分析。

好了，現在請你看**營養標示欄下方的成分表，這個表是依序排列的，所以第一種成分是重量上所占比例最多的**。假如食物裡有二十八公克的麵粉和十四公克的糖，麵粉就會排在第一位，然後是糖，等到你讀到加工食品成分列表的最後，你會看到與食品主要成分相較份量小很多的一些成分。

當你檢視成分列表時，用以下這兩個問題問自己：

①它是全食物嗎？
②它是植物嗎？

假如大部分的成分都是全食物，那你就通過第一關了。假如你吃的食品裡含有麵粉，要確定裡頭含的是百分之百的全穀麵粉；至於糖、甘味劑和油，都不是全食物。什麼樣的食品多多少少能算得上是全食物，得看它有多少比例是由全食物做成的。

第二個問題是，它屬不屬於植物？通常這是個很好回答的問題。如果它的成分是植物，你就通過第二關了。假如你選的食品通過了這兩項測試，它應該就是較能促進健康的食品；假如它沒通過測試，請放回架上，再看看其他食品。

就是這樣，這就是你在商店挑選食物時所使用的基本方法。我會提供更多進一步的訣竅，尤其是分辨食物裡添加了多少鹽、糖和脂肪，但現在把重點放在成分列表就好，挑出同時通過兩項測試的食物：全食物和植物。

照著做，你就成功一半以上了。

外食避免吃進毒素的方法

就像在商店裡採購一樣，外食可能也不容易。我們都喜歡可口又方便的食物，但既然你是為了健康而吃，該點什麼呢？

外食要吃得健康有很多方法，但我承認，要在外食時奉行嚴格的最佳飲食法是有點困難。比方說，對那些想要逆轉心臟病而必須避免所有油脂的人來說，無論多努力去「做到好」，外食仍是不可靠的做法，甚至自蹈險境。

以下清單中的各種食物，是你在外食時比較安全的參考。注意！這份清單並不符合最佳營養的原則，我的建議是，只要你找得到更健康的替代品，就刪除那些加工食物。外食時要記得轉換食物，如此才能為你的健康帶來重大且顯著的改善。

當你在檢視包裝食品的成分時，請記得問兩個問題：①它是全食物嗎？②它是植物嗎？

＊速食店

- **塔可鐘（Taco Bell）：**豆子墨西哥捲餅，低脂（特製的這種餅通常不容易在菜單上找到，意思是把起司和含奶的醬汁換成生菜）。
  七層墨西哥捲餅，低脂。
  黑豆墨西哥捲餅，低脂。
- **潛艇堡（Subway）：**蔬菜潛艇堡，不加起司。加所有的蔬菜餡料（要求多一些），不要美乃滋，可加一點奧瑞岡（牛至、披薩草）和醋汁黃芥末醬。它的麵包沒有一個是完美的，但蜂蜜燕麥和雜糧麵包也許比其他的來得健康。
- **漢堡王（Burger King）：**假如用餐的時間你剛好在速食漢堡店，試試蔬菜堡吧！不要美乃滋，多加些生菜和番茄。
- **當地披薩店或棒！約翰（Papa John's）：**披薩不加起司，多加番茄醬和所有的蔬菜餡料。
- **早餐店：**有些地方，包括速食餐廳，有提供熱水沖泡的燕麥粥，但我要慎重地提醒你，**任何調味的燕麥粥都有極高的含糖量。**早餐時吃太多糖，不會讓你獲得所需要的持久性能量。

＊餐廳

當你想嚐鮮時，會發現全國連鎖性餐廳大致上的選擇變得愈來愈乏善可陳；開始新的飲食法後，你或許能在當地餐廳找到異國美食的新世界。

- **中國餐廳：**許多中國餐廳現在都有提供各式各樣隨附醬汁的清蒸蔬菜等「輕食菜單」，這些菜餚可能很健康（也很好吃）。

- **泰式餐廳：**堅持吃素菜餚，盡量選清蒸蔬菜。泰國菜很好吃，但小心咖哩，裡頭含有大量油脂。
- **印度餐廳：**跟在泰式餐廳一樣，你可以找到許多素菜餚，但往往以油或酥油的形式添加大量的脂肪——不過，再怎樣總比不含任何蔬菜的餐點好！
- **希臘餐廳：**鷹嘴豆泥、茄子、烤蔬菜，盡量少油。
- **墨西哥餐廳：**蔬菜法士達、蔬菜墨西哥捲餅。點清蒸蔬菜，以盡量減少用油，略過起司和酸奶。
- **衣索比亞餐廳：**這類食物裡有許多可口的調味蔬菜和豆子。
- **義大利餐廳：**我得承認，我對典型的義大利伙食愈來愈感到乏味。義式素菜餚通常沒什麼味道，大致是以白麵粉、番茄、油和鹽等混合而成的不健康食品，不過在義式餐廳裡，你幾乎都找得到蔬菜義大利麵和茄汁義大利麵。

關鍵3 關聯感

最後，為了成功達到改變的目標，你還需要滿足自己相關的需求，也就是說，你要從生命中重要的人那兒獲得支持。這點真的很重要，我聽過太多故事，深知這是導致成功或失敗的決定性因素。舉例來說，對一個已婚的人來說，要是另一半不支持，想要徹底改變飲食法將會變得相當困難。

你要讓身邊的人知道你改變飲食法的理由，以及這個過程對你的重要性，然後問問他們是否願意支持你，甚至邀請他們一起參與。假如能有一位朋友或夥伴和你一起參與這個計畫，將獲益無窮——當你遇到瓶頸而失意或因成功而快樂時，你不僅會得到情緒上的認同感，還有一個能夠與你互相切磋技巧、助你獲得知識和建議你勇於嘗試的夥伴。

若你在考慮採納這個飲食法時覺得孤單，我極力建議你在開始前認真尋找某種社會支持的來源。在大多數的城市裡，都有一些與飲食相關的社會團體，如當地的素食社團、社區健康計畫，甚至參加你所屬教會的健康社團等等。

如果以上皆不可行，還有提供虛擬社團和支持的相關應用程式和網站。從現在的部落格、應用程式和食譜資料庫當中搜尋一下，就可以輕鬆找到一大堆同樣選擇這個飲食法的人所提供的資訊了。

探索未知的美味

信不信由你，現在你從這本書裡得到的資訊，其實已經足夠讓你掌控自己的健康。你已獲得一些重要而基本的知識：了解與接觸把飲食和健康連結在一起的研究、把食物區分成三大類的全新概念，以及自己的目標——就是最佳飲食法。還有，你知道幫助自己一步步邁向成功的重要基石是什麼，你了解自己的動機，你知道一些基本的技巧，包括最重要的——閱讀成分標示。此外，你也知道如何放心地享受外食，你知道你必須以社會支持做為後盾。

現在萬事俱備，你比大多數人知道更多關於營養和健康的資訊，並且曉得如何應用於生活當中。別擔心啦，我不會現在就放手讓你自生自滅。在本書的下一個部分裡，我們要討論關於飲食

如果你在採取健康飲食法時感到孤單，最好在開始前認真尋找社會的支持。

與一些模糊地帶的特殊問題；而在最後一個部分裡，我們會以更深入的方式親身力行，並提供一份內含食譜的兩週菜單規劃——你可以把它當成一本烹飪書就好，也可以一字一句地跟著做，展開一項為期兩週的實驗，照著書中按部就班的指示，達成你人生中最重要的健康改變……。

最後，你將會成為藉著飲食來促進健康與改善人生的專家。

Part 2

那些熱門的飲食話題

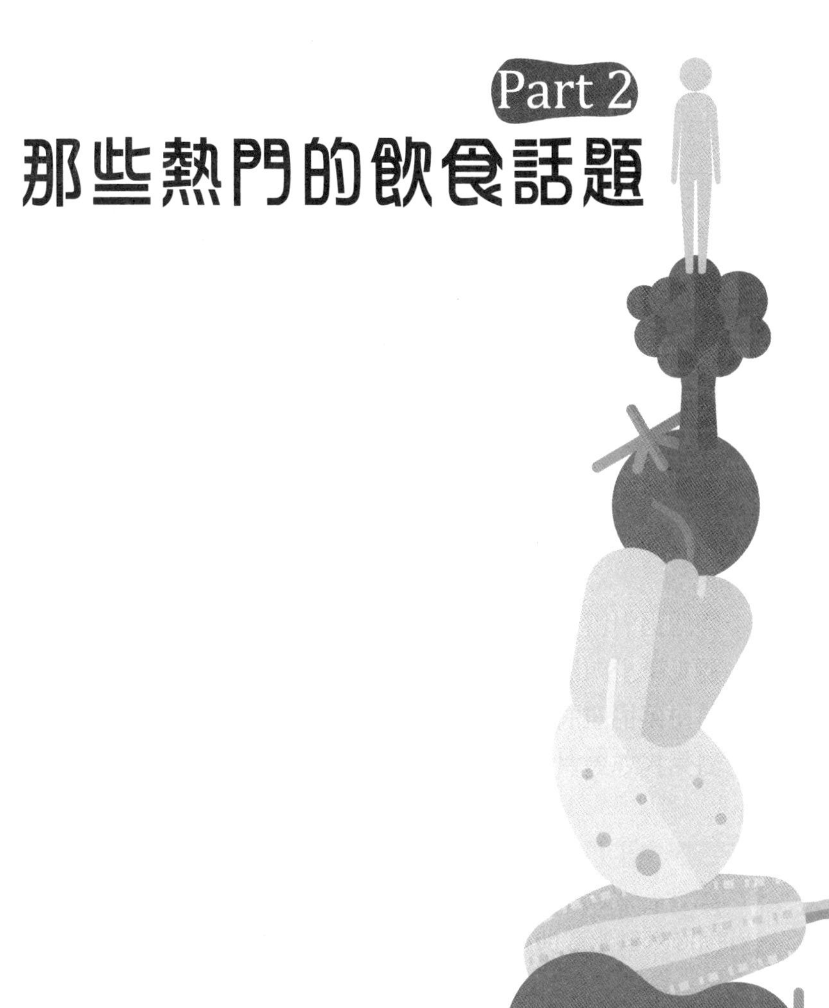

➢ Chapter 5

一口接一口的糖與大豆

我最喜歡的廣播廣告之一，是分屬兩家不同汽水公司的卡車司機的對話。他們在卡車休息站相遇，其中一個從卡車裡伸手向另一個討汽水，想嚐嚐它的滋味，他就像毒癮發作一樣，失心瘋地想拿到汽水。他們之間的對話很有趣，最後那個失心瘋的司機終於嚐到他渴望的汽水，而且整瓶灌光光，讓另一位司機驚愕不已。每每聽到這則廣告，我都忍不住開懷大笑，因為那個司機拚命想品嚐別家廠牌汽水的樣子，真的荒謬到好好笑。

這種食物癮幾乎隨處可見！無論在廣告裡或包裝、標籤上，食品公司都在高調暗示說你會對它們生產的食品上癮。有一種叫「Krave」的甜穀片，其製造商是一家洋芋片公司（「Krave」是其巧克力穀片的系列），它的口號是「你會一口接一口」。你猜怎麼著？廣告說的一點都沒錯，這些食品會使人上癮！他們利用技術將食物「片段」和化學物質巧妙混合在一起，狠狠地戲弄了大腦的獎賞途徑，哄騙大腦這樣想：我們正在吃的，是為了生存和繁衍而攝取的正確食物。它們有時被稱做「美味到讓人上癮的食物」，並已成為人類所攝取的植物性食物的主體。

我們必須避免這類食物，它們大都由糖、油和精製麵粉所製成，而且這類食品也開始含愈來愈多大豆和分離蛋白製品。

讓人上癮的糖

讓我們先從並不是那麼光彩的成分開始，它已被證明會使人上癮，那就是糖，通常呈現結晶或粉末的狀態。我在做訪談時，曾有一位作家提到，她嘗試過的所有飲食法都有一個共同的特點，那就是**避開糖——蔬食擁護者和低碳水化合物飲食法擁護者都同意**。

優先避免含添加糖的食物

添加在食品中的甘味劑有許多形式，也以不同的名稱出現在成分列表上，列舉如下：

【表4】甘味劑的各種形式

葡萄糖、半乳糖、乳糖、果糖（左旋糖）、葡萄糖（右旋糖）、蔗糖
玉米糖漿、高果糖漿、米糖漿、楓糖漿、龍舌蘭糖漿
一般食用糖（通常由甘蔗或甜菜做成）
蜂蜜
脫水甘蔗汁
濃縮果汁
人工甘味劑：阿斯巴甜（紐特〔NutraSweet〕牌與怡口〔Equal〕牌）、蔗糖素、糖精（Sweet'n Low牌）、紐甜（neotame）、醋磺內酯鉀（acesulfame potassium）、甜蜜素（環己胺磺酸鹽）

對那些有如實驗室老鼠般的人來說，糖，顯然極容易使他們上癮。

根據美國政府的營養調查，美國癌症研究所做的一項實驗模型發現，年齡在一歲以上的美國人，一天竟可以吃下二十二滿茶匙的添加糖，相當於三百四十五大卡左右的熱量。其中，青少年是最愛吃糖的族群，尤其是男性；年齡十四到十八歲的男性，一天可以吃下三十四茶匙以上的添加糖，相當於五百三十大卡左右的熱量，三十四茶匙幾乎等於四分之三杯了！此外，同一族群的男性每天攝取的深綠色蔬菜大約只有一百分之一杯——就跟其他許多的人口族群一樣。換句話說，若純粹以份量做比較，他們所**攝取的添加糖份量，是深綠色蔬菜的七十倍以上**。

過去三十年以來，我們的添加糖攝取量相當大幅的增加。從高攝取量的年輕人到低攝取量的年紀較長的成年人，我們從添加糖中獲得的熱量占總熱量的十一％到二〇％，表5可看出我們的糖類來源。

【表5】各種食物類別中，添加糖提供的熱量占總熱量的百分比

食物類別	百分比
不含酒精飲料	33%
硬糖／甜食（食用糖、蜂蜜、糖漿、糖果、果醬、果凍、明膠做的甜點）	16%
含糖穀物（餅乾／蛋糕）	13%
濃縮果汁／飲料（水果雞尾酒、含果汁飲料、檸檬汁）	10%
牛奶／乳製品（巧克力牛奶、冰淇淋、含糖優格）	9%
其他穀物（肉桂吐司、蜂蜜堅果威化餅）	6%

資料來源：格斯里與摩頓（Guthrie JF and Morton JF），〈美國人飲食中添加甘味劑的食物來源〉，《美國飲食協會期刊》（Journal of the American Dietetic Association）2000；100：43-51。

為什麼糖會有關係？我認為，**糖之所以對我們的健康產生威脅，不必然是因為糖「是」什麼，而是因為它「不是」什麼**。糖是純粹、高密度的熱量來源，而且沒有全食物所擁有的營養素，如維生素、礦物質、膳食纖維、必需脂肪或蛋白質等。它極易使人上癮，而且實驗大鼠大啖含糖食物和脂肪後，會攝取較多熱量並增加體重。現在，有一項證據指出，我們人類也在做一模一樣的事。糖攝取量的增加，不只與提高熱量攝取、肥胖、糖尿病、腎結石、膽結石、蛀牙、血壓增高、膽固醇失衡有關，還會降低對蛋白質、膳食纖維、維生素和礦物質的吸收。

雖然現有的證據還不足以建議大家非得完全避免所有食物中的任何添加甘味劑，但你應該優先避免含添加糖的食物（例如汽水、糖果、餡餅、麥片、果汁、運動飲料和能量飲料等等），長遠來說，你可能會因而健康許多。有體重困擾、食物癮和糖尿病的人，或許需要更加嚴格執行我所提出的諸多建議事項。

絕不攝取人工甘味劑

許多人用人工甘味劑取代糖，代糖的種類有很多，表4 P93 有列舉一些。這些化學物質有高度的甜味，但沒有太多的熱量，所以被標榜成零卡而添加在汽水中。很棒，對吧？很遺憾，我必須給你忠告，不要攝取人工甘味劑。

最近有一篇很傑出的審查報告出版，文章指出有幾項研究已經證明，隨著時間增加，人工甘味劑與體重的正相關就愈明顯。有趣的是，**人工甘味劑可能會提升胃口和對甜食的喜好**。人工甘

糖攝取量的增加，不只與提高熱量攝取、肥胖、糖尿病、腎結石、膽結石、蛀牙、血壓增高、膽固醇失衡有關，還會降低對蛋白質、膳食纖維、維生素和礦物質的吸收。

味劑跟糖不一樣，不用提供令身體滿足的熱量，就能開啟大腦的獎賞途徑，很可能會因而增加熱量的攝取。你可以這樣想像：你在下午喝了低卡汽水，然後晚餐時你會比平常更想吃多一些的點心，但稍早你喝的若是水就不會這樣了。此外，平常習慣喝低卡飲料的人，有可能會無法停止對含糖食物的索求，其部分原因就是受到人工甘味劑的影響。因此，你也要避免汽水和低卡汽水，**低卡飲料並不是健康的替代性選擇。**

大豆製品有什麼問題？

另一項常見的超精製植物是大豆，它可以被製成跟糖完全不同的食物，如食用油、豆粉、豆腐等等，但同樣隨處可見。我很常聽到人們對大豆食品與健康的諸多疑問，尤其是當那些人想減少或刪除動物性食物時。

高度精製的問題

二十年前，要在商店裡看到豆製素肉和素乳製品是很難的，但當蔬食人口變得愈來愈多，大豆製品便陡然遽增。

市面上有各式用大豆做的牛奶、起司、冷凍點心和素肉，這些製品也出現在盒裝冷凍食品裡，像是披薩、墨西哥捲餅和義大利麵。雖然大豆是這些食品最重要的成分之一，但當中有許多產品是用精製麵粉、其他種類的油或小麥蛋白來取代大豆。

這些產品讓人在享用不含動物的食物之餘，仍能滿足味蕾，這對剛開始轉換到蔬食飲食的人來說，是相當有幫助的。你可以用這種方式「試水溫」，嘗試不含肉類的食物，免得為了烹煮出滿足口腹之欲的食物而忙得團團轉。此外，連長期茹素的人也覺得這些大豆製品方便又美味——這就是這些食品會愈來愈普及的原因。

我擔憂這些方便的大豆製品的理由，其實和擔心其他精製蔬食一樣：它們**很多都已被高度精製，而且還加了許多油或糖**，只要檢視一下那些仿肉和仿乳製品的成分表，你多半會發現它們用了很多油和其他高度加工的食品成分。

比起原始的全食物，這類食品的脂肪含量高很多，健康的微量營養素卻低很多。舉個例子來說，有一種很受歡迎的素起司（但不是大豆製品），它的熱量有五〇%以上都來自於脂肪；它的四大成分是水、麵粉和兩種不同的油，這些成分使這種素起司成為高熱量食物，卻缺乏全食物所含有的多種健康微量營養素和蛋白質。

植物雌激素的問題

關於大豆，人們常問我的問題之一，是大豆製品中的植物雌激素對人體有害或有益？植物雌激素屬於食品中的化學物質，有微弱的類雌激素荷爾蒙活性。大豆製品含有豐富的大豆異黃酮，屬於植物雌激素的一種，因此你吃豆腐或大豆製品時所吸收到的植物雌激素，會比吃其他食物時還要多。不過，當有人注意到攝取較多大豆製品的亞洲人口，乳癌發生率低得多時，大家便開始對這個議題產生疑惑了。

當然，不同人口間的飲食來源本來就不相同，但科學家發現到大豆裡所含的植物雌激素與人體中的雌激素接受器有關，因而著重研究這些特定的化學物質，並把它們視為可能造成乳癌差異的一種機制——這是一個很經典的案例，科學家們基於幼稚的人體生物化約觀點而做了些相關研究，接著這些研究又變成鼓勵廠商創造賺錢產品（藥劑或營養補充劑）的靈感。

事實上，植物雌激素及其在人體中的行為皆極為複雜，而且大部分還是個謎。這些化學物質會因為和它們一起被吃下去的東西、腸道環境（細菌存在或缺乏）、個人的基因和體型等（在此僅列舉數例），而產生各種不同的反應；有的植物雌激素在人體內的行為與雌激素活動背道而馳，有的又與其一致。

我的重點在於，**植物雌激素在營養上根本是無足輕重的**。儘管有人說你的食物裡需要類雌激素化合物，但這些化合物只不過是你每天吃進的千百種營養裡的其中幾種，整體的飲食和生活方式才更重要。你整體飲食中所含的錯綜複雜的成分，對你自體產生的雌激素有重要的影響，且你體內的雌激素遠比你從食物中攝取到的任何植物雌激素更有活性、更重要。

有研究指出，當更年期前後的婦女攝取低脂飲食時，她們體內所產生的雌激素明顯較少，這個事實或許遠比任何植物雌激素的影響都更重要。最後，**研究中的亞洲族群擁有乳癌低發生率的原因，不太可能是因為攝取大豆植物雌激素的關係，而是因為她們吃的是低脂的蔬食飲食，並且以高活動力的生活方式維持健康的體重。**

用補充劑或濃縮大豆食品的形式攝取的植物雌激素，在更年期的症狀上無法發揮任何可靠的影響力，在統計數據上，這樣的植物雌激素並未顯著提升與荷爾蒙相關的副作用，包括乳癌、子宮癌和陰道出血，它們不會影響雄性荷爾蒙，也沒有可靠的證據顯示它們會影響男性生殖力。

我相信我們可以把對植物雌激素的疑惑拋諸腦後，因為我們已經知道**植物雌激素不太可能對健康產生負面衝擊**。事實上，最近有些研究一再確定，攝取較多大豆和改善乳癌結果是有相關性的。不過，為了全面性的考量，我會建議避免規律攝取精製大豆製品，理由大半是我希望你能攝取含有充分膳食纖維的全方位飲食，不含添加油，而且有豐富的微量營養素。你可以盡情地吃毛豆或其他任何全食物形式的大豆；另外，在豐富的蔬食基礎下，一週少量吃幾次豆腐，能為飲食增添變化和風味。

重點整理

- 典型的美式飲食含有過多的添加糖。
- 市面上各式各樣的添加糖，許多都是零卡、低養分的。你不需要太執著避免所有的添加甘味劑，但絕對要避免所有含大量添加糖的食物（糖果、酥皮點心、汽水、水果飲料、運動飲料和包裝果汁）。
- 避免人工甘味劑。
- 最佳的飲食法應該限制加工大豆製品的攝取，但從葷食轉換到蔬食的過程中，或許有一小段時間食用加工大豆製品是有幫助的。
- 食物中的植物雌激素，不太可能像體內所產生的雌激素一樣重要。

➢ Chapter 6

脂肪被冤枉了嗎？

在今日大眾健康的領域裡，最令人困惑的其中一項問題，就是各種油與脂肪在導致疾病的結果上所扮演的角色——大眾已被混雜的資訊搞得一頭霧水啦！過去數十年來，這個眾所矚目的重要論題的結論一直是：所有的脂肪都是不好的，飽和脂肪尤其危險。最近，保健專家開始不斷質疑低脂飲食的真實意義，並主張重點不在於脂肪的量，而在於脂肪的種類。我們都聽過不飽和脂肪比較健康，尤其是多元不飽和脂肪，它不僅被宣傳成比較不危險，甚至能夠促進健康。

和這個論點糾結在一起的，還有頂著健康光環的地中海式飲食法。隨著地中海式飲食法的日漸普及，橄欖油、芥花油與其他液態植物油也跟著聲名大噪，因為那些全是地中海國家所使用的油。現在這些油普遍被形容成「有益於心臟健康」且能降低疾病風險，被許多人推崇為美味、優良、健康，聽起來好像在鼓勵我們可以盡情喝這些油，想喝多少就喝多少。哈佛大學最近建議的食物金字塔裡，除了水果、蔬菜和全穀外，也將健康的脂肪和食用油放在飲食的基礎部分。

等一下！那麼，那些低脂的建議是怎麼回事？那些關於飽和脂肪的資訊到底怎麼了？最新的消息是，我們聽說飽和脂肪並不像之前說的那麼糟，而且椰子油突然間變得大為風行。

彷彿還不夠令人困惑似的，我們又聽說，無論如何一定要避免反式脂肪，因為這種脂肪對心血管系統有奇特的危害作用——不過商人並不太在意這則消息，因為他們可以**使用神奇的食物科技來消除反式脂肪，然後在促銷廣告中宣揚自己致力於提升食品健康**，而他們販售的食品一點都不需要再改變（你也許聽說過，大型速食連鎖店是用什麼方法讓食物中的反式脂肪消失的）——炸雞、炸薯條和高油、高精製的甜食又變得安全，我們終於可以放心了。你聽得出我話語中的諷刺嗎？

在這些紛雜的訊息中，我們也曾為瑪琪琳（人造奶油）和奶油的益處（還是壞處？）感到疑惑。如果你留心過這類討論，或許還會擔心食用油的冒煙點。特級初榨油會比一般初榨油好嗎？在這之前，初榨油到底是什麼意思啊？此外還有鼓勵攝取魚和魚油的相關話題，因為那些到了陸地上就跳動得劈哩啪啦的動物是omega-3脂肪酸的豐富來源（第七章和第十一章會更具體地解說魚和omega-3脂肪酸補充劑）。那麼，omega-3脂肪酸又是什麼？

各種飲食法之間的矛盾主張，讓人們感到困惑。阿金博士減肥飲食和某些高蛋白飲食法鼓勵對脂肪的攝取不設限，而其他的飲食書（包括我這一本）則提倡零添加脂肪——兩種方法都被證明可以在短期內減輕體重。

這些疑惑不只發生在民間，科學界也有許多結果不一致、甚至互相矛盾，令人困惑到不行的研究。也許沒有一種營養素或任何類別的營養，能像脂肪那樣得到科學上的關注。

難怪脂肪是所有營養話題上，最令人困疑的項目之一！

到底什麼是油脂？

油脂的背景實在太混亂了，但我會盡量簡單說明。

都是加工製品

所有液態油和純脂肪製品，全都是非天然的；在大自然裡，你永遠不會被任何盛裝油或固態純脂肪的容器所絆倒。大自然裡的高含脂食物包括各種種子、動物的含脂部位、全脂牛奶，這些食物除了脂肪，同時還含有許多其他成分。精純的瓶裝油和盒裝固態脂肪是人工製成的，是利用化學方法或機械從全食物所精製出來的，在大自然中，脂肪並不會以這種精製的狀態存在。

假如你相信演化論，就會很容易了解到，在人體演化的過程當中，我們的祖先在任何一個時間點，都沒有需要常常搗製橄欖油、芥花油或花生油，以攝取現在認為對心臟有益且能促進健康的脂肪酸。然而，我們卻在歷史中締造了這個紀錄，並且只用全食物來製作。

為什麼這點很重要？那是因為自認為重視營養的人類以為，含有極少已知營養素的非天然純脂肪製品能夠促進健康。然而，跟純糖製品一樣，這些純脂肪製品是我們所知能量密度最高的食品。我在右頁表6中比較大豆和大豆油、玉米和玉米油、橄欖和橄欖油的營養素含量。

大豆本身真的是營養素相當豐富的食物，生大豆的每一百大卡熱量裡，含有豐富的蛋白質、膳食纖維與各種優良維生素、礦物質，它們都妥善地保存在優質的脂肪中。四分之一杯生毛豆的鈣含量，約等於半杯的二％低脂牛奶（美國低脂牛奶分為含脂量一％和二％兩種），但大豆油的優良營養素卻幾乎都被去除了，提供給你的只有純脂肪和超高密度的熱量。玉米雖然是一種不起眼的禾本科植物，所擁有的營養素卻豐富得驚人，它有超出我們所需的蛋白質、膳食纖維和幾種礦物質與維生素；只是，一旦玉米被製成了油，所有的營養素也隨之消失。最後，即使又油又鹹的罐裝橄欖，也有其可取的營養素，包括膳食纖維、鈣質、鐵質和維生素A——你得吃下超過二百克的方便煮生火雞才能得到十茶匙（八十七克）這種橄欖所含有的鐵質；或者你也可以大口喝下一整杯橄欖油，然後得到鐵缺乏症。

表6能幫助你更清楚地看出，從商店架上買到，裝在罐子、瓶子和罐頭裡的食品工業非天然製品，都是從真正食物中萃取出來的「片段」，嚴重缺乏營養素。

【表6】100大卡熱量中大豆、玉米、橄欖*及其精製油所含的營養素

	生大豆	大豆油	生黃色甜玉米	玉米油	罐裝成熟橄欖	橄欖油
蛋白質（克）	8.8	0	3.8	0	0.7	0
總脂肪（克）	4.6	11.3	1.6	11.3	9.3	11.3
碳水化合物（克）	7.5	0	21.8	0	5.4	0
膳食纖維（克）	2.9	0	2.3	0	2.8	0
鈣（毫克）	134	0	2	0	76	0
鐵（毫克）	2.4	0	0.6	0	2.9	0.1
鈉（毫克）	10	0	17	0	639	0
維生素C（毫克）	19.7	0	7.9	0	0.8	0
維生素A（國際單位）	122	0	217	0	350	0
飽和脂肪（克）	0.5	1.8	0.4	1.5	1.2	1.6
單元不飽和脂肪（克）	0.8	2.6	0.5	3.1	6.9	8.2
多元不飽和脂肪（克）	2.2	6.5	0.6	6.2	0.8	1.2

*沒有生橄欖的營養素資料，因此使用罐裝橄欖。

資料來源：美國農業部國家營養標準參考資料庫，版本24。

認識熱量密度

花點時間詳細解釋一下「熱量密度」是很有意義的，「熱量密度」是指單位重量食物中所含的卡路里。**多數人並未意識到，與真正的食物相比，食用油與脂肪的熱量密度有多高。**

我看過一次又一次這樣的誤解，全是很典型案例：人們以為吃生菜沙拉會讓自己很健康，而沙拉的內容是兩、三片蔬菜葉，以及一些油炸麵包丁、起司，也許再加些火腿或雞肉，然後淋上用油做的醬汁——這根本是又油又膩的葷食！其中只有一小部分的熱量來自於非精製植物。大部分非精製植物都是低熱量密度的，但肉與脂肪的熱量密度卻高得多。

從表7可看出，為了獲得相等於一茶匙橄欖油的熱量，你必須吃下多少全食物。

從這個表格，我們得知生蔬菜的天然熱量很低，這是因為它們的含水量很高，因此煮熟的蔬菜能量密度會較高，因為它們已

【表7】與橄欖油相比，各種食物的熱量密度

要獲得與1茶匙橄欖油相同的熱量（119大卡），你需要攝取以下份量的食物：

4½杯櫻桃番茄
12杯切碎的冰山萵苣
17杯生菠菜
3杯水煮菠菜（水滾過、瀝乾）
將近4杯的生綠花椰菜
2杯多的水煮綠花椰菜（水滾過、瀝乾）
⅔杯烤番薯
⅓杯多的早餐乾燕麥片
⅔杯全麥義大利麵

資料來源：美國農業部國家營養標準參考資料庫，版本26。

經流失一些水分，然而，這仍比不上我們所說的任何高能量密度食物。澱粉含量高的植物（如馬鈴薯及各種穀物），天然的能量密度也高，但與油脂的能量密度相比，仍然望塵莫及；你做了一盤份量超多的生菜沙拉，當你加上幾匙用油做的淋醬後，這道沙拉大部分的熱量來源就是精製的純脂肪了。我想表達的重點是：你可以用全植物做各式各樣的菜餚，但從你加入任何油脂的那一刻起，熱量的主要來源馬上就改變了——變成人工且嚴重缺乏營養素的食物「片段」製品。

脂肪的科學

在解釋純脂肪製品時，顯然我描繪的是一幅過分簡化的負面圖象。沒錯，油脂的確缺乏原始全植物食物中所擁有的優質營養素，也確實是超高熱量密度的食品，那麼，為什麼有的油脂受到眾人讚美，並被鼓勵使用，儘管所有專家都知道的事實就擺在他們眼前？還有什麼是我沒告訴你的呢？這個議題背後的科學依據是什麼？為什麼某種脂肪會受到專家的推薦呢？

油脂的壞名聲從何時開始？

這個故事開始於四、五十年前，當時大家開始建立共識，認為飲食中的脂肪是造成乳癌的原因之一。依據有二：動物研究和人類研究，而且二者的結果十分相近。觀察性的研究指出，攝取

一旦你加了油脂到任何一道以全植物做成的菜裡，其主要熱量來源就變成人工且嚴重缺乏營養的製品了。

較多脂肪的人口族群，乳癌的發生率也較高；動物研究則指出，在大鼠身上施予已知的促癌化學物質，並且餵食程度不等的脂肪時，高脂飲食更容易引發腫瘤的生長；人類觀察的結果支持了實驗室的研究結果。（有趣的是，研究顯示，現在很流行的「好」脂肪——多元不飽和脂肪，在動物實驗上卻比飽和脂肪更能促進癌症生長。）

同樣一份彙整資料，也用在對大腸直腸癌的發現上；此外，攝護腺癌、睪丸癌、卵巢癌、子宮癌和胰腺癌也被證明更常發生在攝取高脂飲食的人口中。除了癌症的資料，顯示高脂飲食與心臟病有關的證據也在逐漸增加中。

這一切，讓大家愈來愈擔心飲食中脂肪的負面影響。其中，把這波脂肪負面浪潮推至巔峰，是一九八二年的這枚震撼彈——《飲食、營養與癌症》（Diet, Nutrition, and Cancer），那是美國國家科學研究委員會發表的一篇報告，文中建議將脂肪在總熱量中的比率從當時的平均四〇％降到三〇％。

發表這篇報告的委員還指出，根據證據，其實建議將脂肪的攝取量降得更低也沒有問題，但他們想設定一個人們能夠達到的務實目標，所以就任意地主張以三〇％為上限。

所以囉，自一九八〇年代以來，低脂已成為營養推薦上最易被人們理解和認同的飲食特色之一。只不過，油脂與癌症和油脂與心臟病的研究結果，往往與大眾文化中所報導的消息有些微出入——並不是所有種類的油脂都一樣。

解開脂肪酸的密碼

根據脂肪酸的分子化學結構，大體上可將天然脂肪酸分成兩大類，飽和脂肪酸和不飽和脂肪酸（見右頁圖9）。不飽和脂肪

圖9.脂肪酸的種類

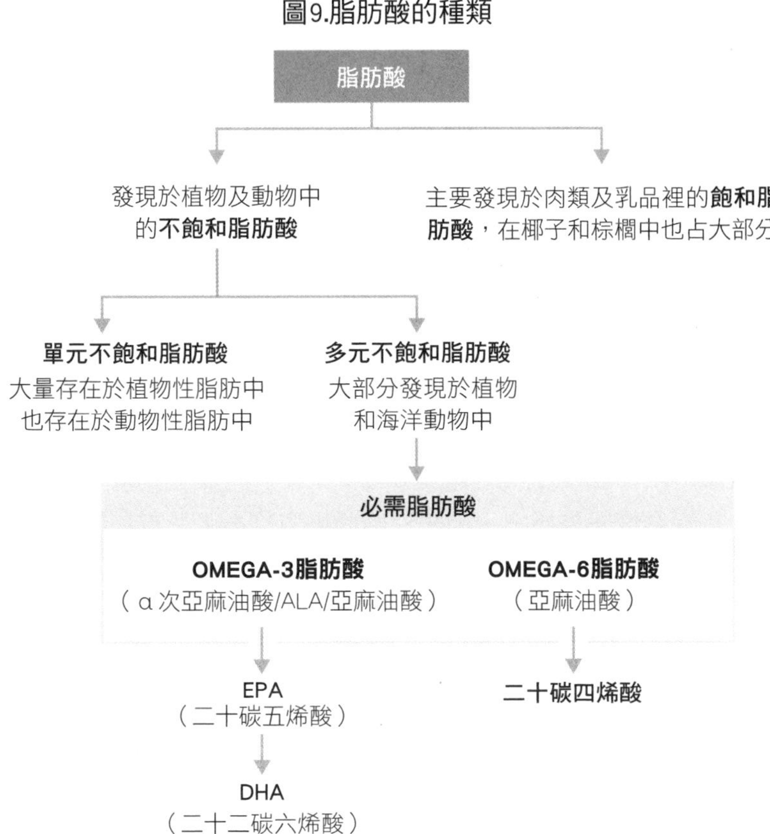

酸是由單元不飽和脂肪與多元不飽和脂肪所組成，至於單元、多元的分別，則是從它們的化學結構來區分。

多元不飽和脂肪的族群又可分為兩種人體必須從飲食中攝取的必需脂肪酸，我們可以合成所有其他種類的脂肪，但無法合成這些脂肪酸，所以要從食物中攝取。這兩種必需脂肪酸是omega-3和omega-6脂肪酸，這兩種脂肪酸裡又有好幾種衍生而來的脂肪，包括二十二碳六烯酸（DHA）、二十碳五烯酸（EPA）

和二十碳四烯酸，有些你或許會覺得很耳熟。omega-3和omega-6脂肪酸是細胞結構中的重要成分，在人體中執行和提供許多重要的功能。

好脂肪？壞脂肪？

數十年前，科學家質疑是否需要有差別地評估這些不同類型的脂肪，因為當研究指出心臟病中總脂肪的攝取是會累積起來的同時，研究人員也注意到格陵蘭的原住民因紐特人身上發生的奇怪現象。

有好幾份報告指出，因紐特族群攝取許多蛋白質和脂肪，他們的傳統飲食由大量海洋肉類組成，包括魚、海鳥和海洋哺乳動物。根據當時的薄弱證據，因紐特人的心血管狀態似乎維持得比歐洲人更好，心臟疾病也較少，但這怎麼可能呢？

當時的研究結果假設他們的健康比較好，是因為飲食中含有大量的不飽和脂肪，尤其是omega-3。不過，在因紐特人身上做的研究其實是很少，而且這個研究並未針對任何關於脂肪的問題提供解答，它所回答的問題還不如它所製造的問題多（例如有個值得關注的現象是：之前宣稱心臟病低發生率的說法受到一份十分周密的審查的質疑，審查報告發現，事實上因紐特人的心血管疾病發生率並不比白人少）！

約與探討因紐特人奇異現象同時，安索．奇斯博士（Ancel keys）完成了他的偉大研究「七國研究」（The Seven Countries Study）。他發現：與攝取較多不飽和脂肪酸的人口相較，攝取較多飽和脂肪酸的人口，有較高的死亡率和較高的冠狀動脈心臟病發生率。換句話說，吃乳製品和非海洋動物的人口，比攝取較多魚類、植物性食物和芥花油等植物油的人口，有更高的冠狀動脈心臟病發生率。

這些發現及其他許多相關研究讓科學家在之後三十年陷入瘋狂的探索，他們想更了解各種不飽和脂肪酸的功效，尤其是與心臟疾病、癌症有關的；幾乎沒有幾種營養素能像不飽和脂肪酸那樣受到科學界那麼多的關注。這裡浮現了兩個主題：

①有數個（並非全部）研究指出，攝取較多不飽和脂肪酸的人，尤其是魚油中的omega-3脂肪酸，心血管疾病發生率和死亡率都比攝取標準西式飲食的人為低。
②與標準西式飲食相較，地中海式飲食含有豐富的不飽和脂肪和蔬食，以及較少的紅肉和乳製品，能改善心血管疾病、癌症和神經退化性疾病，如阿茲海默症和輕度認知障礙。

隨著時間演變，你可以看到整個事情的發展，從對因紐特人的研究到現代地中海式飲食研究，眼前似乎浮現了一個美好、和諧的畫面：不飽和脂肪比飽和脂肪更健康。

事實上，人們對不飽和脂肪的熱衷已經蔚為風尚——人們所聽到的地中海式飲食的益處，就是攝取更多橄欖油和芥花油，別無他法。現在，有關單位可以告訴人們，只要是適當種類的油脂，他們可隨意地想吃多少就吃多少，這真是個大快人心的好消息；大部分健康飲食的推薦，如今也包括使用各種富含不飽和脂肪的植物油，以及攝取富含必需脂肪酸的食物——也就是魚；橄欖油、芥花油和其他植物油都被描述成有益於心臟健康的食品，並因而被積極推廣。

針對這個現象，我要提出一個問題。有某種證據顯示，不飽和脂肪——尤其是多元不飽和脂肪omega-3和omega-6——比飽和脂肪更健康，也有愈來愈多的證據指出，含有豐富植物油的地中海式飲食比標準西式飲食更能促進健康，但是，就算把這些事實湊在一塊兒也不能導出結論說，橄欖油等精製的純植物油是能促進心臟健康的食物。

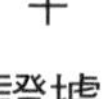

含有不飽和脂肪的飲食，或許比富含飽和脂肪的飲食更健康

＋

證據

地中海式飲食（含豐富的水果和蔬菜、膳食纖維與不飽和脂肪，及較少的乳製品與紅肉）比典型的西式飲食更健康

可食用的植物油是健康的

地中海式飲食的另一面

這些討論中沒有提到的事實是，地中海式飲食比標準西式飲食更接近蔬食飲食，含有較少肉類和乳製品。攝取較多魚類和多元不飽和脂肪（某種植物油）的人們，通常是吃較多水果、蔬菜，肉類及乳製品的攝取較少。在某些針對油脂的研究當中，根本沒考慮到飲食的其他層面，所以當有人推薦地中海式飲食時，我們並不知道那些好處是來自於橄欖油和魚，或來自於增加蔬食的攝取，並減少攝取肉類和乳製品。

魚油真的有幫助嗎？

最近有一項研究發現，攝取較多橄欖油的人比攝取高脂飲食的人中風發生率稍低一些，但其他關於某些不飽和脂肪的研究結果根本不夠精確。

比方說，一開始魚油似乎可以在心臟病發生後降低死亡率，然而，有一項針對最近心臟病發作過的人所做的長期性研究指出，**攝取較多魚類或吃魚油，長期下來與增加心臟病死亡的風險有關**。還有一項針對高膽固醇的人所做的研究，受試者服用omega-3脂肪酸EPA補充劑，有好幾個結果顯示能降低心臟病，但整體的死亡率或因心臟病的死亡率並沒差別。其他最近所做的統整性大型研究，整合了許多實驗結果，那些研究指出，不管人們有沒有心臟病，吃魚油對他們來說並沒有明顯的益處。

不管再怎麼說、再怎麼做，也不管大眾對不飽和脂肪有多麼執迷與狂熱，我就是不相信你能藉著攝取大量植物油或其他油脂補充劑來大幅改善健康。事實上，我始終很擔心，精製油的攝取不僅是不必要的，還可能有害。

儘管含有添加油的地中海式飲食是健康的，卻不是因為添加油的緣故——把重點放在以非精製植物為主的飲食和攝取較少動物性食物，或許才是地中海飲食最重要的層面。一份以一九七七年以來的資料為依據的研究報告指出，涵蓋四十多個國家從五十五歲到六十四歲的男性中，冠狀動脈心臟病的死亡率與攝取動物性食物有極大的關聯。

比地中海國家更低的心臟死亡率

有趣的是，世界上還有心臟病死亡率比法國和其他地中海國家更低的地方。

一九七〇年代中期的中國鄉村裡，人們吃的大部分是不含添加油的蔬食，年齡在六十五歲以下的居民人數有成千上萬個，而其冠狀動脈疾病死亡案例為零。法國在同時期的十年間，年齡五十五歲到六十四歲的男性，冠狀動脈疾病死亡率是平均每年十萬人中有兩百個。

假如你是一九七〇年代來自中國鄉村的人，你也許會納悶：「為什法國人面對心臟病是如此不堪一擊？」可能是因為攝取高脂肪嗎？似乎頗有道理。我們都知道，在希臘和義大利，攝取較多不飽和脂肪的人，體重也較重。

事實上，現在我們曉得，當人體的血管與脂肪有所接觸後，會產生立即的負面影響。有一項針對肥胖人士的小型研究，實驗對象以靜脈內注射法注入脂肪（通常利用醫院設備施做），或以口服方式攝取脂肪，這些都是「健康的」不飽和脂肪，幾個小時內，這些人的血壓及心跳升高，血管功能降低，他們的動脈無法像接觸脂肪前那樣擴張。

血管擴張的能力，是血管功能和健康的一項重大要素——而實驗也證實：動脈擴張功能受損，是導致心血管疾病的一大主要風險。

有一項研究比較連續九十天攝取較多「健康脂肪」的飲食（允許吃較多的多元不飽和脂肪）和溫和式的低脂飲食（含有較多蔬菜），結果顯示，攝取低脂飲食者的血管擴張功能遠遠好得多；還有其他好幾項研究也指出，**只要吃一餐高脂飲食後，就會出現血管功能不良的相關現象。**

當人體的血管與脂肪有所接觸後，會產生立即的負面影響，不只血壓和心跳會升高，血管的擴張功能也會降低。

回歸基本面

最後，讓我們再回到一九九〇年吧！當時，有研究學者為已知患有心臟病的人做心血管檢查，他們發現：在兩年過後，那些攝取最多脂肪的人——尤其是多元不飽和脂肪——心臟出現新的阻塞。

總的來說，想要從一堆複雜的資料中理出頭緒，就得從宏觀的角度來思考這整個討論。

假如拿地中海式飲食和含有許多飽和脂肪、肉類及乳製品的西式飲食相比較，我們會發現，地中海式飲食在各方面都呈現較好的健康結果；但若拿無油的全食物蔬食和高脂、高油、高蔬食的地中海飲食相比較，結果會怎樣呢？

這方面的相關研究很少，但我印象中迄今最令人信服的科學結果，是在一群罹患心臟病的病人身上做的一些實驗，病人必須避免任何一滴添加油和魚類、肉類及乳製品，這些研究呈現出有史以來心臟疾病最重大的逆轉現象。把這些實驗與其他關於添加油（即使是植物油也算）會損害心血管系統的實驗結果綜合起來就可以知道，新聞報導對於橄欖油和芥花油的狂熱，可說是嚴重誤導了大眾。

對於我的病人，我會建議他們別管那些紛亂的資訊，一切回歸基本面。要知道，食用油和脂肪都是高度精製、營養流失的食物「片段」，而且是你所吃的東西當中熱量密度最高的。吃全食物還是最好的！對於那些有心臟病的人來說，這項建議變得格外重要。

被證明能停止或逆轉心臟病的，絕對是無添加油飲食法，這是我唯一的建議，因為你找不出更好的飲食法了。

重點整理

- 油和固態脂肪是我們所能吃到熱量密度最高的食物。你從幾茶匙的油中吸收到的熱量，比你吃用一疊厚厚的生菜所做的沙拉還要多。
- 油與固態脂肪是高度精製的食物「片段」，缺乏原始食物中的優良營養素。
- 長期以來（至少到最近為止），不飽和脂肪（尤其是必需脂肪酸，包含omega-3脂肪）一直被標榜成比飽和脂肪還健康。
- 地中海式飲食在各方面的健康結果，比標準西式飲食來得好，但或許比一些大部分以蔬食為主、不含添加油的飲食差。
- 能最成功逆轉心臟病的飲食方式，是絕對避免添加油的飲食法。
- 把一切都納入考量後，我建議避免所有種類的添加油和固態脂肪。

▷ Chapter 7

一週真的要吃兩份魚？

我出生在鄉下地方，鄉下人和農民都有定期釣魚的習慣。隨著年紀慢慢增長，我很喜歡和堂兄弟姊妹一起到戶外玩，每每去露營或泛舟，都少不了釣魚活動。我奶奶——老坎貝爾太太，也許是整個東岸最優秀、最投入釣魚的舊日漁婦之一了！在她八十幾歲時，每逢家庭的海邊休假日，她最喜歡我們攙扶她走到碼頭的盡頭，或伴著她走過池塘邊，這樣她就能釣一整天的魚——即使到了被太陽曬昏的地步。

雖然連奶奶一半的功夫都沒有，但我小時候很喜歡在池塘或河邊釣魚。有點矛盾的是，我不太喜歡魚腥味、牠們滿是鱗片又黏滑的身體、好似便便的內臟，以及看起來像用漿糊黏上去的鈕釦眼，好噁心！而且，我也承認替牠們感到惋惜——牠們以為自己正要吃到一頓美味蟲蟲餐，實際上卻被一支巨大又尖銳的金屬勾子刺穿臉龐，有時候還從眼窩穿出來呢！

由於遙遠的童年印象，我從未真正享受過魚的美味。我親身體驗過種種美食，從孩提時期令人垂涎的肉餅、香腸、炒蛋和美乃滋三明治，到今天我所鍾愛的蔬食，但我從不期待吃魚——我喜歡過某家速食連鎖店的炸魚三明治（其宗族姓氏〔指麥當勞〕在蘇格蘭是坎貝爾宗族最大的敵人），但主要是炸麵包和塔塔醬；相同的道理，我喜歡鮪魚三明治可能是因為美乃滋。

根據許多機構的看法，我是站錯邊了。和我奶奶同一陣線的，是我們國家對魚有偏好的一些衛生與疾病機構，他們從營養學的觀點出發，使魚肉變得愈來愈受歡迎。美國心臟協會建議一週至少要吃兩份魚肉。我在上一章提過，魚的脂肪含量很豐富。魚，尤其某些很肥美的種類，是omega-3脂肪酸的優良來源，包括EPA和DHA。過去幾十年間，不斷有許多研究證明，攝取較多魚肉的人口，有較低的心血管疾病發生率。

但這跟事實的全貌實在差多了！調查人類生活型態和飲食中的任何一種食物或任何一大類別的食物，是非常艱深的工作。

人是複雜的，何況我們吃下對健康產生協同影響的食物化學成分多達千百種。做營養方面的研究真的很不容易，因為技術上難得嚇人，而且要精確測量人們平均對食物的攝取，又得耗費龐大資金。我們充其量只能稍微準確一點測量特定的飲食成分，包括所有種類的肉、乳製品、加工食品（包含糖和油），以及水果和蔬菜的攝取，接著等個十年、二十年、五十年，直到人們罹患慢性疾病並死於該疾病，得等到那時才能說：「**是的，這種慢性疾病是由於某一種營養素或某一種食物造成的。**」然而，這是太過天真、困難且非常缺乏堅強理由的論點。

結果是，要確定任何一種食物或成分在數十年間對何種慢性疾病產生什麼影響，根本就是很困難的事——對魚、堅果或其他任何次要類別的食物都一樣；這其實也是我們在單一食物上的報導中，會看到那麼多相互矛盾的頭條的主要原因——我們都聽說過咖啡對人體好或不好訊息。

然而，營養科學所能做到好的，就是研究大型的飲食模式。例如，我們可以從整體上觀察「攝取一般蔬食對照動物性食物」的飲食模式，然後確實分別評估兩種飲食法在慢性疾病方面所產生的影響。我們不要從數千種因素裡專挑其中之一做解釋，而要將數千種個別因素綜合成一個模式，藉著這種方法將能夠更加確信，我們所發現的任何關係都是實在的。

我提到這點，是為了幫助你了解，為什麼魚的相關飲食研究會出現這麼多令人混淆的資訊。有趣的是，吃魚的人可能吃較多的水果和蔬菜，也做更多的活動。這其實是有道理的，至少在我們的社會是這樣。人們很可能吃魚而不吃其他動物，而且不會用魚肉取代蔬菜，所以在美國、丹麥（活動量提升）、芬蘭、義大利、荷蘭、日本和巴西所做的研究發現，增加魚的攝取量，與增加蔬果攝取量、活動量提升以及減少肉類的攝取量有關聯。許多研究聲稱觀察到增加魚的攝取量與減少心臟病有關，但其實研究中根本沒有測試過其他飲食和生活型態的因素，更別說在魚的攝取方面做任何推斷時將這些因素納入考量。

那麼，在某些早期的研究當中，是否有可能吃魚的好處，其實是因為結合了各種良好的生活習慣，而不僅僅只是吃魚呢？

omega-3狂熱的迷思

某些種類的魚含有豐富的omega-3脂肪，但這種脂肪並不像

許多研究聲稱觀察到增加魚的攝取量與減少心臟病有關，但是他們在推斷這些結論的時候，並沒有將其他飲食和生活型態等因素納入考量。

許多人所以為的那樣，對健康有那麼多的益處。最近才剛發表的一份大型審查報告，結合了所有調查omega-3脂肪益處的干預性實驗。研究人員發現，**藉由攝取富含omega-3脂肪的食物或服用omega-3脂肪補充劑（無論劑量多少）來提升對omega-3脂肪的吸收，對於病人在任何疾病上的死亡率、心臟病發生率或中風發生率都不會有明顯的改善。**若要說補充劑有任何作用，或許是增加omega-3脂肪能促進心臟病的改善，但對中風來講，結果也許是更糟糕。

另一項近期的研究集結了美國三大研究的資料，觀察從魚身上攝取的omega-3脂肪酸與第二型糖尿病發生率的關係。出乎意料的是，他們發現增加omega-3脂肪酸的攝取和糖尿病發生率之間有明顯的關聯。攝取最多omega-3脂肪酸的人，罹患糖尿病的風險提升了大約二十五％。

此外，研究人員也從許多實驗裡發現omega-3脂肪有抗發炎的特性。許多研究指出，omega-3脂肪，尤其是跟omega-6脂肪相比時，能夠改善發炎作用中的某種生化標記。有為數不多的證據顯示，以補充劑的形式攝取omega-3脂肪，對類風濕性關節炎有些許的益處，那是一種免疫系統異常而導致關節發炎的疾病。

然而，研究學者最近觀察受到密集治療的急性肺損傷重病患者時，結果又大不相同了。急性肺損傷，通常也稱做急性呼吸窘迫症候群，是一種發生在肺部、很嚴重甚至足以威脅生命的一連串發炎作用，往往與嚴重感染有關，病人幾乎在發病的同時，就需要使用機械式呼吸輔助器（一種掛在呼吸器上的設備）維生。研究人員以補充劑的形式將omega-3脂肪、另一種脂肪酸與抗氧化劑提供給使用呼吸器的急性肺損傷病患，然後測量結果，但該實驗提前終止了，因為分配到抗發炎綜合劑的病患，需要花更多時間待在加護病房中仰賴呼吸器維生；他們腹瀉的日子更多了，而且死亡率也提高了。

抗發炎綜合劑裡的所有成分——類似傳遞化學信號的免疫細胞——之前在實驗室的干預發炎作用研究中，被證實能夠降低發炎作用，但實際上卻加速用藥病患的死亡！這是一個很重要的實驗，至少對急性肺損傷病患來說是的，因為不同於所有把重點放在omega-3脂肪——針對某一、兩種特定生物標記（像是傳遞化學信號的免疫系統層級）的影響的研究，這個實驗把著眼點放在對病患意義重大的結果上：生命的品質與長度。而我們可以能肯定：那些補充劑是有害的。

omega-3之外的問題

那魚肉中其他的營養素又如何呢？魚肉基本上是由蛋白質和脂肪組成的，另外還含有一些礦物質（較少量，而且也存在於許多蔬菜中）和大量維生素，要不然就是很少量的維生素。此外，魚肉也含有膽固醇和環境毒素。

魚的蛋白質有比較好嗎？

魚肉蛋白質對健康的影響，可能與其他動物性蛋白質相仿。動物性蛋白質是營養素中的一大類別，各種動物性蛋白質之間的相似性，更勝於與植物性蛋白質做比較時。反之亦然：各種植物性蛋白質之間的特性，會比與動物性蛋白質相較時更相近。這可以用一系列的兔子實驗來說明，研究人員以二十八天的時間用低脂、低膽固醇且含有各種蛋白質的飲食來餵食這些兔子，然後測量兔子的膽固醇。你可以從圖10看出，雖然在動物性蛋白質組和植物性蛋白質組裡各有明顯的差異，但是那些蛋白質聚集的方式，真的很引人注目。

圖10.不同蛋白質在兔子血膽固醇上所產生的影響

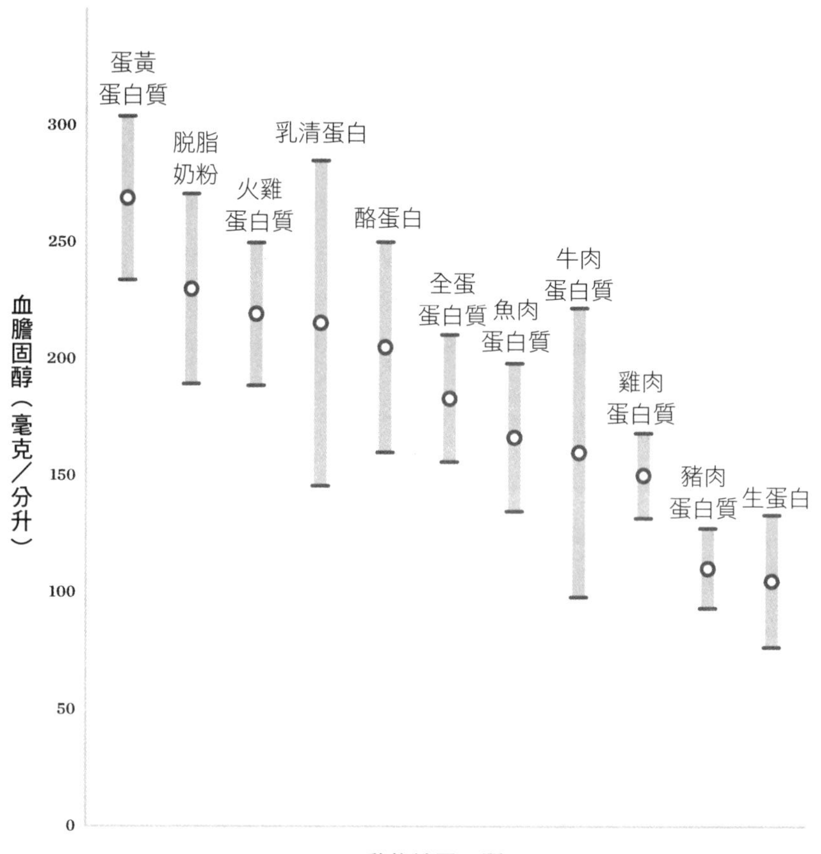

資料來源：卡羅爾，〈膳食蛋白質與胺基酸對膽固醇代謝的影響〉，收錄於吉布尼和克里奇夫斯基共同編寫的《營養與疾病之當前論題，第八冊：脂質代謝與動脈硬化症中的動物與蔬菜蛋白質》

如果魚肉蛋白質的確與其他動物性蛋白質很相近，而且我們知道吃太多動物性蛋白質會造成身體損害（例如高膽固醇、腎損傷、骨質不良等），又該怎麼評價魚肉蛋白質？我們要關心的或

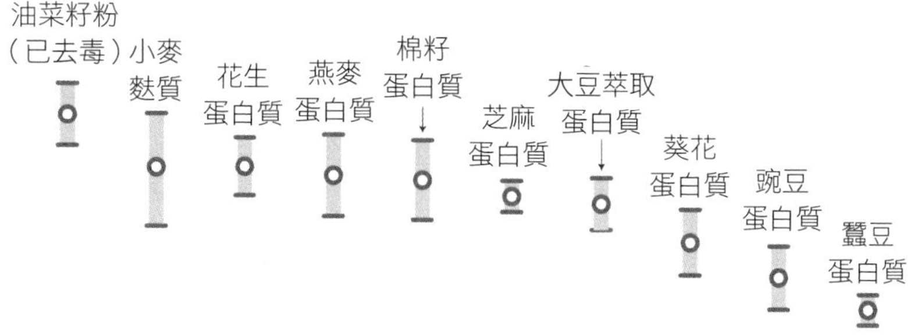

植物性蛋白質

（Current topics in nutrition and disease, volume 8: Animal and vegetable protein in lipid metabolism and atherosclerosis），紐約，艾倫里斯，1983。

許不只是魚肉蛋白質的影響，還有我們吃魚時所攝取到的膽固醇。當然，一直以來，我們都聽說降低膽固醇的攝取量是一項值得努力的目標，但吃魚將使你無法避開膽固醇。

重金屬殘留問題

最後，魚還有一個備受媒體矚目的大問題：環境毒素，尤其是汞。

環境中的汞污染堆積在魚的體內，尤其是壽命較長、以其他許多魚類為食的魚（如鯊魚）。汞的攝取量增加，與心臟病發作的風險提升有關聯。此外，汞的毒性也與發生於成人身上的神經綜合症狀，和在子宮裡因母親的飲食而暴露在高劑量汞環境之下的兒童，其體內神經發展的重大問題有關，但是從一般食物中吸收到的低劑量汞所引發的相同問題，相關證據卻十分有限。

吃魚在健康上的負面影響，以及從omega-3脂肪獲得益處這樣兩相矛盾的結果，為我們在該吃多少魚這個問題上帶來無止境的困惑。**胎兒對經由母體而接觸到的環境毒素是非常敏感的，而我們的社會竟然建議孕婦應該吃魚。**

造成這些困惑現象的原因似乎是不良的科學基礎，就像稍早前提過的，在千百種飲食和生活型態的因素裡，只研究其中一種化學物質或食物，就要指出花了數十年才發展出來的健康問題的原因，實在太困難了——我們只能把這樣的研究看成是挫敗中的鍛鍊！

我不認為哪一個看過這些堆積如山的研究的人，會堅決強烈

我們要關心的或許不只是魚肉蛋白質的影響，還得將我們吃魚時一同攝取到的膽固醇列入考量。

倡導任何特定的決定。雖然也有矛盾的地方，但有許多證據都顯示，吃較多魚者能稍微降低心臟病風險；此外，早期研究認定依各種特定方法攝取魚的omega-3脂肪，實際上只是增加心血管疾病發生的風險——許多觀察性研究（只觀察吃魚和患病結果的研究）的結果常常不一致，這些研究由於研究人員沒有進一步考量其他飲食因素而被嚴重「美化」。而且，人們對omega-3脂肪的狂熱正在逐漸降溫，因為有一項更新的研究證實，攝取這種脂肪酸並沒有什麼好處。

或許就跟添加油的問題一樣，倡導吃魚的最大矛盾處是，文獻記載中逆轉心臟病最具效果的飲食，並不包含魚肉或魚油。

吃魚不吃魚？

令人氣餒的是，我無法肯定地說，吃少量的魚（每週八十五到一百七十公克）能否讓你更健康、更不健康，或是沒差別。我只知道，你不吃魚也能健康得活蹦亂跳。然而另一方面，仍有許多資料指出吃魚能夠促進健康——我們都曉得，世界上某些最健康的人口有在規律地攝取少量的魚肉。

對於那些選擇適量攝取魚肉的人（每週八十五到一百七十公克），我建議要謹慎地選擇魚肉和烹調方式。下頁的表格能幫助你選出富含omega-3脂肪且低汞的魚，**烹調時不需任何添加油，以清蒸的方式或放在烤盤紙上烘烤為宜；別吃油炸魚，一週也別吃超過一百七十公克的魚肉**——對於懷孕的婦女來說，遵從這些指示可能特別重要。

除了健康的考量外，現代大規模捕漁的操作方法也對海洋生態產生了非常深遠的負面影響，不過這種環境議題不在我們的討論範圍內。到目前為止，能幫助那些努力逆轉疾病的人在改善心血管方面獲得最佳成果的方法，就是不吃魚的飲食法，我就是這麼推薦給病人的。

對於不吃魚的人來說，提供你在體內製造EPA以及DHA的omega-3脂肪（α次亞麻油酸，或稱ALA），存在於許多不同的植物性食物當中，包括豆類（尤其是大豆）、綠葉蔬菜（特別是菠菜）和胡桃。你也可以每天吃一茶匙的亞麻籽粉或完整的奇亞籽，以獲得充分的ALA。

但有一項重大的曲解，你要記住：一般相信，把ALA轉換成DHA的化學物質，對omega-6脂肪酸（亞麻油酸）也有效。但事

【表8】各種魚類的omega-3脂肪（EPA+DHA）和汞含量

	魚的種類	EPA+DHA 毫克／100克	汞（微克／克）
較推薦	養殖鮭魚	2,648	<0.05
↑	鯷魚	2,055	<0.05
	大西洋鯡魚	2,014	<0.05
	野生鮭魚	1,043	<0.05
	沙丁魚	982	<0.05
	鱒魚	935	0.07
	長鰭鮪	862	0.35
	鯊魚	689	0.99
	大比目魚	465	0.25
	笛鯛	321	0.19
↓	大西洋鱈魚	158	0.10
不推薦	馬海魚	139	0.15

資料來源：摘錄自莫扎法利安（Mozaffarian D）和林恩（Rimm EB）的〈吃魚、污染物與人類健康：風險與益處評估〉，《美國醫學會期刊》2006；296：1885-1899，資料從眾多來源匯集成。

實卻是，**若體內有太多omega-6亞麻油酸（當你攝取油脂和吃油膩的食物時），它可能會抑制將ALA轉換成DHA的作用**。這又是一個減少攝取添加油的理由，一般飲食中的添加油，往往超過omega-6的應有比例。

有研究發現純素食者體內的DHA較少（純素飲食不含任何DHA），但並沒有跡象顯示這對成年純素食者或孩童純素食者來說是個問題。假如你選擇在飲食中排除所有的動物性食物，我建議每天攝取一茶匙的亞麻籽粉（整顆亞麻籽不好消化），並且吃充分的豆類和綠葉蔬菜，但仍避免油脂——奇亞籽和胡桃也含有相當多的omega-3脂肪。

重點整理

- 評估一大類食物在慢性疾病上的長期效果，其根本上的困難性，為吃魚對健康的影響帶來諸多疑惑。
- 許多研究指出，已從攝取較多魚肉的人口當中，發現心血管疾病的改善。
- omega-3脂肪是魚肉中很有價值的成分，但並不像之前人們以為的那樣是健康萬靈丹，不過omega-3脂肪仍然是飲食中所必需的。
- 在魚體內的其他營養素和環境毒素可能會破壞我們的健康。
- 如果你吃魚，記得要適量地攝取（每週八十五到一百七十公克），並且以不使用添加油或脂肪的方式烹調，一週不要吃超過一百七十公克。
- 如果你不吃魚，就從亞麻籽粉（或整顆的奇亞籽）、綠葉蔬菜和豆類當中攝取omega-3脂肪。避免食用油，因為食用油可能對身體利用omega-3脂肪製造EPA和DHA的能力造成損害。

▶ Chapter 8

小麥真的有那麼可怕？

我和艾波特女士（並非真實姓氏）這位五十多歲的婦人的第一次會面，是很偶然的。我收到一份檢驗報告，而這份報告其實是我同辦公室另一名曾跟她見過一次面的同事要的。那些報告的數據很糟，真的很糟！

艾波特小姐的血紅素指數低得令人憂心。血紅素是紅血球裡一種重要的分子，而紅血球的功能是運送氧；當紅血球從血管中流出時（例如腹部遭刺穿後大量失血），或是紅血球在血管中遭到破壞（像發生某種自體免疫問題時），血紅素可能會降低。有時候，身體會無法製造足夠含有血紅素的紅血球——當身體無法執行這麼基本、重要的功能時，情況就嚴重了。

那就是艾波特小姐當時的處境。她的血紅素指數大約是七，而正常範圍的低標是十一點二，她嚴重貧血。通常血紅素指數這麼低的人會有症狀（快暈倒、胸痛、大量流血），需立即輸血，怪就怪在艾波特小姐根本沒出現任何特殊症狀！她因為輕微的肌肉骨骼疼痛而來求診，並填寫了因住宅狀況所需的醫療文件。

之後，我們立即幫她做結腸鏡檢查，看她的結腸是否有隱晦性的出血，但結果是正常的。在做了進一步檢驗後，終於真相大白：她嚴重缺乏鐵質（製造含有血紅素的紅血球的必需物質）和葉酸。她缺鐵的狀況太嚴重，以至於產生貧血現象。假如一切真的沒出差錯，那這位能到處趴趴走的女士到底怎麼了？

從進一步的檢驗當中，我們發現根本的問題所在，她患有乳糜瀉（麩質過敏症），那是身體對小麥所產生的一種破壞性極大的反應，會嚴重影響腸道的功能。她還被診斷出有骨質疏鬆症，這表示她的脊椎有骨折的高風險，另外她的髖關節也有嚴重的骨質缺乏症——她的骨折風險又大大提高了！她的乳糜瀉情況很嚴重，這使得她雖然一直吃很多食物，但腸子因為深受這種毛病的折磨，而無法吸收任何營養素，包括鐵質、葉酸或鈣質。

一切都是因為——麩質！

聽過這樣的案例後，你很自然會對小麥可能帶來的危害感到關切和疑惑，事實上，這種擔心舉目可見。當紅媒體都大肆披露小麥是許多常見病痛背後的元凶，從暢銷書單中找幾本來翻閱，我們不禁會想：不吃麩質，我們會變得苗條、健康、不生病，就像舊石器時代在大草原上奔馳而過的部落人民那樣。

把不對的事都推給小麥？

我會解釋為什麼我對小麥有些很擔心的地方，但目前大家對小麥的指責已經言過其實。我們在對抗小麥的戰爭中表現得反應

雖然小麥的確有一些很值得擔心的地方，但目前大家對小麥的指責，已經言過其實。

過度，有人把我們所有的病痛，從糖尿病、腦部病變、肥胖到一般的心情鬱悶，都怪罪到它身上——太多人把身上所有的關節痛、疲勞、腸胃不適通通歸咎給小麥，然後很讓人驚訝的按照書上的建議，毫無限制地攝取油脂、起司和其他動物性食品。換句話說，他們把不對的事情都推給小麥，然後繼續保持其他的壞習慣，卻自我感覺良好。

開始這項討論之前，我認為有一點很重要，就是了解小麥是如何融入一般美國人的飲食中。

美國人吃很多穀類，事實上，我們每天平均要吃一百九十八公克的穀類（表9）。

【表9】198公克的穀物大約相等於……

198公克的乾義大利麵、米或即食麥片	7片麵包
3½杯煮熟的義大利麵、米或麥片	7份小捲餅
7杯即食的早餐穀片	3½個英式馬芬
3½個貝果	

平均一百九十八公克穀類的攝取量，涵蓋了所有種類的穀物，包括米和小麥，但美國人吃小麥遠多於其他穀物，所以假設攝取的一百九十八公克穀類都是小麥很合理。事實上，根據美國農業部的建議，只有兩大類的食物是半數以上的美國人攝取足夠的：穀類和蛋白質食物（蛋白質主要來自於肉類）。

也許這是真的，也許我們對穀類上癮的程度就和肉類一樣。然而，事情並沒那麼簡單，看看全穀物，那就完全不是同樣一回事了——我們對於吃全穀物並不熱衷，九〇%的人口攝取的全穀物少於每天平均建議量，也就是八十五公克。事實上，我們每天吃的穀物當中，來自於全穀物的不到一〇%。因此，假如我們一天吃約相等於七片麵包的量，大約只有半片的量是全穀，其他的都是用白麵粉做的麵包。

如此看來，事情的真相其實是，我們對高度加工、含有各種油脂及加工糖漿和糖、包裝成「綜合食品」的精製穀物上癮了。你從表10就可以看到我們所吃的精製穀物，以及它們在我們對精製穀物總攝取量之中所占的百分比。

當暢銷書或知名的飲食節目在談到對小麥上癮的人們時，你要了解**我們上癮的前三大類食物就是白麵包、餅乾蛋糕（以及其他「穀物甜點」）和披薩**。

事實上，我們在這個國家裡所吃的小麥，絕大部分都像是載滿了含有多元成分、高度精製的包裝食物的運輸工具，沿路遞送

【表10】精製穀物食品的來源及其占總精製穀物攝取量的百分比

食品	百分比
酵母麵包	26.4%
穀物甜點	9.7%
披薩	9.2%
義大利麵食及含義大利麵食的菜餚	7.7%
墨西哥什錦菜餚	7.5%
米飯和含有米飯的菜餚	5.3%
洋芋／玉米／其他薄片	4.5%
雞肉和含有雞肉的菜餚	3.9%
速發麵包（司康、比司吉、瑪芬、煎餅、鬆餅等）	3.6%
漢堡	3.4%
脆餅	3.1%
即食早餐穀片	3.0%
棒棒餅乾	2.0%

資料來源：摘錄自巴荷曼（Bachman JL）、瑞迪（Reedy J）、蘇柏（Subar AF）和克瑞伯史密斯（Krebs-Smith SM），〈美國人口所攝取的食物類別的來源〉，2001-2002，《美國飲食協會期刊》2008；108：804-814。

脂肪、鹽、糖、肉類和／或乳製品。有一本暢銷書抨擊小麥是造成我們許多問題的元凶，而那些問題幾乎將美國描繪成一個「全穀世界」（該書作者認為，很多問題都是「健康」全穀類食物惹的禍）。

然而，這根本不是事實，真相顯而易見——我們根本生活在一個肉類、起司和超精製食物的世界裡。

當你聽說有人在飲食中剔除小麥後感覺好多了，要注意他們是否開始跟一般人一樣，同時刪除了披薩（連同其中包含的乳製品、脂肪和鹽）、麵包（絕大多數是高度精製的白麵包）、餅乾、蛋糕和其他高油、高糖的點心，以及麵食（大部分我們所吃的都含有許多添加油、起司和鹽）。當你從飲食中刪去高熱量密度的加工食品，你認為自己可能變輕、變好嗎？當然！但那是因為你避免了小麥，還是因為你謝絕了這些超高熱量的加工食品裡的其他成分？我可不確定。

我並非有意幫小麥脫罪，畢竟對於有些人來說，小麥的負面影響是千真萬確的——就像艾波特小姐，那些負面作用影響力強大又惱人。

吃小麥可能產生的不良反應可分為三大類：過敏反應、自體免疫反應和「其他」（既不是自體免疫問題，也不是過敏反應）——大多數人即使未患有乳糜瀉，仍然擔心自己有麩質不耐症，換句話說，他們相信麩質使他們感覺不舒服（即使沒有乳糜瀉），這就包含在「其他」類中。

這幾大類別之間並不是一直都區分得清清楚楚的，就和卯盡全力界定未被正確理解的醫療問題一樣，這些區分法並非完美。

我們生活在一個肉類、起司和超精製食物的世界裡——這也讓我們因而有許多慢性疾病。

儘管如此，這些類別還是能幫助你了解你需要知道的事：何者為真？何者言過其實？

不良的過敏反應

典型的過敏反應是身體在消化食物過敏原——幾分鐘至幾小時——之後立即產生的不良反應。食物過敏較流行於幼兒身上，許多人的過敏現象會隨著年齡增長而消失。為了避免花過多時間解釋極其複雜的免疫系統，這裡你只要知道由一種叫做IgE（免疫球蛋白E）的抗體，以及其所引發的一些反應類型就好了。

如果免疫系統是一支軍隊，那麼抗體就是帶有強大無線電設備的步兵，它會跟敵人周旋，然後募集超級援軍。在反應作用開始時，食物微粒（通常是一個蛋白質）會被界定成身體的外來物質，然後免疫系統就會立刻用一種含有IgE的複合作用攻擊它，這和你在被蜜蜂螫或服用讓你過敏的藥物時會起的反應類似。IgE會啟動某種細胞來釋放組織胺，以及許多其他物質（這就是醫生會建議有輕微過敏反應的病人服用得拉敏膠囊〔亦稱為苯那君（Bendary）〕等抗組織胺劑的原因），這些化學物質促使血管擴張，導致發癢、紅腫等現象。過敏發作的人可能嘴唇、舌頭和喉嚨變得腫大，或出現暫時性的蕁麻疹——皮膚各處出現又紅又癢的浮腫疹塊。在嚴重的案例中，過敏者可能產生危及生命的血壓驟降，或出現呼吸困難的過敏性反應。以上所有現象，通常發生在吃下食物後幾分鐘到幾小時內，而IgE就是這種過敏反應類型的一大明顯特徵，它主導著這一連串過敏反應。

然而，也有非以IgE為媒介的過敏反應，而且經過較長的時間才會出現症狀，包括引起消化道各處發炎的一些情況（而且頂著奇異的名稱，例如嗜酸性食道炎、嗜酸細胞性胃腸炎，還有食物蛋白質引起過敏，包括過敏性直腸結腸炎和過敏性小腸炎），這些過敏反應的症狀，可能包括嘔吐、腹瀉、胃食道逆流、便中帶血和黏液與腹痛（腹絞痛）。在這個「非IgE」的類別下，也有皮膚方面的反應，例如濕疹——儘管食物過敏和濕疹之間的關係很複雜，而且目前尚不清楚其原因。

有許多食物已確知會引起過敏反應，世界上有各種關於人們對食物過敏的報告，但什麼狀況才叫做食物過敏，端視人們對它的定義而定。單純只問人們是否對食物過敏的一些調查發現，比起受訪者客觀描述自己是否有過敏跡象的研究，食物過敏其實比人們所想的更常發生。過敏食物激發測試（尤其是當受試對象不知道自己是否有過敏原時）被認為是得知有無過敏的最佳方法，但使用這種方法的研究並不常見。以下的清單裡是與過敏反應最具關聯性的幾種食物。

【表11】與過敏有關且最容易引起過敏的食物

牛奶（最常見的食物過敏原）
蛋（較常見）
貝類（較常見）
花生（較常見）
魚（常見）
堅果（常見）
水果（常見）
小麥（不常見）
大豆（不常見）
蔬菜和花生以外的豆類（不常見）

根據最近的一項大規模審查報告，大約有十二％到十三％的人，描述自己有下列任何一項的食物過敏：牛奶、蛋、貝類、花生、魚，其中有一小部分的人描述自己對清單上其他的植物性食物過敏。

牛奶是最常見的過敏原，大約六％到七％的孩童，和一％到至二％的成人表示有這樣的過敏。根據實際的過敏食物激發測試來測量過敏普及性的研究發現，只有約三％的人會對任何較常見的過敏原產生過敏反應。在大部分的食物過敏情況中（除了對堅果過敏），大多數人在青少年後期就因年紀漸大而不再產生過敏現象了。不過就像我之前強調過的，這些數據中沒有一個是十分可靠的。

根據這些最近的審查報告，**比起其他問題食物，小麥是引起過敏反應的食物中較不常見的。**然而，就算許多報告指出了各種過敏的普及率，但仍要看它們用來測試過敏的方法是什麼。與小麥有關的過敏反應，觀察到的有發生於皮膚、消化道和呼吸系統的。有少數的麵包烘焙師傅，因為整天都有機會吸入麵粉，所以對麵粉變得過敏，並且有愈來愈多的呼吸道不適症狀和流鼻水；有這類症狀的麵包烘焙師所占的過敏比例，比其他人口高。有些人在處理小麥時有皮膚過敏反應（又紅又癢），而且奇怪的是，有些人吃下小麥之後做運動，會出現小則紅癢、大則嚴重的身體反應（過敏性反應）。

所以，對小麥過敏雖然可能發生，但並非多數人應該極度擔憂的事情。事實上，其他許多種類的食物更常引起過敏反應。

比起對小麥過敏，事實上，牛奶、蛋、貝類、花生等其他許多種類的食物，更常引起過敏反應。

讓腸胃功能失調的乳糜瀉

另一方面，小麥所引發的自體免疫反應，也是人們極為擔憂之事。這類的過敏反應包括乳糜瀉、皰疹樣皮炎，和與神經問題有關、由麩質所造成的運動失調症。也有證據顯示，小麥與第一型糖尿病有關聯。

什麼是乳糜瀉？

乳糜瀉是對小麥所產生的自體免疫反應中，最明顯、最為人熟知的，但究竟什麼是乳糜瀉呢？

雖然當中仍有很多細節不清楚，不過基本上就是指一個人的免疫系統對小麥蛋白質（麩質）產生過敏反應。免疫系統一看到經由腸道細胞吸收的麩質就發動攻擊，結果小腸變得紅腫發炎且功能失調，然後導致各種症狀和併發症。症狀和併發症的產生過程可能相當快，但也可能花幾週、甚至數十年的時間。此外，這種病變有可能「停滯」，也就是說會對麩質產生過敏（可經由血液測試確定），但永遠不會有症狀。

這種疾病可能發生於嬰兒時期——在小麥一進入到他們的飲食中時，也可能到生命的其他階段才發生。患這種疾病的人之中，有不少比例一直到六十歲後才被診斷出來。

過去十到十五年間，人們愈來愈能夠辨別乳糜瀉，我們都知道它所影響的人數比原來所想的更多。

二〇〇三年，有一項研究利用血液測試和腸道切片檢查的方式來測量乳糜瀉的普及性，該研究發現，在那些非乳糜瀉高風險的人之中，大約每一百三十三個人裡會有一個是乳糜瀉患者；至於乳糜瀉高風險的人，則包括家族中有人是該病患者，或是已出現症狀或有相關狀況的人。表12便指出不同群組中罹患乳糜瀉的比率。

【表12】乳糜瀉普及率

與乳糜瀉有一級相關性的人	22人中有1個患病
與乳糜瀉有二級相關性的人	39人中有1個患病
出現症狀（慢性腹瀉、腹痛或便祕）或有相關狀況（第一型糖尿病、唐氏症、貧血、關節炎、不孕、骨質疏鬆症、經診斷為矮小症）的人	56人中有1個患病
不屬於前述任一類別中的一般人	133人中有1個患病

資料來源：法沙諾（Fasano A）、柏帝（Berti I）、葛拉杜茲（Gerarduzzi T）等人，〈乳糜瀉在美國高風險與低風險族群中的普及率：一項多核心研究〉，《內科醫學檔案》（Archives of Internal Medicine）2003；163：286-292。

最常見的症狀是慢性腹瀉、體重減輕和腹脹（四○%到五○%的人有這些症狀），但也有些人沒有這些症狀，卻有貧血、腸胃不適、口腔潰瘍、倦怠、容易淤血、肝臟發炎或削瘦等症狀。有些有嚴重乳糜瀉卻未接受治療的人，患有骨質疏鬆症、不孕症和反覆流產，這些二級症狀裡有許多都和小腸發炎所導致的營養吸收不良有關。其他相關症狀有皮膚疹（皰疹樣皮炎）和神經方面的問題（麩質造成的運動失調症），這些稍後再討論。

沒唬你，這真的是很惱人的疾病！而且一切都和小麥蛋白質有關，更特別的是，這種疾病跟穀物的麩質有關，連大麥和裸麥也包含在內。

好消息是，只要在飲食中去除含有麩質的食物，絕大部分有這種疾病的人都能逆轉病況，使腸胃再度恢復正常功能。看看下頁簡化樹狀圖中的常見穀物，你就可以從這個遺傳族樹裡找出有不良影響的穀類。吃少量燕麥對大部分患有乳糜瀉的人來說，似乎沒關係，但對少數患者來說，即使少量的燕麥也可能引發某些症狀。**米、玉米、小米、高粱**（未列在此圖表中，但在穀物演化樹狀圖中接近玉米的位置）**和苔麩**（在部分非洲地區常見的一種穀類）**對乳糜瀉患者來說都能安心食用**，這是有道理的，因為這些穀物都跟小麥、大麥和裸麥沒有密切的關係。

圖11.常見穀物之族樹簡圖

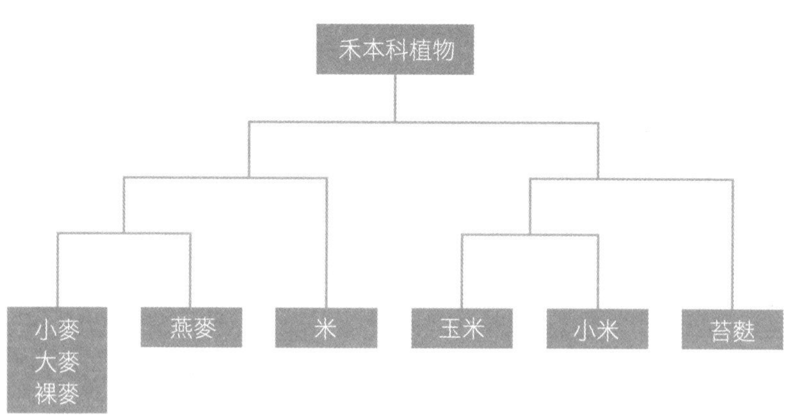

資料來源：摘錄自克羅格（Kellogg EA），〈禾本科植物演化史〉，《植物生理學》（Plant Physiology），2001；125：1198-1205。

戒小麥就夠了嗎？

若刪除飲食中的小麥就能解決問題，我們是否能說人們是因為吃小麥而引發這種疾病的？不，不行。因為幾乎每個人都吃小麥，而未患乳糜瀉的人數是此症患者的一百多倍。那麼，為什麼有些人會罹患這種病呢？誠實的回答是，我們尚不知道正確答案，但的確有一種高風險的患病遺傳因子存在，患有乳糜瀉的人，大多數有這兩種基因之一：HLA-DQ2或HLA-DQ8。事實上，乳糜瀉患者幾乎百分之百有其中一個基因，或其中一個基因的一部分（大多是HLA-DQ2）。不過，基因是非常複雜的，除了HLA基因外，至少還有三十九種其他基因，可能牽涉到乳糜瀉的遺傳傾向。

不過，光憑基因還不足以引發這種疾病，舉例來說，大約三十五％的歐洲人及其後裔擁有HLA-DQ2基因，但這些人當中大約只有一％患有乳糜瀉。況且，即使接觸到小麥，也不足以引發這種疾病——事實上，許多同時擁有這兩種基因且終生攝取小麥的人，到生命晚期、疾病浮現之前健康狀況都很良好。到底是什麼觸發了這些人的疾病，目前尚不清楚，換句話說，**HLA基因和接觸小麥都是發病的必要條件，但光憑這兩個條件還不足以引發乳糜瀉。**

在一項特殊而有趣的研究中，有一個在芬蘭的團隊追蹤天生帶有罹患乳糜瀉風險的兩種HLA基因的兒童，研究學者測量他們血液中與該病有關的抗體，這些孩子都以含有小麥的飲食正常撫育，結果約有四％的孩童血液測試呈陽性，顯示他們體內發展出會攻擊麩質相關蛋白質的抗體。

你或許認為吃含有小麥飲食的這些孩子們，恰好有這樣的基因，並且對麩質相關蛋白質產生免疫反應，接著會發展成乳糜瀉。但事實上，這些孩子中有四十九％的人，是自然地失去對抗麩質相關蛋白質的主要抗體，使他們不具有與乳糜瀉有關的抗體，而這一切就發生在他們持續食用小麥的期間。這表示，某種與環境、他們的免疫系統或腸道有關的事情發生變化，導致他們的體內停止製造對抗麩質相關蛋白質的抗體。

在一項法國的研究中，我們也看到類似的結果。研究中的六十一位成年人，自孩提時就被診斷出乳糜瀉，但在確診一段時間後就恢復食用小麥，因為他們再嘗試吃小麥後，並沒有再出現症狀。這些人大部分仍有某種程度的乳糜瀉，只是連他們自己都沒注意到症狀而已。他們大部分有較高比率的骨質缺乏症和骨質疏鬆症，這表示**就算沒有症狀，大部分的乳糜瀉患者也不應該恢復含有麩質的飲食**。

然而引人注目的是，這些自孩童時期就被診斷出疾病的人，其中二〇％持續攝取含有大量小麥的飲食，而且沒有出現腸道損害的任何症狀或跡象，也沒出現任何相關問題。研究人員並不清楚其中原因，但的確注意到，那些乳糜瀉似乎已「治癒」的人，就是那些早期被診斷出有該疾病的人。

很顯然，在小麥蛋白質和基因之外，有其他東西在主導乳糜瀉，只是我們還不知道那是什麼。有可能是病毒，或者嬰兒時期的哺乳和安排輔食的時間選擇，另外曾有研究指出，其他營養素可能改變了疾病進程；還有研究顯示，自然存在於我們腸道內的各種細菌，其變異性可能產生重大的影響。然而，這些說法都不明確，我們想得到肯定的答案或許還要很長一段時間……。

某些人的健康大敵

儘管有那麼多的不確定性，但對於乳糜瀉該擔心的事情，我們已經知道得夠多了。每一種科別的醫生多少會有一些這方面的病患，其實是很正常的事，而它的確也嚴重到人們得因而改變整個飲食。

至於咱們的艾波特小姐，她持續著嚴格的無麩質飲食。她的

小麥是良好的營養來源之一，但我們當中仍有極少數人必須嚴格避免麩質，對那些人來說，小麥真的有那麼可怕！

排便習慣改變了，也開始適度地增加體重。輔以鐵質和葉酸補充劑，她的血紅素和總體血流量在大約七個月內恢復正常。身為她的醫師，我很欣慰看到她恢復元氣，但仍有一件令人擔心的事，以她算年輕的年齡而言，她的骨質疏鬆問題相當嚴重。

這是我以自己對小麥的整體感覺所做的比喻，我絕對贊成它是良好的營養素來源，但我永遠告訴自己關於這點要有所保留，因為我知道有極少數的人必須嚴格避免麩質，否則會受到乳糜瀉的凌厲攻擊。對於那些人來說，小麥真的有那麼可怕。

重點整理

- 避免麩質是我們文化中目前最熱門的潮流。
- 美國人吃很多小麥，但都是高度加工、精製過的。
- 跟小麥有關的問題可分為三大類：過敏、免疫疾病和「其他」（非乳糜瀉過敏）。
- 真正的小麥過敏，其實很少數。
- 一百人中約有一個乳糜瀉患者，那是一種引起腸道功能失調的極嚴重自體免疫疾病，可能導致血液、骨質及其他系統性的問題。

➢ Chapter 9
人人都需要無麩質飲食？

前面提過與小麥蛋白質有關的另外三種自體免疫狀況：皰疹樣皮炎、麩質造成的運動失調症和第一型糖尿病。我們先快速探索一下這些疾病，再進入最常見的問題：食用麩質後雖未出現乳糜瀉、其他自體免疫疾病或小麥過敏的跡象，卻身體不適。

✷ 皰疹樣皮炎

皰疹樣皮炎是乳糜瀉患者皮膚上所長的疹子，患處起水泡、感覺癢、發熱，可能發生於身體各部位，但最典型的是出現在手肘、膝蓋、臀部，有時也出現在頸部和頭皮上。皰疹樣皮炎的發生率遠比乳糜瀉少得多，機會只有一萬分之幾。由於疹子是對含麩質飲食敏感而發生的，所以被診斷出有此疾病的人應做乳糜瀉篩檢，並採取無麩質的飲食方式。

✷ 麩質造成的運動失調症

麩質造成的運動失調症，是另一種由小麥蛋白質引起的自體免疫反應。「運動失調症」是指肌肉的運動失去協調性，可能以各種形式出現，例如走路可能像喝醉的樣子，它可以是一種嚴重的神經失能症狀。沒有任何原因而自然產生運動失調症，是很罕見的狀況。在麩質造成的運動失調症患者裡，研究人員發現，有相當高比例（大約二十五％）的人也有小麥蛋白質抗體。不幸的是，小麥蛋白質看起來像極了小腦裡的一種細胞，而小腦的功能是幫助協調運動，所以免疫系統也會攻擊小腦細胞，引發我們所謂的麩質造成的運動失調症。不幸罹患此類神經病變的人，應該測試一下自體免疫系統對小麥蛋白質的敏感度，假如結果是陽性的，他們應該吃無麩質的飲食。這樣或許能預防進一步的傷害，儘管已對小腦造成的重大損傷可能是無法逆轉的。

✴ 第一型糖尿病

最後是與乳糜瀉有關的第一型糖尿病，以前被稱為幼發型糖尿病，遠不及第二型糖尿病普遍，第二型糖尿病是我們常在新聞中聽到、與肥胖有關的種類。

第一型糖尿病發生於免疫系統攻擊胰臟時，這會慢慢摧毀胰臟製造胰島素的能力，患者需要接受治療，並讓血糖流遍全身。乳糜瀉也與其他自體免疫失調毛病有關，不過它與第一型糖尿病的關聯是最密切的。第一型糖尿病的患者中，約五％有乳糜瀉，遠比一般人口的一％左右高更多。有些深入探討這兩者背後因素的研究指出，小麥蛋白質可能引發第一型糖尿病的某些層面或使其更糟，但也有結果相反的研究指出，與其他食物相比，小麥是具有保護性的食物。

就跟乳糜瀉一樣，世人對於第一型糖尿病也滿腹疑問。別的食物，包括牛奶和大豆，也與第一型糖尿病有關。在所有研究過的食物中，牛奶在顯示可能有關聯性的研究結果中，深度與廣度皆名列第一，是最可能導致第一型糖尿病的食物。因此，在獲得肯定的答案之前，還有很多研究工作要做，我相信主張小麥是引起第一型糖尿病主因的人都忽略了更嚴重的威脅：牛奶。

非乳糜瀉過敏&被醜化的小麥

我們都知道小麥過敏是真正可能發生的事情，儘管與其他食物過敏的情況相比很少見；我們也知道乳糜瀉是一種非常嚴重的疾病，而且除了小麥蛋白質外，還有其他多種因素，受其影響的人約占人口中的一％。有些非常嚴重的過敏狀況（例如運動失調症）極為罕見，要不然就是在我們充分了解那些疾病與小麥之間的關聯以前，還需要更多的研究，但若大家真的那麼擔心這個問題，讓我告訴你，在美國得到醫生指示需攝取無麩質飲食的人，其實只占非常少的比例。

雖然無麩質飲食是日益盛行的趨勢，採取這種飲食法的人比健康上真正有相關問題的人還多。過去幾年來，市面上出現的新食品，有四〇％以上都標榜與健康、營養相關的食品。二〇〇一年，號稱健康食品的十大新產品當中，沒有一個跟麩質有任何關係，但到了二〇一〇年，「無麩質」是所有號稱健康食品的新產品中，第二常見的頭銜。許多研究調查發現，大約有十五％的人會選購無麩質食品，其所創造的市場經濟到二〇一五年會達到五十億美元。這些調查還發現，大約只有二十分之一到十分之一的人是為了治療乳糜瀉而購買無麩質食品——我一點也不感到意外。顯然我們之前討論的自體免疫問題和過敏問題，在造成這股日益風行的潮流上，只占了一小部分的貢獻。

是什麼造成這種現象？

其實，那就是我所謂的「非乳糜瀉過敏」。許多暢銷書和網路資訊都擁護這個概念，認為即使是非乳糜瀉患者，接觸麩質後也可能引發症狀或疾病，從一般性疲勞、頭痛、鬱悶到慢性腹痛、肥胖、第二型糖尿病、類風濕性關節炎、精神分裂症、心臟病和其他慢性疾病。這些訊息似乎都在強調，那些攝取典型美式飲食的人只要刪除飲食中的麩質，其他可以維持不變，而且這樣健康狀況就能有戲劇化的改善。這種觀念背後的研究基礎到底是什麼呢？

現在已有足夠的研究證明「非乳糜瀉過敏」是存在的，但許多以廣義解釋、宣稱與麩質有關的疾病，都沒有足夠的研究報告做為佐證。換句話說，從這種情形看來，**儘管人們對無麩質食品的興趣日益增加，但無麩質飲食與大多數人健康之間的相關性，卻無法得到科學上的支持**。我有許多病患身體有些微不足道的小毛病，他們選擇避免麩質的飲食療法，卻幾乎沒有證據顯示是小麥造成了他們大多數人的問題——直到幾年前，科學家還在爭執到底有沒有所謂的「非乳糜瀉過敏」存在。

我個人無意譴責這整個想法，但以嚴格的標準來看，非乳糜瀉過敏的存在是成立的，而且會引發惱人的症狀。然而，這個診斷若要成立，得先弄清楚幾件事情：病患不會對小麥過敏（利用血液和皮膚測試確定），病患沒有乳糜瀉（利用血液測試、基因測試和／或小腸切片檢查來確定），還有最重要的一點，症狀的確定是在無麩質飲食的盲目試驗中完成的。

被醫師指示需要攝取無麩質飲食的人，其實比例非常少，採取這種飲食法的人比健康上真正有相關問題的人還多。

依我看來，最後一項要求是最為重要的，在某些研究的設計上，這個方法的執行方式是讓所有的參與者都吃無麩質飲食，提供他們膠囊或烘焙品，並持續一段持間。這些膠囊或烘焙品可能含有麩質或未含麩質，病患並不知道這項資訊（這就是「盲目」的意思）。然後病患記錄下自己的症狀，假如症狀真的跟接觸麩質有關，病患就是對麩質過敏的人。這個方法需要再輔以安慰劑效果，安慰劑效果是指一種極有效、擁有無窮力量的心理／情緒現象，能夠影響全身上下的健康和疾病狀況。

這些嚴格的標準幾乎從未在研究設計外的環境下完成過。遺憾的是，由於需要醫學方面的督導，無麩質飲食的盲目試驗在大多數社區並沒有那麼容易執行，況且，絕大部分的人寧願自己嘗試無麩質飲食，而不是在醫師的敦促下才做。再者，做為適當診斷依據的這三項標準，其實是最近才樹立的。我從未見過一個自覺為非小麥麩質過敏的病患，能通過確認問題的重重關卡——即使我見過無數自認為非小麥麩質過敏的病患。

義大利的研究

不過，真的有符合這三項標準的研究設計。一個在義大利的團隊，研究一群共計九百二十位的病人，他們被診斷出有腸躁症（躁性大腸症候群，IBS）。腸躁症是一種失調症，是由腸道運動造成的腹部疼痛或不適，並伴隨糞便形狀、外觀或排便頻率的改變，發生於過去一年裡，且情況維持了十二週以上。這是一種「除外診斷法」——**沒有可以證明這個診斷的試驗，這只是我們排除其他已知的失調症後，給予這類症狀的名字。**

你或許想像得到，這群病人有食物過敏和食物不耐症的可能性或許比一般人高得多。

這些症狀與已知的失調症相似，例如由小麥所引起的。因此研究人員挑選了這九百二十位腸躁症患者，確定他們沒有乳糜瀉或小麥過敏症，然後讓他們參與盲目食物試驗，他們所有人的飲食都排除小麥、牛奶、番茄、蛋、巧克力，以及其他任何會使病患症狀惡化的食物。如此維持四週後，病患拿到看起來含有麩質或不含有麩質的膠囊。所有的病患都拿到兩週的安慰劑和兩週的麩質，不過他們在拿到時並不清楚先後順序，期間要記錄下自己的症狀。

研究發現，原來九百二十位腸躁症病患中有兩百七十六位（三〇％）在攝取排除過敏食物的飲食後症狀獲得改善，但在服用含麩質膠囊後症狀又復發了（腹痛、腹脹、改變排便習慣）。接下來，研究人員讓兩百七十六位對小麥過敏的病患做進一步測試，檢查他們是否也對其他食物過敏，他們以牛奶蛋白質做了相同的盲目試驗，發現其中兩百零六位也對牛奶蛋白質過敏。換句話說，這些對小麥過敏的人之中有七十五％同時也對牛奶蛋白質過敏。這個實驗很可惜的地方是，這些研究人員並未探究對牛奶過敏的腸躁症病患，是否有些人沒有對麩質過敏。

這項研究的實質訊息是，即使患有慢性消化道症候群（腸躁症）的人，當中也只有三〇％對麩質過敏，而這些對麩質過敏的人當中，大部分也對牛奶和其他食物過敏。我的意思並不是說非得將他們對麩質過敏的事打折扣，但很顯然的是，**除了麩質，還有影響力更大的東西存在。**原始的一群人裡，只有十分之一不到的人「只對」小麥過敏，儘管這群人對小麥過敏的比例已經算是很高的了。其中，對多樣食物過敏的人似乎較可能有過敏史，包括過敏性濕疹和氣喘，而那些只對小麥過敏的人，較可能與患有乳糜瀉的人有關。

澳洲的報告

另一項在澳洲的研究確認了非乳糜瀉過敏的真實性，當時參與其中的有三十九位腸躁症病患。為了獲得參與試驗的許可，這些病患應要求接受測試，以證實他們沒有乳糜瀉，而且他們必須在加入這個研究之前攝取無麩質飲食，以控制他們曾因為攝取小麥而產生的極糟糕症狀。

這一組人代表的絕對不是一般的食客，他們患有慢性消化道症候群，也表述過以嚴格的標準來看，自己是對小麥過敏的。三十九位病人有五位病人後來退出該研究，剩下的三十四名在六週之間除了無麩質飲食，還要吃馬芬和麵包。有一半的人拿到含麩質的馬芬和麵包，另一半人拿到的是不含麩質的馬芬和麵包，但受試者並不知道自己被分到哪個組別，結果被分到麩質的那一組明顯產生更多症狀，包括腹痛、腹脹和排便習慣改變；其中差異最大的是疲勞，攝取麩質的那一組疲勞狀況多出許多。這個研究明確指出，**非乳糜瀉過敏是真正存在的現象。**

為什麼會有非乳糜瀉過敏？

一個人怎麼會有非乳糜瀉過敏呢？如果你的家族病史中沒有人有乳糜瀉或相關狀況，也沒有相關慢性症狀，研究人員會認為你較不可能罹患非乳糜瀉過敏。

有一支研究團隊報告，他們發現一家乳糜瀉專門轉介中心的病患，大約有六%患有非乳糜瀉過敏，不過常識告訴我們，這樣的比例並不能代表一般人口，畢竟在乳糜瀉轉介中心的病患，對小麥麩質過敏的可能性相當高。那些患有非乳糜瀉過敏的人表示有各種不適症狀，包括腹痛、皮膚疹、頭痛、記憶模糊、疲勞、腹瀉、鬱悶、貧血、麻木和關節痛。

在另一個之前提過的義大利疾病轉介中心，一年內被診斷出乳糜瀉的病患有四十六位，另有十五位病患只對麩質過敏，還有九十位對多種食物高度過敏。換句話說，只對小麥過敏的案例少之又少。

從以上種種調查可看出，雖然非乳糜瀉過敏是一種真正存在的疾病，而且有各種症狀，但實際的患病人數，遠不及時下一頭栽進無麩質飲食潮流的人數那樣多。我懷疑，**許多未患有乳糜瀉卻一直擔憂自己有麩質過敏的人，或許根本不會對麩質過敏**。不過，就像這本書裡的許多灰色地帶一樣，假如十年後，我對非乳糜瀉過敏的看法改變了，也沒什麼好意外的。

雖然有研究主張，有些人在小麥方面的問題，已經超越了自體免疫疾病的問題（乳糜瀉），但尚沒有研究能明確證實，應該把大部分過錯歸咎於小麥麩質。再說，目前也沒有可靠的標準化研究指出，非乳糜瀉過敏在一般人口中有多常見——或許未來十年內，才會出現能大幅改變我們對這種情況的認知的研究。

你該做的事

小麥麩質目前被認為是蓬勃發展中的營養世界裡最邪惡的惡魔，但從現有的證據看來，這種說法過度誇張了。事實上，我對這個流行的理念頗為憂心：大家普遍相信麩質太危險，而為了避免麩質，我們可以吃奶油、起司類食物和大量肉類來找回良好的健康。這種想法在深度和廣度上都忽略了一個實實在在的證據：

一般而言，人們對動物性食物的耐受度，尤其是乳製品，比麩質差得多；比起麩質，還有其他食物更肯定與慢性疾病有關。

不過，我發現自己真的對小麥極為擔憂，它因引起的乳糜瀉而招來最嚴厲的譴責，並因此被拒絕攝取，乳糜瀉成了嚴肅的議題。我發現自己感到納悶，如果我們本來就應該吃小麥，如果小麥是符合人體健康的，那它怎麼會在每一百人中就引起一個人的嚴重疾病呢？

除此之外，現在我們知道非乳糜瀉過敏是確實存在的（儘管並不普遍）；我也因為同樣的理由而反對乳製品——如果它對世界上唯一一種在泌乳期消退後，要大量攝取另一種動物乳汁的動物來說是健康的，怎麼會有那麼多人患有乳糖不耐症、對乳製品過敏，而且它又與高膽固醇、攝護腺癌及其他癌症、自體免疫疾病有關？

坦白說，我並不清楚再過十年後的研究結果會如何？或許到那時我們會發現，減少攝取小麥才是適當的做法。但現在，**我並不建議大多數人都該吃無麩質飲食**，這樣做既困難又花錢，而且根據目前的資料，這麼做只有益於很小一部分人，而非所有人。堅持吃全食物蔬食在高油、高糖的速食文化裡無疑是個大考驗，但這種飲食法的無窮益處卻得到大量證據的支持，而實踐無麩質飲食，無論在人際關係或情緒上都增加了一個沉重的包袱，但其實大部分人都沒有需要去面對。況且，全穀小麥還能提供人體許多膳食纖維、蛋白質（是濃縮的能量來源）和幾種礦物質。最後我的建議如下：

刪去麩質卻攝取大量奶油、起司和肉類是很危險的——人們對動物性食物的耐受度，尤其是乳製品，比麩質差得多。

①要避免常見的加工食品，那是大部分人最容易吃到麩質的來源（白麵包、披薩、餅乾、蛋糕，以及用白麵粉做的麵食），並且攝取含各種全食物蔬食的飲食，不必限制全穀的食用量，包括百分之百的全麥製品。

②如果你的家庭成員裡有人罹患乳糜瀉，或你是（某種自體免疫疾病、原因不明的嚴重貧血或骨質疏鬆症）高危險群，或有其他較常見的慢性腹部或消化道症狀，請向你的醫生諮詢，看是否要做乳糜瀉測試。有一件事你必須知道，假如你在測試前吃含有許多麩質的飲食，我們用來做乳糜瀉測試的檢驗可是非常靈敏的（能夠偵測出疾病）。

③如果你做過檢驗，但發現沒有乳糜瀉，也沒有食物過敏症，包括小麥過敏，可是你有相關的慢性症狀，想辦法做有醫學督導的盲目試驗，看看自己是不是真的對麩質過敏。這在大部分地方是幾乎不可能做到的，我之所以提到，是因為這個辦法比較理想，做了之後你就知道自己該不該避免麩質。了解自己到底對什麼過敏，你就不用花一輩子的時間，將自己困在無麩質飲食的實驗裡，不確定這個、不確定那個，或許能為自己省下許多麻煩和金錢。

④如果有人覺得有急迫性，就自己嘗試無麩質飲食。麩質並不是良好健康的必要條件，而一個**為期四週的無麩質飲食試驗**，是讓你看看自己是否變得更好的安全方法。你必需避免所有的麩質，包括小麥、大麥、裸麥和大部分的加工食品，除非它們特別標示為不含麩質。為了做一個明確的自我試驗，我會在那段期間避免吃燕麥，因為有的乳糜瀉病患也對燕麥過敏。當然，你沒有辦法確定自己是不是受到安慰劑效果的影響，也無法確定自己的健康不是因為避免了通常伴隨有小麥的其他食品而改

善，還是因為整體的熱量攝取較少的緣故。從以上看來，要知道，如果你在做乳糜瀉測試時已經採取無麩質的飲食法，那麼結果可能相當不可靠。此時請中斷無麩質飲食，然後找你的醫生做乳糜瀉測試。

重點整理

- 其他對小麥的自體免疫反應，包括特定現象的皮膚疹和神經失調，但都很罕見。
- 非乳糜瀉過敏（最多人擔心自己患此症）是存在的，但很罕見。
- 非乳糜瀉過敏的症狀包括有：腹部不適、腹脹、疲勞、關節痛和記憶模糊。
- 對小麥過敏往往與對其他食物過敏同時出現，包括乳製品，它是人們在所有食物中耐受度最差的類別。
- 我將排除乳製品的全食物蔬食推薦給每個人，更建議要包含百分之百全小麥。不過，隨著更多的研究揭露，可能需要限制小麥的攝取量，我也保持開放的看法。
- 假如有必要的話，向你的醫生諮詢、做測試，試試嚴格的無麩質飲食，但對大部分的人來說，這不是必要的第一步。

➢Chapter 10

有機與基改的是非風波

有機食物是令人難以反駁的，誰不希望自己吃的是「天然」食物呢？雖然人們對大自然細膩而微妙的和諧懷抱崇敬的態度，但我仍發現有人為了提升產量和獲利而用化學物質和基因改造，在根本上擾亂了人類面對環境的態度。

我們所吃的水果、蔬菜和穀物，是用連自己都叫不出名字的化學物質栽種和加工的，還可能產生無法預期的長期影響；我們用荷爾蒙和抗生素飼養食用動物；過去大約二十年來，植物被注射基因以抵抗除草劑的毒性；現在人們利用基因改造使食用動物長得更快，並獲得其他的特性⋯⋯。這些做法，跟過去幾千年來食物原本的生長方式、分布方式和被食用的方式大相逕庭。許多人相信現代耕作對我們的健康和環境是有害的，而與此相抗衡的就是「有機」的觀念。

現在，讓我們先從基本概念開始。到底什麼是「有機」呢？下一頁的表13摘錄自華盛頓州農業局的網站，列出有機認證的主要條件。

這一切對我們的健康有什麼意義？我將分成三部分來討論。

【表13】怎樣才算「有機」？

食用作物	‧耕種土需三年以上未使用被禁物質（化學肥料、被禁之殺蟲劑等等）。 ‧利用自然投入和有機系統的規劃，其內容應包括利於環境的益草、益蟲和人工堆肥管理與輪作系統。 ‧禁止使用基因改造作物（GMOs）、射線或污水污泥，並限制使用未經處理的糞肥。 ‧盡可能使用有機種子。
食用動物	有機畜禽養殖計畫的執行，包括： ‧供給動物戶外飼養地。 ‧禁止使用抗生素、生長激素、畜禽屠宰副產品或基因改造生物體。 ‧使用百分之百有機的飼料。
食物加工	有機加工法的執行，包括： ‧禁止使用基因改造生物體或射線。 ‧有機食品於加工過程中，嚴禁受到污染。

資料來源：瑞德（Riddle J）和麥艾維（McEvoy M），「有機認證的基本要求為何？」，華盛頓州農業局，2006年12月20日。http://agr.wa.gov/foodanimal/organic/Certificate/2006/OrganicRequirementsSimplified.pdf。

首先是有機食物的營養成分是否較優良，因此對健康較好；其次是吸收殘留殺蟲劑所可能導致的危害；最後，吃到基因改造食品，對健康會產生什麼影響？

和有機運動交織在一起的，是最近盛行的在地食物運動，或稱「在地膳食主義」運動。麥克・波倫（Michael Pollan）所寫的書，包括《雜食者的兩難》，有助於推廣回歸土地的在地農業的概念，不僅有利於地球，也有利於你。農人市集得到推廣，草飼牛肉也被當做人們更健康的選擇來推銷。有些團體甚至主張全脂牛乳是健康的，當它是生乳時也許更好。假如牛乳直接從農場送到你家餐桌上，它就必須是更健康的，對吧？

有機食物真的更營養嗎？

可惜，講到營養素，並沒有明確的證據指出，有機栽培或養殖的食物和「從農場到餐桌」運動有更多、更健康的內涵。

在二〇〇一年的土壤學會上，一個以推廣有機農業為核心任務的英國代表團體，發表了一份關於有機食物對健康之益處的調查報告，他們發現，有機食物可能擁有較高含量的礦物質、維生素C和植物營養素。植物營養素包含發現於植物中的幾千、幾萬種化學物質，其中有些具有抗氧化和抗發炎的功能，並且有益於各種疾病的改善，包括癌症。植物在成長過程中製造植物營養素，是為了抵抗疾病和害蟲。若植物受到人為的改造而成長得比原本更迅速，除了化學肥料的關係，或許也因為大量使用除草劑和除蟲劑，使它們從未遭受疾病與害蟲的自然攻擊，照這種情形看來，化學栽培（常規栽培）的植物並不需要製造那些具有自然防禦功效的化學物質。

從較少的硝酸鹽開始

另外有份不同的報告，一篇經同儕審查的期刊文章指出，有機產物在維生素C和某些礦物質上有更多的含量，包括鐵、鎂、磷，但是它們的蛋白質和硝酸鹽含量較少。有機食物提倡者預先釋出低硝酸鹽含量的消息，因為雖然理論上硝酸鹽與毒性之間的關聯性並不密切，卻有可能在體內起某種反應，而形成亞硝胺，而研究人員發現，在動物實驗中，當給予特大劑量的亞硝胺時，會形成癌症並促進其發展。另一份在二〇〇三年的評論性文章特別指出一些相互矛盾的發現，以及造成那些矛盾的原因，不過那篇文章對於有機食物擁有較高含量的維生素C這個觀點，是給予支持的。此外，另又發現在有機產物中的蛋白質含量較少，雖然那種蛋白質的「品質」較優良（有較均衡的必需胺基酸）。

二〇〇八年出版了一篇對有機工業的評論，特別篩選一些資料來分析，又發現有機食物中的維生素C量稍高、蛋白質稍低，而硝酸鹽在有機栽培的作物中含量較少。另外，有研究重新審視了植物營養素的含量，發現與常規栽培的食物相比，有機食物有較高的抗氧化能力。該篇報告的作者群還發現，有機食物比常規栽培食物多出大約二十五%的植物營養素。

差異不大？

從某些報告的結果看來或許有所不同，但我認為主要營養素的差異不太可能有明顯的差異。為什麼呢？根據最新的研究，我們聽到的是截然不同的事。原因就在於這兩篇廣博精深的同儕審查期刊論文的出版，一篇是二〇〇九年發表於《美國臨床營養學雜誌》（American Journal of Clinical Nutrition）的論文，另一篇是二〇一二年發表於《內科醫學年鑑》（Annals of Internal Medicine）的論文。這兩篇文章都評估了上百份研究，並且發現，**拿有機栽培食物與常規栽培食物的營養相比較，並沒有可能對健康造成重大影響的差異。**

提到的資料大部分都與植物性食物的組成有關，但是動物性食物的組成也是很重要的考量，因為我曾聽許多人說——尤其是持在地膳食主義或參與從農場到餐桌運動的人——由於動物飼養的方式，使他們相當滿意於更健康的肉食。有兩篇已發表的論文指出，在某些有機肉類（也就是草飼的或穀飼的）中發現的脂肪種類是不同的，或許在草飼和穀飼的肉類中有相對較多的抗氧化維生素。不過，根據《內科醫學年鑑》裡的評論性文章，整體而言，有機飼養與常規飼養的動物性食物，兩者營養素之間的差異，並沒有那麼大。

更重要的事

我們得到兩個不同的故事：其中一則是有機工業和有機土壤提倡者提供的，另一則是專業的生物醫學出版品中提出的。有機工業和有機土壤提倡者發現營養上的差異，而最近出版的生物醫學論文卻指出，並沒有可能對健康造成重大影響的差異存在。

我不是有機食物和有機土壤的專家，這種情況可能會使我驚慌失措，但並沒有。我相信在你個人健康選擇的整體局勢中，這樣的爭論與你每天要做的多數重大決定並不相關。為什麼？在下頁的表14裡，我為四種不同的食物列出主要的營養成分：各一百大卡熱量的草飼牛肉、常規飼養牛肉、有機菠菜和常規栽培菠菜。除了有機菠菜，營養成分皆來自於美國農業部營養資料庫，有機菠菜的數值是我依據常規栽培菠菜計算而來的。

考量到爭議性的問題和為了展示，我對擁護有機運動的同胞們是很慷慨的，特地根據我所能做出的最大調整，來做出有機菠菜的數據，那些有機工業報告所記載的資料出版於二〇〇八年。

在評論不同食物的營養價值時，應該已經可以很明顯地看出牛肉與菠菜間的差異，儘管作業規範不同，也無需理會食物養殖或栽培中所產生的任何微小差別。豬走到哪裡都是豬，牛牽到北京還是牛；再怎麼樣你吃的都是豬或牛的肌肉和脂肪組織，只不過肌肉和脂肪的組成方法太多了。當菠菜裡具有抗氧化能力的維生素達數百倍到數千倍時，草飼牛肉中的抗氧化維生素含量，也只有穀飼牛肉的兩倍，而兩者的抗氧化數值又都很小，那麼草飼牛肉與穀飼牛肉間又有什麼差別？真正的問題不在於為了健康要

【表14】100大卡熱量的菠菜和牛肉中的營養素含量

	草飼生碎牛肉	常規飼養生碎牛肉	常規栽培菠菜	有機栽培菠菜
蛋白質（克）	10	7.6	9.7	8.7
總脂肪（克）	6.6	7.5	1.7	1.7
碳水化合物（克）	0	0	15.8	15.8
膳食纖維（克）	0	0	9.6	9.6
鈣（毫克）	6	3	431	431
鐵（毫克）	1	0.75	11.8	11.8
鉀（毫克）	150	108	1,897	1,897
鋅（毫克）	2.4	1.6	2.3	2.3
維生素C（毫克）	0	0	122	146
維生素B_{12}（微克）	1	1	0	0
維生素A（國際單位）	0	0	9,377	8,627
飽和脂肪酸（克）	2.8	3	0.3	0.3
單元不飽和脂肪酸（克）	2.5	3.3	0.04	0.04
多元不飽和脂肪酸（克）	0.3	0.3	0.7	0.7
膽固醇（毫克）	32	30	0	0

*常規飼養碎牛肉，數值根據《美國農業部商品、牛肉、碎絞肉、大塊／粗絞肉、冷凍、生肉》（USDA Commodity, beef, ground, bulk/coarse ground, frzen, raw）。
≠營養數值之差異，依據常規栽培的數值計算而來。
資料來源：班布魯克（Benbrook C）、趙（Zhao X）、賈內茲（Yanez J）、戴維斯（Davies N）和安德魯斯（Andrews P），〈確認有機蔬食營養優越性的新證據〉，華盛頓特區：有機中心，2008。

選擇草飼牛肉或穀飼牛肉，而在於要選擇牛肉或菠菜。**我們為了健康著想應該吃什麼動物的爭議，焦點其實擺錯了，重點應在於要選擇吃肉或吃蔬食。**

儘管健康性的爭議繞著食用有機栽培或常規栽培食物的問題打轉，但這兩者間營養素的差異不過在二十五%上下，而蔬食與動物性食物間微量營養素的差異，卻高達一〇〇〇〇%至一

○○○○○○%。因此我認為，有些支持在地膳食主義和從農場到餐桌運動的人，他們主張你可以繼續吃許多動物性食物，然後期望變得更健康，這實在是種誤導。

我才不在乎你是否在週末市場直接向農場買了草飼牛肉，或是直接從乳牛的乳頭喝到牛奶——但若營養素與健康和疾病有任何關係，那你還是做錯選擇。若你買有機食物取代常規栽培或養殖的食物，或許在營養素上能獲得一點小小益處，但轉換到蔬食所獲得的益處卻大多了，即使買的是常規栽培或養殖的食物。

無殺蟲劑殘留？

當我們食用非有機食物時，殺蟲劑殘留物對我們會產生什麼樣的影響？殺蟲劑常使用在常規栽培的食物上，**儘管法規禁止有機食物使用化學殺蟲劑，但有機食物中仍可能有一點殺蟲劑殘留物。**假如土壤中含有來自污染水或數年後仍殘存的化學物質，或從附近田野中逕流而來、空中飄散而來的化學物質，那麼殺蟲劑就會跑進食物裡。

雖然有能將殺蟲劑殘留物減到最少的防護措施，但總有少數有機食物含有化學殺蟲劑和其他化學物質。儘管如此，有機食物確實是較不可能有殺蟲劑殘留物的，當殺蟲劑殘留物存在時，劑量也非常微渺。換句話說，當你吃有機食物時，所接觸到的化學物質比常規栽培食物少得太多了。

食用有機栽培或常規栽培食物間營養素的差異不過在二十五%上下，而蔬食與動物性食物間微量營養素的差異，卻高達一○○○○%至一○○○○○%。

對健康的影響

在一項研究中，一組孩童接受常規栽培的食物，然後再攝取一段期間的有機食物。研究人員蒐集孩童的尿液後分析，發現在攝取有機食物的期間，尿液中的殺蟲劑殘留量較少，而當孩童們恢復吃常規栽培的食物時，他們又開始在尿液中排出殺蟲劑。

那麼，這對我們的健康有什麼影響呢？

我不知道。不過，有針對經常接觸殺蟲劑的人所做的研究發現，曾經接觸過大量殺蟲劑的農夫，都抱怨過有各種惱人症狀，包括神經系統問題（頭痛和暈眩）、噁心，以及皮膚和視力問題。因為職業的關係而大量接觸到這些化學物質的人（例如農夫），他們與癌症的關係並不密切。農夫在整體上的罹癌率較低，雖然白血病、淋巴癌、多發性骨髓瘤和幾種器官癌有稍微較常發生……。

有好幾項研究指出，兒童時期的白血病、淋巴癌和腦癌與接觸殺蟲劑有關，顯然在孕期的胎兒，是暴露在殺蟲劑下最脆弱的時間。另外有研究結果主張，殺蟲劑與其他先天異常和神經發育不良有關，包括智能不足、注意力缺失症或注意力不足過動症，以及自閉症。

此外，我們從動物研究中知道，不同的殺蟲劑會導致神經問題、癌症、皮膚和視力問題，暴露在相當高劑量的殺蟲劑下，還會產生荷爾蒙和內分泌干擾問題（你可以在www.epa.gov/pesticides找到與特定健康相關的各種殺蟲劑資訊）。

比化學致癌物更強效的……

你感到害怕了嗎？如果你害怕了，就讓我們倒退一點。我曾列出一長串可能對人體有害的可怕毒性物質，但事實是：並沒有具信服力的研究證實，以攝取有機食物的方式來減少接觸常規栽培中微量的殺蟲劑殘留物，能夠達成改善健康的效果。

雖然這些化學物質中有的曾在動物實驗中證實，特大劑量的毒性效果是很可怕的，但不能因此推斷，吃到食物中微少的殘存量會產生任何毒性效果。

在這些化學物質當中，有許多是已知能引發癌症的——在動物實驗中給予超多劑量時，但利用實驗結果來推斷以極少量施予不同物種（人類）時的情況，並試圖猜測可能的效果，這是非常困難的事。

然而，卻有明顯的證據指出，食物的其他層面在幫助身體處理每天都會遭遇到的化學物質毒性上，扮演了更重要的角色。在《救命飲食》中，我們詳述在康乃爾大學所做的一系列延伸性實驗，證實由化學致癌物所引發的癌症，單憑改變營養素的攝取就能有效控制。

鑑於這些可能發生的隱憂，管理機構制定了針對每種化學物質的安全暴露量，幾乎所有食物的殺蟲劑含量，都要在規定的上限之下，不過仍有少數（可能一%到二%）的食物（有機或非有機的都有）殺蟲劑殘留量超過標準範圍。試圖避免常規栽培食物中殺蟲劑殘留物是合理的——即使量很少，這對孕婦和幼小的孩童尤其重要，因為殺蟲劑對他們的影響更強烈，然而，我還是得說，並沒有證據能說明其必要性。當然，並不是說食物中所含的殺蟲劑是絕對安全的——這可能只是科學尚無法證明而已，因為執行起來太艱巨又耗費資金。

實驗證明，即使是化學致癌物所引發的癌症，只要改變營養素的攝取，就能有效控制或逆轉癌症的進程。

避免毒素累積的最佳辦法

最後一個重點：有些惡名昭彰的環境污染物和毒素，你或許聽過，如DDT（二氯二苯三氯乙烷）、多氯聯苯（Polychlorinated biphenyls，PCBs）和戴奧辛，最後也會堆積在我們的食物中。這些化學物質，很容易在自然環境中分解和儲存在脂肪細胞中，因此你的食物鏈拉得愈長，它們最後的堆積量就會愈來愈多，所以肉類（包括魚）和乳製品中這類毒素的含量遠高於蔬食。這些毒素的劑量較低時，所造成的影響並不明確，但避免毒素的最佳方法，就是吃食物鏈中較低階的食物，也就是蔬食。

美國農業部監督食物中的殺蟲劑殘留量，而美國環境工作組織將美國農業部的資料轉換成彙整性的蔬食簡易清單，受殺蟲劑污染高或低的蔬食都有。這份完美的清單被稱做〈環境工作組織對食物中殺蟲劑殘留量的採購者指南〉，可在www.ewg.org/foodnews找到，表15依據的就是這份清單。

參考這份表單能夠讓你很輕鬆的考量，哪一種食物或許值得多花些錢購買有機的種類。這份表單每年都會變更，記得要留意更新版本。

【表15】殺蟲劑殘留量最多與最少的食物

殺蟲劑殘留量最多	殺蟲劑殘留量最少
1.蘋果	1. 酪梨
2.草莓	2. 甜玉米
3.葡萄	3. 鳳梨
4.西洋芹	4. 高麗菜
5.桃子	5. 甜豆（冷凍的）
6.菠菜	6. 洋蔥
7.甜椒	7. 蘆筍

殺蟲劑殘留量最多	殺蟲劑殘留量最少
8.油桃（進口的）	8. 芒果
9.黃瓜	9. 木瓜
10. 櫻桃番茄	10. 奇異果
11. 豌豆莢（進口的）	11. 茄子
12. 馬鈴薯	12. 葡萄柚
	13. 羅馬甜瓜
	14. 白花椰菜
	15. 番薯

*註：辣椒和羽衣甘藍可能含有特種殺蟲劑。
資料來源：美國環境工作團隊，〈環境工作組織對食物中殺蟲劑殘留量的採購者指南〉，2014年4月，www.ewg.org/foodnews。

最引人爭議的基因改造食物

最後我們快速地看一下基因改造食物。基因改造食物是營養和農業上最引人爭議的話題，一邊是企業和生物技術擁護者，另一邊是擔憂人類和環境健康而不喜歡基因改造食物的消費者。但究竟基因改造食物當中，有什麼大不了的呢？

我們吃基改食物已經好幾年了？

首先要注意的是，基因改造食物出現在美國的市場裡大約已有二十年的時間。基因改造食物是生物科技的產物，原理是把外在的基因物質轉殖到食物的DNA裡，以製造不存在於自然界中的植物和動物。美國一直都是基因改造作物的最大製造者，最常見的基因改造作物有玉米、大豆和棉花，不過其他基因改造的作物如米、馬鈴薯、番茄、小麥、甜菜和南瓜都受到核准，另外還有其他種類的食用植物也是。**這個國家栽種的玉米、大豆和棉花，大約九〇%以上都是基因改造的。**想想有多少食品的成分都來自玉米和大豆，我們幾乎可以確定，你吃基因改造的食品已經有好幾年的時間。

不過，在市場上受到更多阻力的是基因改造動物。豬隻受到基因改良技術的改造，而能提供更多omega-3脂肪酸，因此也產生不同的豬糞堆肥，但由於一般大眾抵制基因改造的動物，所以這些豬還沒有辦法進入市場中（我也無法忍住不去抵制）。我在寫這本書時，有一家公司以轉殖不同品種魚類基因的方式，創造了比天然大西洋鮭魚長得更快的基改大西洋鮭魚，對此，美國食品藥物管理局在法規上的態度曖昧不明，既不認可也不否定。

我們到底為什麼要做基因改造的食物呢？企業與生物科技擁護者提出了冠冕堂皇的解釋：我們能創造可抵抗疾病和乾旱的食物，使植物在不佳的環境中依然長得更好，也擁有更好的營養內涵。基於這樣的特質，擁護者說這些作物將能解決全世界飢餓與營養不良的問題。

簡直一派胡言！這些基因改造的植物不是被設計成抵抗除草劑、使除草劑能夠更任意的使用，要不就是被設計成直接與殺蟲劑融合的生物體。舉例來說，受到基因改造的大豆對嘉磷塞除草劑（例如：農達〔Roundup〕品牌）有免疫力，嘉磷塞能夠殺死與作物競爭生存的雜草。現在有了基因改造技術，即使栽培者使用大量的農達除草劑來對付雜草，大豆植株依然能生長茂盛；其他的植物，如Bt玉米，被基因改造成本身就含有殺蟲成分的植株，假如害蟲吃了植物就會死亡。

對除草劑具有抵抗力的作物，其便利性在於當農夫購買「抗農達」（Roundup-ready）大豆後，他們可以更任意地使用除草劑。的確，自從有了基因改造食物後，嘉磷塞除草劑的使用便大幅增加。孟山都（Monsanto）公司製造了「抗農達」大豆，那你猜誰製作農達除草劑？當然還是孟山都公司。基因改造的操作手法，無論是販售專利種子或不會傷害種子的除草劑，實際上並不是為他人謀福祉，而是為自己創造利益。

安全性的問題

生物科技公司利用食物的生硬基因改造技術創造出前所未見的生物體，已挑起眾憤難平的爭議，包括關於人類健康、環境、經濟等影響的爭議，而對農夫和部分不願與孟山都公司同流合污的人們來說，其爭議尤甚。基因改造科技在經濟與環境面所產生的衝擊並非三言兩語可帶過，但我想針對基因改造食物對人類健康的影響發表意見，畢竟這是一本關於飲食與健康的書。

事實上，基因改造食物是安全或危險，雙方的說法我都無法確定。我們像白老鼠一樣吃某些基因改造的食物已經很長一段時間了，至少到目前為止覺得還好。過去十五年來，人們變得愈來愈體弱多病、愈來愈胖，罹患糖尿病、過敏、氣喘、乳糜瀉和自閉症的也愈來愈多，但除了基因改造食物外，還有很多事情可以解釋這些情況。再者，就目前所知，並沒有負面的人體健康結果是與基因改造食物有關的，而事實上，我們根本沒用過穩健可靠的方式來尋找任何安全性或傷害性的證據。

想到我們每天所吃的食物，是由坐擁億萬資金的企業創造的，但相關科學文獻卻少得可憐，真令我啞口無言。最近有一位

擁護基因改造的人聲稱這些基改作物能解決全世界飢餓與營養不良的問題，其實他們的目標完全不是那麼一回事——不是為他人謀福祉，而是為自己創造利益。

評論基因改造食物的作者寫到，當他和研究群在二〇〇一年第一次寫評論報告，和二〇〇六年的另一次評論報告時，發現關於安全或毒性的資料「有限得令人意外」。在二〇一一年的評論報告中，他們再次表示：「將重點放在證明基因改造食物的健康安全上的研究，仍然非常有限。」

世界上有很多種基因改造的植物，二〇〇七年，法國的一個團隊檢驗了一些由孟山都公司蒐集到的實驗資料，那些資料依法院命令公諸於世。研究人員研究因基因改造而含有人工殺蟲劑的玉米，對大鼠所產生的影響；那只是一個對一群大鼠所做、為期九十天的小試驗。法國團隊發現，吃基因改造玉米的大鼠，在體重和三酸甘油脂上有所改變，另外也產生肝毒性和腎毒性的跡象。法國團隊寫到：「根據目前的資料，我們無法斷定基因改造玉米MON863是安全的食物。」同一個團隊還發現，被餵食基因改造玉米的大鼠體內有肝、腎變化跡象。

你認為這個小型研究的發現會在全球的各個團隊中掀起猛烈的研究風暴，令大家都想複製該發現，將研究延伸成包含更多動物的長期研究嗎？太意外了，一點都沒有！二〇一一年的作者群寫到：「簡直不可置信！餵食每種性別各四十隻的大鼠吃富含基因改造物的飲食，為期九十天（獲得的結果通常有限），僅以此規模所做的風險評估竟然沒被仿效，也沒其他延伸的實驗。」

二〇一二年，另一個不同的團隊發表了針對動物長期食用各種基因改造蔬食研究的評論報告，包括玉米、大豆、馬鈴薯、小黑麥和米。在當時，基因改造食物出現在我們的餐桌上已經大約十五年了，那這次他們檢視了幾項研究呢？他們檢視了十二項「長期」研究（期間在九十天到兩年之間），和十二項多代動物實驗研究——也就是針對廣泛的基因改造食物做了二十四項研究。在人們吃了十五年的基改食物、企業獲利數百億、數千億之後，他們竟然只檢視二十四項研究，其中大部分還是相當小規模、未竟動物之一生的研究。研究人員的結論是：「**這些檢視現有證據的研究指出，基改作物的營養和非基改作物的營養是均等的，可以安全地使用在食物和飼料上。**」

但這份嚴重失當的科學發表再次引起質疑，法國研究團隊在其最近發表的另一篇文章中，檢驗對農達除草劑有耐受度的玉米對人體所產生的影響，和農達在大鼠一生中所發揮的影響。他們發現，接觸除草劑和基因改造玉米的大鼠，雌性有較高的乳癌發生率和死亡率，雄性有較高的肝臟、腎臟病變，雄性體內的腫瘤也較大。

這個發現得到許多的媒體關注，並引起一片激烈的批評聲浪。對於這個爭議風暴，作者群表示：「**來自於學者、植物生物學家和某些基因改造作物專利的研發者對我們第一波的批評，有七十五％在一週內出現了，關於哺乳動物的毒物學報告，或來自孟山都公司的研究報告都在其內。**」

被企業綁架的科學

正是如此，我對於基因改造食物的安全性有種忐忑不安的不確定感。基因改造食物有很多種類，而我認為：極有可能至少其中一種在某種程度上對人體健康有長期的負面影響，但這並不表示所有的基因改造食物都是不好的。從科學和生理學的觀點來看每一種基因改造植物，結果可能就不一樣了，但是任何證明有毒性結果的實驗，都需要由數個各別獨立的實驗室重新操做，並使用更長的時間、更多數量的動物，而那似乎不會發生，因為相關資料極為貧乏，原因之一是，這些專利種子的製造者，並不允許科學家對他們的「技術」做研究或發行報告。

根據二〇〇九年《科學人》（Scientific American）的說法，**購買基因改造種子的任何人都受到種子製造者的契約約束，種子不能用於任何獨立的研究之中，這絕對是種令人不寒而慄的控制。**此外，發表引發大眾對孟山都玉米擔憂的殺傷性研究之後，出版該報告的期刊顯然想特意修補它與企業界的關係，幾個月之後，該期刊為一位前孟山都研究人員兼生物科技企業盟友設立了一個資深編輯的職位。之後，它撤回之前針對農達和具農達除草劑耐受度的玉米所寫的那篇研究報告，即使它特別對所有的原始資料重新審視，且並未發現任何造假或誤解資料的證據。

對此，我的感想是**企業綁架了科學，社會大眾被遺棄於黑暗中。**二〇一〇年有一項調查研究發現，超過五〇%的美國人不了解什麼是基因改造食物，或頂多只有中等程度的了解；有十五%的人相信，基因改造食物並不安全，六十四%的人不確定基因改造食物的安全性；而我們不知不覺吃這樣的食物已經長達二十年了！企業的力量是如此強大，以至於沒有一個政府或政黨會要求基改食物必須標明清楚——企業知道這種做法可能會減損獲利，因此絕不允許發生。因此，儘管高達九十三%的美國人相信，食物應該標明是否含有基因改造產品，但政府仍公然忽視大眾的意願，這或許是為了保障企業的利益。

儘管高達九十三%的人相信，食物應該標明是否含有基因改造產品，但政府仍公然忽視大眾的意願，而選擇保障企業的利益。

然而，重點是，我不知道基因改造食物對人體是否真的有危害風險，或許大部分沒有，但也許有一、兩種是有的——根據目前的科學研究，我並不清楚，而且我也不認為有任何人清楚這件事，但這種綁架科學和政府、政黨的行為使我感到心寒。

我個人喜歡盡量避免基因改造食物，而且在這一點上，我支持任何跟我有同樣做法的病患。最近已有幾件州政府獲勝的案例，像是康乃狄克州、佛蒙特州和緬因州，他們要求在該州販售的基因改造食品必須標示清楚，但是未來還有很長的一段路要奮鬥。對我們大部分人來說，**避免基因改造食品唯一的方式，就是購買有機食物，也就是在定義上不能是基改食物。**

重點整理

- 有機食物的營養內涵只比非有機食物好一點點，而對於健康影響更重大的首要問題是：你選擇吃蔬食或葷食？
- 殺蟲劑或除草劑殘留物較常見於非有機食物中，但也可能存在於有機食物裡。
- 並沒有可靠具體的證據能證明，不良的健康是受到殺蟲劑或除草劑殘留物的影響，但有間接證據指出其可能造成的損害。
- 基因改造食物是非天然的，但未被證明對健康有負面影響，然而要注意的是，它們對人類健康影響的相關研究少得令人訝異。
- 避免基因改造食物的唯一方法就是購買有機食物，而我個人相當鼓勵這種做法。
- 有機食物和基因改造食物的環境、社會／政治層面已大大超越我能評論的範圍，但卻是非常重要的議題。

▶ Chapter 11

沒必要吃營養補充劑？

補充劑有許多種類，當我們談到營養時，指的通常是基本維生素，例如維生素D、B_{12}補充劑；但針對各種不同的疾病，就有成千上百種補充劑，其中許多已不只是簡單、基本的營養補充劑了。這裡或許可舉「藤黃果」（品牌名稱就叫藤黃果〔Garcinia Cambogia〕，是美國知名的減重瘦身補充品）為例，它是從原產自印尼的植物藤黃果中萃取成分製成的補充劑，用於減重。我們已知它會對血清素神經系統產生影響，也會與其他藥物產生交互作用——但據我所知，它並未和任何醫學藥物一起做過臨床試驗。

我會將本章的重點放在維生素補充劑上，不過製造補充劑的較大企業，也令我感觸良多。我有幾個為不同病痛所苦的病人，基於種種理由而對醫療體系產生不信任感，其中有些人最後轉向另類療法醫生和治療師求教，甚至為此奉上許多白花花的銀子。有時當他們回到家後，得到的是一堆補充劑的清單，算起來可能要花上好幾千、幾萬美元，那些補充劑有的甚至是治療師直接販售——這是嚴重牽涉到利益衝突的行為。這種情況總是令我無法苟同，因為對我來說，**補充劑的使用其實與應用在健康和疾病上**

的處方藥劑相仿，但它的重大缺點是未經測試、未經驗證，也未受規範。

再者，比起在傳統的醫藥界，金錢上的利益衝突在補充劑的世界裡更是明目張膽得令人咋舌。我開藥方給病人，一整天下來，連一毛錢的外快都賺不到。我在大學的老闆將藥廠推銷員的來訪、午餐邀約和「免費」樣本一律拒於門外，但其實諸如此類的事情很多。假如說開補充劑和開藥方有任何區別的話，那就是開藥方會將寫藥方者置於風險之中，也可能引發很少人樂見的手續麻煩，但如果我覺得病人有必要接受治療，還是會開藥方給他們。正因為如此，當那些不信任醫療體系的人轉向另類療法，以現金支付的方式，直接向本身就是補充劑大金主的治療師購買也許從未做過實驗研究的產品時，我常常會覺得難以理解。不幸的是，這種情況並不罕見。

補充劑受歡迎的程度令人嘆為觀止，大約有一半的美國成年人都在服用補充劑，其中大部分是綜合維生素、鈣片或omega-3脂肪酸（魚油），此外，常有純素食者向我詢問是否需要補充維生素D和維生素B_{12}。我不太會向人們推薦補充劑，我根本不建議一般大眾定時服用補充劑。這是你應該和醫生一起討論的問題，但種類繁多又昂貴的補充劑和另類療法太常牽扯在一塊，我很擔心病人被當做凱子削，甚至他們的健康可能根本被忽略了。

omega-3／魚油補充劑

我在第六章和第七章提過許多魚油補充劑的背景資訊，我建議你回頭溫習一下，才能對我對魚油的矛盾心理有完整的了解。

鮮少有補充劑能夠像omega-3一樣被研究得那麼透徹，也很少有補充劑像omega-3一樣引起那麼多困惑，由此可知，許多人對以omega-3補充劑製造相等於醫學藥物的可能性抱持極大興趣。

就我們所知，最大規模、最具前瞻性的調查研究，都把焦點放在研究omega-3補充劑和心血管疾病的關係上。早期在測試魚油補充劑，對於心臟病二段預防（針對疾病的自然史，將預防措施的工作分為三段五級，二段預防為早期診斷、早期治療，重點在於治療、預防疾病惡化、蔓延，避免併發症和續發症）的試驗中，發現魚油能夠降低心血管相關事件（死亡、突發性心因性死亡、心臟病發作）的風險，證明魚油的效果是大有前景的。但隨著時間推移，尤其是過去五到十年來，許多研究發現，**有利於魚油補充劑的實驗結果愈來愈少。**有兩份最近的審查報告，結合許多隨機的不同控制實驗資料，發現對於沒有心臟病或患有心臟病者來說，服用omega-3補充劑的益處在數據上並無明顯差異，儘管可能有細微到從數據上看不出重要性的健康改善結果。在一九九〇年代和二〇〇〇年代早期的研究結果，顯然未受到近年研究的支持。

關於應用omega-3的研究，不是只有在心血管疾病上，還有研究測試omega-3補充劑是否能促進減重、改善產後憂鬱、改善在康復治療中酒精上癮者的壓力荷爾蒙濃度，和諸如此類的任何事情，甚至還出現了這樣的概念：omega-3讓你思考得更清晰，但一項最近的審查研究指出，沒有可靠的證據可以證明omega-3補充劑能保護較年長的成人免於認知退化。那些在其他健康議題上的無數研究中，沒有一個有過病患真正在乎的突破性成果。補充了omega-3之後，研究人員的確發現居間的化學介質（像是免疫系統的訊息傳遞化學物質）產生了變化，但那在健康上不一定代表任何有意義的結果。

曾有一項實驗證明，omega-3脂肪酸補充劑的其中一個效果是降低三酸甘油脂。三酸甘油脂是測量膽固醇的基準之一，它是血液中的一種脂肪，與膽固醇其他成分的代謝及運輸有關——而且我們已知高三酸甘油脂是心臟病的風險因子。大約十五年前發表的一份研究報告指出，海洋性omega-3補充劑能降低二十五％到三〇％的三酸甘油脂，另外，其他研究也發現，極高的三酸甘油脂濃度能藉由使用海洋性omega-3補充劑而降低達四〇％到四十五％，但請注意，這些效果是來自於海洋性omega-3魚油補充劑，而非植物性α次亞麻油酸（ALA）。

那麼，是不是所有高三酸甘油脂的人，都應該服用魚油補充劑呢？不！在這一點上還沒有可靠的證據顯示，僅僅治療高三酸甘油脂就能產生重大的效益。因為史他汀類（Statin）降血脂藥物治療，已被證明是降低低密度脂蛋白膽固醇（LDL）最有效的療法，所以一般會建議只要用史他汀藥物治療，而不用針對三酸甘油脂做積極的標靶治療。事實上，一項最近的研究發現，在已接受史他汀藥物治療者的身上以纖維酸類藥物（Fibrate，另一種降低三酸甘油脂的藥物）做三酸甘油脂的標靶治療，並不能得到任何心血管方面的改善。

即便他們能在實驗上做出較好看的數據，但只為了降低三酸甘油脂的數值而使用omega-3補充劑，恐怕不見得能更有益於健康。此外，若你的三酸甘油脂數值非常高（高於五百毫克／分升）或極高（一千毫克／分升），那麼所有的建議通通要改變了，因為你或許還要擔心你的胰島素。數值高到這種程度，你的醫師應該開始積極想盡辦法，降低你的三酸甘油脂，而不只是為了心血管疾病的關係。

我對omega-3補充劑的看法是最矛盾的。**我不推薦一般大眾**

<u>服用魚油，甚至連已知有心臟疾病或心臟病高風險群也不要服用，因為證據不夠充分到絕對適合推薦服用魚油</u>，這一年來證據甚至有轉弱的趨勢。一般機構的建議，例如美國心臟協會，是一週至少吃兩次含油脂的魚，部分原因是有一大堆證據顯示，西方國家吃較多omega-3脂肪和血液中有較多omega-3脂肪的人，罹患心血管疾病的風險較低（見第七章對魚的討論），但這些研究是與西方其他富含肉類、油脂、omega-3的飲食比較的結果，我自問：假如做的是都不吃魚的研究，不知血管造影術記錄中所發現的最重大結果，對反轉心臟疾病會有什麼樣的影響呢？

有鑑於更多支持心臟病與飲食關係的研究，我相信全食物蔬食且不含添加油的飲食法，一旦加入魚或魚油後，不太可能對心臟疾病有良好的改善功效。基於文獻中陸續出現對魚油的不確定性，我建議吃全素的人可以每天吃一茶匙的亞麻籽粉或奇亞籽，以確保在充分的綠色葉菜和豆類外，攝取到足夠的omega-3脂肪，並避免添加油以減少對omega-6脂肪的攝取（第七章討論過omega-6脂肪和omega-3脂肪比率的重要性）。

常見的綜合補充劑

一般人對綜合維生素的觀念給我的感覺是，他們把綜合維生素當做一種保險，服用後就覺得已經獲得充足的營養素。遺憾的是，它是個不會償付的保險，而且在某些狀況下也許是有害的，

比起吃魚油補充omega-3脂肪，每天吃一茶匙的亞麻籽粉或奇亞籽或許是更好的選擇，還能避免添加油以減少對omega-6脂肪的攝取。

不過，自從一九四〇年代第一瓶綜合維生素上市以來，人們就一直在購買和服用維生素。我從不建議人們服用綜合維生素來維持健康，我認為那是在浪費錢，而且科學權威機構大致上也同意這樣的看法。

美國國立衛生研究院組織了一個國家科學專門小組，負責檢驗用以預防慢性病（癌症及心臟病、內分泌、肌肉及骨骼、神經的和感覺中樞的疾病等等）的維生素和礦物質補充劑。那個專門小組發現：「**目前的證據並不足以建議或反對美國民眾服用綜合維生素來預防慢性疾病。**」證據指出，綜合維生素補充劑不能預防心血管疾病；在綜合維生素對於癌症的效用上，有些研究的結果是彼此衝突的，某些研究指出有一點點益處，而有些研究則顯示會提升癌症的風險，最廣為人知的是攝取ß-胡蘿蔔素的吸菸者與較高肺癌發生率的實驗。另外也有些研究指出，某種維生素和鋅的複合配方有益於眼睛健康，尤其是黃斑部退化，但對白內障沒有效。

大體而言，綜合維生素的故事是營養研究中一個完美的簡化範例。觀察研究（科學家只是記錄並分析成因與結果，而未採取干預手段）發現，服用較多單一維生素或血液中單一維生素濃度較高的人，某種疾病的發生率比較低——這種研究模式被不斷地重複，科學家並未因此轉而建議大家採取含有較多維生素、更加健康的飲食模式，只顧著研究用抽取出的維生素或礦物質所製成的口服錠是否與食物中的營養有相同的功效。

被抽取出來的營養素，絕無與健康的全食物一樣的益處與功效，這在一遍又一遍不斷失敗的維生素實驗中已獲得證實——更多的細節，都涵蓋在《救命飲食》以及《救命飲食2：不生病的祕密》中。

此外，**綜合維生素不見得有益於健康。**有些研究證據指出，在有的病人群組中，某些癌症風險會隨著補充劑的使用而增加。此外，服用鈣質補充劑的人可能會有較高的腎結石與心臟病發作的風險；維生素與礦物質可能是導致兒童中毒的一項重要因素；出生缺陷和肝損傷也與吸收過量維生素有關。國家健康科學院專門小組寫到：「然而證據顯示，（綜合維生素／礦物質）補充劑中的某些成分，可能產生相反的效果……雖然這些研究結果並不明確，但確實指出有安全上的隱憂，應該在綜合維生素的原始成分上進行監督。」基於上述所有原因，我強烈建議你，為了維持整體健康，請避免一般的綜合維生素補充劑。

鈣質

人們服用鈣片的首要理由，就是為了維護骨骼的健康。鈣質已被積極推銷為乳製品陣營與補充劑陣營中重要的一部分，停經後的婦女尤其被極力推薦服用鈣質補充劑，以避免骨質疏鬆症。背後的基本理論很簡單：骨骼的成長和維護需要鈣質，假如我們沒有足夠的鈣質，那麼在關鍵過程中就會受到阻礙——雖然基本理論的核心思想是正確的，但未免太過於簡化。如果我們對自己的大腦也抱持同樣的看法，或許會有人建議我們要多吃大腦，對吧？大家來吃神經元哦！

事實上，骨骼的成長與維護過程極其複雜，牽涉到內分泌系

被抽取出來的營養素，絕對沒有與健康的全食物一樣的益處與功效，這在一遍又一遍不斷失敗的維生素實驗中已經獲得證實。

統如副甲狀腺素系統、其他巨量營養素如蛋白質、許多其他微量營養素如鈉、維生素D和K、運動和腎臟功能。只要把鈣塞進嘴巴裡，骨骼就能長得更好，這種想法非常夢幻，卻忽略了鈣質在真正進入骨骼前作用上複雜交錯的性質。如今科學早已證明，**我們對於鈣質的想法簡直簡單到可笑，而且根本不切實際！**許多對鈣質的研究都加入了維生素D，因為這兩種營養素加在一起能產生很好的效用，所以常一起用於維護骨骼的補充劑。

在一份最近的審查報告裡，其作者群總結道：「關於鈣質是否有益於停經前的女性或男性的骨骼健康，我們並未發現任何支持性的證據。而且，鈣質補充劑能降低骨折發生率的證據，既稀少又不可靠。」如果你是在美國長大的，這個消息夠讓你震撼了，因為鈣質及其對骨骼健康的益處，正是這個國家的核心教學之一。

事實上，美國醫學中心曾在他們最近的報告中，發表過類似的發現：「維生素D和鈣質對社區居民的骨折情況所發揮的益處，在幾個試驗中的結果並不一致。」有證據顯示，收容在機構裡的病人（例如在療養院）骨折病情減輕，但仍居住於社區裡的人並沒有。

這些研究報告的反常現象無獨有偶，美國預防醫學工作小組最近發表的一份報告指出，證據未充分到能夠建議停經前的女性或任何年齡的男性，要不要服用維生素D和鈣質補充劑。對於居住在社區裡的停經後健康婦女，他們不建議低劑量的維生素D和鈣質補充劑，因為不但沒有好處，反而可能有害，包括提高腎結石的風險。

補充劑的前景似乎愈來愈黯淡了。最近一項針對多項研究所做的審查報告發現，鈣質補充劑可能對心血管健康有不良影響。

在隨機試驗中服用鈣質補充劑的人，心臟病發的可能性較高，而且中風與死亡也有變多的趨勢。天啊！你想像得到嗎？

我最終的建議：如果你有較大的風險因子，例如跌倒的高風險，你有骨質疏鬆症或從前骨折過，也或者你住在養護中心，那就跟你的醫師討論鈣質補充劑的問題，也許你應該服用補充劑。但如果你很健康而且居住在社區裡，無論你的年齡和性別，我真的不建議你服用鈣質補充劑，你可以做以下生活方式的改變。

同時避免所有乳製品（做得好）和大量蔬菜（這就不好囉）的人，也許有鈣質缺乏症的風險；至於吃純素食的人，我強烈建議你每天多吃幾份富含鈣質的蔬菜，尤其是深綠色葉菜，例如羽衣甘藍。豆子和其他幾乎任何一種全食物蔬食，也都含有鈣質。同樣的道理，每天一份富含添加鈣的替代牛奶，也能確保你獲得充分的鈣質。對於吃純素食的人來說，只要**每天攝取至少五百二十五毫克的鈣質，就不會增加骨折的風險**。事實上，植物的蔬食富含有足夠的鈣質，已有實驗證明吃這種飲食的人在骨折方面的風險有大幅的改善。

除了為骨骼健康所做的飲食改變之外，我強烈建議要規律地運動。這些自然的改變所能發揮的效用，將遠超過於鈣質補充劑的影響。

維生素D

維生素D並不是我們必須從飲食中攝取的，從這種意義上來說，它甚至不能叫維生素。許多有健康概念的人都知道，我們的皮膚若暴露在紫外線-B（UVB）之下，會自行合成維生素D。這種由皮膚製造的化學物質，之後經由血液到肝臟處理，再到腎臟接受兩種反應，而轉化成具活性的維生素D。含有天然維生素D的食物並不多，例如魚肝、香菇、某些富含脂肪的魚，以及其他少數食物。另外，我們在牛奶中添加維生素D，來預防佝僂病已有數十年的歷史。

假如過去幾年來，你對醫學營養研究有過任何接觸，你就知道維生素D是科學界狂熱研究的目標，許多研究正在分辨它與各種疾病和病痛的關係。維生素D是鈣質吸收與骨骼成長及再造不可或缺的成分，經實驗證明也與降低某些癌症風險、多發性硬化症、虛弱及許多其他毛病有關。

儘管有諸多好處，但各個研究結果並未能一致證明，補充維生素D錠對慢性疾病是無所不能的。有些研究證實，維生素D補充劑能稍微降低跌倒的風險，尤其對於有缺乏症的人，例如住在養護中心的年長者。

從陽光得到足夠的維生素D

藉著陽光得到足夠的維生素D，無論你住得離赤道多遠，這在春季、夏季和秋季都很容易做到。造成你製造多少維生素D的差異在於膚色（膚色愈深，製造得愈少）、白天的時間有多長，及肌膚外包覆的東西，包括防曬乳。假如你以手臂和腿暴曬在一日中間（上午十點到下午三點之間）的陽光下五到三十分鐘，每週兩次，你就能得到充分的維生素D。膚色蒼白的人所需的時間或許少於五分鐘，而膚色較深的人需至少三十分鐘。

每週兩次，在一日中間（上午十點到下午三點之間）的陽光下暴曬手臂和腿五到三十分鐘，你就能得到充分的維生素D。

你連在多雲的日子都能製造維生素D，多雲、陰天、嚴重的空氣污染或雲霧，會減少維生素D的合成達五〇％到六〇％，但你仍可製造維生素D。窗戶能夠抵擋紫外線-B（但抵擋不了所有「能讓人曬黑的」紫外線-A〔UVA〕），所以你在車裡製造不了任何維生素D，除非把窗戶搖下來。**任何具有合理防曬係數的防曬產品，使用後幾乎阻擋了皮膚上所有維生素D的合成作用。**

冬季時要製造足夠的維生素D比較困難，特別是在遠離赤道的地區。身體能夠儲存維生素D，並且在整個冬季裡慢慢釋放出來，但毫無疑問的，許多人在一年裡的此時是較有缺乏症風險的，這也讓我想到一個最重要的問題：我們什麼時候該在乎維生素D？

什麼人需要服用維生素D補充劑？

我從不建議利用服用維生素D補充劑來預防大部分的慢性疾病（因為從未證實過有效），但嚴重的維生素D缺乏症確實會引發佝僂症（孩童）和軟骨病（成人），兩者都是因鈣質和磷不足所導致的骨骼礦化作用問題。維生素D有助於腸道內的鈣質吸收，維生素D太低會導致鈣質吸收不足而觸發其他的變化，包括低磷和內分泌系統變化。佝僂症和軟骨病並不常見，但對某些人口來說是非常具有風險性的。

我認為只有在一年裡的特定時間或在特定族群中，維生素D才會是個問題。冬季的好幾個月裡許多人無法走出戶外，即便他們能走出去，也無法製造足夠的維生素D，因為他們離赤道太遠了。住在北方（或南方）高緯度地區的人們，當地冬季較長且適於外出的時間不多，我建議在冬天服用維生素D補充劑，理想上，九歲以上的人每天至少六百國際單位。

一年的任何時候，我認為有些族群是缺乏症的高風險群：居住在養護中心的人（例如護理之家住民）、穿著宗教服裝而包裹住全身的婦女、肥胖者，以及只吃母乳的嬰兒——尤其是冬季出生在北方地區的非裔美國嬰兒（假如每個人都暴露在等量的陽光下，由於皮膚色素的關係，深色皮膚的人製造維生素D的量會少於淺色皮膚的人）。

上述這些人的共同點是什麼？他們的皮膚從未暴露在紫外線-B下。養護中心的年長者應該每天服用至少八百國際單位的維生素D，他們也許是最可能從維生素D補充劑中獲得額外益處的族群（不單是避免骨骼方面的問題），他們可能會因為服用補充劑而有較低的跌倒風險。穿著宗教服裝而包住全身的婦女，則應該全年裡每天都服用至少六百國際單位的維生素D補充劑。

對於上述類別中應服用補充劑的許多成年人來說，一千至兩千國際單位是恰當的開始。但有一個重點要注意，**維生素D不是愈多愈好，有時候多會產生毒性。**假如你每天服用超過四千國際單位（嬰兒的上限遠小於這個數字），就超過了美國醫學中心訂定的「可容忍上限」，且有中毒的危險。有一種簡單的血液測試能檢查維生素D的濃度，假如你有這方面的擔心的話，可以跟你的醫生討論。

小朋友可不可以曬太陽？

對於兒童，美國兒科學會建議六個月以下的嬰兒百分之百的時間都要避免陽光的暴曬，以降低罹患皮膚癌的風險，因此許多父母毫不遲疑、很忠實地遵照這個指示。不幸的是，這個建議卻將嬰兒置於佝僂症和骨骼問題的高風險中，除非他們有額外補充維生素D。現在所有嬰兒配方奶粉都添加了維生素D，不過在母乳方面，雖視母體的狀況而或許含有一點維生素D，但若嬰兒的皮膚從未暴露在陽光下，那樣的份量不足以預防缺乏症。

在俄亥俄州做的一項研究中，研究人員主張，一週三十分鐘只穿一條尿布暴露在陽光下的嬰兒，和一週約兩小時全身穿衣服但不戴帽子暴露在陽光下的嬰兒，都能得到超乎足夠的陽光，以避免嚴重的維生素D缺乏症。但令人感到兩難的是，暴露在陽光下是造成皮膚癌的一個因素，而且要注意，嬰兒的皮膚比成人更易曬傷，而嬰兒當然不會告訴你，他們是不是快要曬傷了——除非那已經發生且來不及阻止，然後他們會因疼痛而哭號。

避免嬰兒長時間直接在太陽下暴曬是有道理的，但過度執著於每隔一分鐘曬一下太陽就躲進室內，就太超出情理囉！事實上，只要做好適當的防護措施，戶外時光可以是既健康又愉快的。對於只吃母乳、且尤其是居住在北方氣候下的深膚色嬰兒，我建議每天給予四百國際單位的維生素D來預防佝僂症。

最後要提醒：研究發現，肥胖與較低的維生素D濃度有關。維生素D可儲存於脂肪中，而有較多脂肪細胞的人也許有活性維生素D缺乏症，因為他們的維生素D都被儲存在脂肪組織內，這又是一個維持適當體重的理由。在臨床上，我多少會為過胖的人擔心維生素D缺乏症的問題。

維生素B_{12}

維生素B_{12}只由自然界中的細菌製造，有些素食的反芻動物所吸收的維生素B_{12}，是由自己腸道內的細菌所製造的。遺憾的是，就我們所知，人類不會這麼做。人類維生素B_{12}主要的天然來源是動物性食物，包括肉類、牛奶和蛋；魚類和貝類可以是維生素B_{12}豐富的來源，但也有幾種植物含有活性的維生素B_{12}（特殊種類的海藻和香菇）。一般說來，假如植物生長在富含維生素B_{12}的土壤或水中，植物就能吸收到B_{12}，但你當然不能只仰賴植物來滿足你對B_{12}的需求。

維生素B_{12}是一種必需營養素，我們不能沒有它。我們的身體需要它來維護神經系統的健康和製造血球，所以臨床上明顯的維生素B_{12}缺乏症，會與兩種疾病有關：一種是叫做亞急性脊髓混合退化症的神經系統疾病（會引發虛弱、痲木、如針刺般的抽痛、手臂及腿部神經失調），以及一種身體無法製造足夠紅血球的貧血症（巨母紅血球性貧血，這種貧血症會導致疲勞、蒼白，若進一步發展還會產生呼吸短促的現象）。神經系統的改變通常是可逆的，但遺憾的是有些並不可逆。

在那些典型的症候群外，維生素B_{12}缺乏症也被發現與輕微的精神分裂症候群有關，包括易怒、記憶障礙、憂鬱和精神病。維生素B_{12}缺乏症與心血管健康惡化間也有複雜的關聯，包括血管功能障礙和心律不整。此外，不健康的骨骼或許也跟維生素B_{12}不足有關。這些次級關係中許多都很複雜，而且往往不是單靠補充劑來提高B_{12}的濃度就能解決的——顯然，我們要學習的還很多。

這份清單所列出的潛在性問題，也許會讓你了解，成長中的嬰兒需要維生素B_{12}，他們的確需要。有**維生素B_{12}缺乏症的嬰兒，可能有嚴重的發育問題，這表示懷孕和哺乳中的婦女，必須確定自己有足夠的維生素B_{12}**。

人們缺乏維生素B_{12}的原因很多，腸道功能失調（例如克隆氏症或乳糜瀉）或胃功能失調（例如自體免疫惡性貧血）就無法正常吸收養分；做過大型腹腔手術者，像是減肥手術或以手術去除部分腸子的人，可能會有B_{12}缺乏症。另外，藥物治療也可能干擾身體對B_{12}的吸收，包括壓抑胃灼熱相當常見的藥物：奧美拉唑（omeprazole，藥品名Prilosec）、拌托拉唑（pantoprazole，藥品名Protonix）、蘭索拉唑（lansoprazole，藥品名Prevacid）和埃索美拉唑鎂（esomeprazole，藥品名Nexium）。

除此之外，假如你不從飲食中攝取B_{12}，你就可能有維生素B_{12}缺乏症的風險。許多食品都添加了少量的B_{12}，包括替代牛奶與早餐穀片，但這或許還不夠，這就是我建議吃有限的動物性食物或將動物性食物從飲食中刪除的所有人，都要服用維生素B_{12}補充劑的原因。

最容易吸收的B_{12}補充劑，是可嚼碎或在吞燕之前溶解的種類，因為如此一來，關鍵性的口腔內消化作用會先發生，然後再讓維生素到達胃部。如果只是像吃藥一樣將整顆錠劑吞下去，效果就差得多了。一天一百毫克的B_{12}，對健康的孩子和成人來說剛剛好。你能買到的B_{12}有兩種形式：氰鈷胺（cyanocobalamin）和甲基氰鈷胺（methylcobalamin）。甲基氰鈷胺是自然發現於我們體內的活性代謝物，兩種類型都被證明能提升B_{12}的濃度，且沒有不良影響，是什麼形式並不重要。

最後要說的是，有維生素B_{12}缺乏症或有缺乏症風險的人，應該向醫師諮詢。有一些簡單的血液測試可以檢查血液濃度，而有些具有前述問題的人，或許可以考慮跟醫師商量調整B_{12}劑量或以其他方法施用B_{12}，包括注射。

吃有限的動物性食物或將動物性食物從飲食中刪除的所有人，都有服用維生素B_{12}補充劑的需要。

對於所有的維生素，我建議補充劑只要服用足夠避免缺乏症的劑量即可。這表示，大多數的人所要補充的劑量是為了避免缺乏症，應該達到像「正常」實驗結果等級那樣大的量，以免因缺乏而產生任何生物作用障礙——我並不相信服用維生素補充劑能夠改善長期的健康或預防慢性疾病。

重點整理

- 補充劑的使用大部分是不必要、且經實驗證明是無效的，服用補充劑其實表示我們將在自然界中所觀察到的作用過分簡化了。
- 綜合維生素對任何慢性疾病都沒益處（除了針對黃斑部退化的人所做的特殊配方），所以不要服用綜合維生素。
- 最新的研究證實，魚油對心臟病、中風和任何其他疾病都沒效果。不要服用魚油，除非是你的醫師開處方箋，而那可能是為了對付你血液中極高濃度的三酸甘油脂。
- 鈣質補充劑對促進骨骼健康（尤其是預防骨折）的各種實驗結果並不一致。假如你很健康且居住在社區裡，就不要服用鈣質補充劑，但一定要吃很多全食物蔬食，並規律運動。
- 居住在遠離赤道的北方或南方的人，可能有維生素D方面的問題。假如你有缺乏症的風險，每天服用一千到兩千國際單位的補充劑。
- 所有攝取有限動物性食物的人，特別是哺乳或懷孕中的婦女，需要每天服用維生素B_{12}補充劑。

➢ Chapter 12

讓孩子這樣吃健康嗎？

當我還是個成長中的孩子，我不太在乎營養、健康、醫藥或任何跟這些有關的話題。

大部分時間，我只想在樹屋裡工作、滑雪、玩圖版遊戲、蒐集棒球卡，或任何不見得有益於身心的活動。我隱約知道爸爸是個成功的營養研究學者，但我其實比較在乎的是那個「邪惡」的爸爸，他贊成讓小孩勞動，因此會強迫我在星期六早上幫忙在庭院裡所有的地方做植物的護根工作；還有，當那個「邪惡」的爸爸受夠我們一直看電視或玩電玩時，就會把電視電線拔掉，然後藏起來。

在我的青少年的早期，我媽媽漸漸開始給家人吃些不一樣的東西。我們不再吃那麼多肉，雞肉變成偶爾為米飯增添風味的食材；我的最後一個漢堡是在高速公路休息站吃的——那客含有不健康食物的速食漢堡，不健康到令我再也無法忽視，不健康到令我想起增厚的血管壁和片段的軟骨。我們不再把牛奶倒入早餐穀片中，而開始以豆漿來取代，但我們所能找到的形式有限，我們用的是粉狀調製品，要花些時間才能適應！

除此之外，我們都跟一般人一樣正常，沒有長而飄逸的亞麻布或麻布裙等奇裝異服，也沒有家庭鼓圈或樹靈祈禱文等稀奇古怪的儀式，但是朋友就是知道我吃的跟他們不一樣。當我結束了足球比賽後，搭公車到一家速食小館下車，我一定是朋友間點了不同東西或根本不點餐的怪咖。我甚至想不起來在飲食轉換的早期，我或家人是不是用過「素食者」這個詞，但我們肯定就是那麼回事。

不過，這只是我人生中的一個小片段，我有許多更重要的事情想要達成，比方說增進我玩沙包的技巧。因此，當我在某個朋友的家裡，而他的姊妹對不吃肉類的行為百思不解，問我家裡吃什麼的時候，我甚至不知如何回應。「我不知道，」我回答，「植物？」

現在我長大了，而且成為醫生，我遇到一些想要改變飲食的人，有些甚至想戒除動物性食物或加工食品，讓他們感到焦慮的一個關鍵是：

那他們的小孩怎麼辦？

畢竟，為人父母的都會本能的理解為，食物成分只是在孩子們體內重組，對吧？給他們一些母乳或配方奶，過一陣子之後去找醫生，然後對照成長曲線圖，看看他們長得如何！

孩子們真的不需要某些營養素嗎？他們能獲得充分的鈣質、鐵質和蛋白質嗎？不吃含有牛奶和肉類的「均衡」飲食，他們能夠長得又壯又聰明，並且擁有我們希望他們能擁有的未來嗎？自我追求一點飲食方面的實驗是一回事，但沒有人會拿自己的孩子來實驗。

在進入細節之前，我要告訴你一個重要的事實：**有益於我們成人健康的飲食模式，同樣也有益於我們的孩子。**

影響孩子一生健康的懷孕期

讓我們先從懷孕開始，懷孕期間的營養或許會影響你孩子一生的健康。

二○○三年發表了一項劃時代的研究報告，研究人員在一窩懷孕的母鼠的飲食中添加補充劑，然後發現牠們後代的毛色和沒吃補充劑的母鼠所生的小鼠的毛色不一樣。飲食中的補充劑也防止了這群老鼠中一代傳一代的肥胖現象，這是多麼不得了的事情呀！換句話說，雖然遺傳密碼依然不變，但基因表現卻因營養素攝取的稍微變化而大大的不同，進而影響子代老鼠一生的健康（和外表）。

環境會影響基因表現，我們知道這個原理已數十年，但科學界直到最近才掌握了遺傳技術，這個發展迅速的領域叫做「表徵遺傳學」。證據顯示，發育的過程有段黃金時間是環境能影響一生的關鍵。例如，我們在媽媽的子宮裡發育時，媽媽所接觸的食物或化學物質，能決定我們罹患心臟病或癌症的風險嗎？

這一切都在提醒我們，沒錯，營養的重要。**其實在母體懷孕前，營養就很重要了。**在過重或肥胖的情況下開始懷孕，對母親和胎兒的健康都有較大風險。有一項研究指出，肥胖會大幅提升懷孕期間高血壓、妊娠毒血症（一種失調症，能導致母體癲癇和其他不良結果）、糖尿病、難產剖腹手術和巨大胎兒的風險，而且也與嬰兒出生後的兒童期肥胖有關。懷孕期間體重過重，亦可能導致這些不良結果，不過相關的證據尚不夠充分。

肥胖會大幅提升懷孕期間高血壓、妊娠毒血症、糖尿病、難產剖腹手術和巨大胎兒的風險，也與嬰兒出生後的兒童期肥胖有關。

那麼懷孕期間的體重怎樣才算健康？根據一份最近的美國醫學中心報告，答案是依你懷孕開始時的體型而定——**在懷孕期間，過重婦女所增加的體重，應少於過輕婦女所增加的體重**。表16列出依每種體型而建議的體重增加範圍。

【表16】懷孕期間體重增加之建議

懷孕期的BMI值（公斤／公尺^2）	建議增加的體重（公斤）
過輕（<18.5）	12.7～18.15
體重正常（18.5～24.9）	11.34～15.88
過重（25～29.9）	6.8～11.34
肥胖（>30）	4.99～9.07

資料來源：羅斯穆森（Rasmussen KM）和葉克汀（Yaktine AL），《懷孕期的體重增加：重新檢討指南》（Weight gain during pregnancy: Reexamining the guidelines），美國醫學中心懷孕期間體重增加指南之檢討委員會，華盛頓特區：美國國家學術出版社，2009。

若我們知道什麼樣的飲食法，能降低生命中其他階段肥胖、高血壓和糖尿病的風險，同樣的飲食法也應該能維持懷孕時期的健康，這不是很合理嗎？事實上，全食物蔬食對整個懷孕期也是健康的。

蔬食已被證明與降低懷孕期間的體重超增有關，而攝取較多蛋白質則與增加較多體重有關。發現於動物性食物中攝取較多血質鐵的飲食類型，已被證明與較高風險的妊娠毒血症有關；攝取較多的蛋和膽固醇（只發現於動物性食物裡），也被證實與較高風險的妊娠期糖尿病有關。**健康的蔬食飲食能夠提供較多的鎂，因此能真正降低妊娠第三期中腿抽筋的發生率**。

這一切都表示我們確實知道什麼才是完美的飲食法嗎？可惜不是。然而，可以肯定的是，健康的全食物蔬食是安全的，且含有成長中胎兒所需的維生素和營養素。即使是相當保守的美國膳食協會（即今日之美國營養學會），也在最近發表的一份立場書裡公開贊同，規劃良善的蔬食是懷孕期間的安全飲食。

吃純蔬食的飲食，有沒有可能令你遺漏任何營養？我唯一強烈建議的補充劑是維生素B_{12}。所有減少攝取動物性食物的人，都應該每天服用B_{12}補充劑（這對懷孕的婦女尤其重要）。除了維生素B_{12}，高密度營養素的蔬食能提供妳所需要的一切。實際上，我很擔心的反倒是那些吃標準美式飲食的準媽媽們，她們將會遺漏一些營養素。

葉酸缺乏會導致先天缺陷？

葉酸（葉酸是天然維生素B的合成形式）的益處，已廣為人知且為大家接受，你或許也聽說過，就是它能夠預防某些先天缺陷（尤其是胎兒脊柱分裂），這也突顯了西式飲食裡的營養已變得多麼貧瘠——不是葉酸缺乏症導致先天缺陷，而是蔬食缺乏症導致先天缺陷！

葉酸幾乎只存在於蔬食中（動物肝臟和蛋是例外），一般建議成人每天攝取四百毫克（孕婦建議量為六百毫克）。

右頁的表17列出常見蔬食及其葉酸含量，豆類所含的葉酸特別豐富，綠色蔬菜也是良好的來源，其實每一種植物都含有葉酸，包括未強化過的小麥、燕麥、馬鈴薯和其他澱粉食物。假如你吃任何由強化麵粉製成的食物（例如麵包、許多早餐穀片和麵食），那些食物都以人工方式添加了葉酸。事實上，如果你吃健康的全食物蔬食，要缺乏葉酸是很困難的事。

不是葉酸缺乏症導致了先天缺陷，而是蔬食飲食缺乏症導致先天缺陷——葉酸幾乎只存在於蔬食中（動物肝臟和蛋是例外）！

你知道嗎？**許多婦女實際上都過度補充葉酸了**——最近一項研究發現，服用葉酸的人當中，每十個就有一人超過上限（一千毫克）。

【表17】各種蔬食的葉酸含量

食物	葉酸（膳食葉酸當量，毫克）
1杯冷凍調理毛豆	482
1杯煮熟的扁豆	358
1杯生花生	350
1杯煮熟的斑豆	294
1杯煮過的蕪菁葉	170
½杯煮熟的蘆筍	134
1杯烹調過的芥菜葉	131
½杯菠菜	115
1顆大馬鈴薯（連皮帶肉）	114
1杯煮熟的綠花椰	103
1杯甜玉米	103
1杯燕麥	87

資料來源：美國農業部國家營養標準參考資料庫，版本26。

這表示我反對葉酸補充劑嗎？對於一般大眾的公共衛生政策，事實上我的態度是支持的，而且我也常為計畫懷孕的女性開這種處方箋。遺憾的是，許多美國人可以好幾天不吃任何蔬菜或豆類，因此，葉酸補充劑降低先天缺陷風險的明確益處，或許也只有藉著這種非天然的方式付諸實現。許多人擔心補充劑的潛在危險，雖然有些研究結果相互矛盾，但最近一些大規模的審查報告，都未發現服用葉酸補充劑會增加心臟病或癌症的風險。確定能攝取到許多健康蔬食的女性，能以天然的方式滿足他們對葉酸的需求，而不用服用補充劑，**請確定每天至少吃一杯豆類和至少二分之一杯煮過的綠色葉菜，再加上你應該吃的所有其他蔬食，你會健康得不得了。**

對大腦和眼睛都很重要的DHA

最後，你也許聽過某些脂肪的益處，尤其是omega-3脂肪DHA和EPA，它們都存在於魚類中，且大部分的植物都沒有。然而，DHA和EPA不被認為是必需脂肪酸，因為人體可以自行合成（見第六章）。

DHA是對大腦和眼睛都很重要的成分，因此已有許多關於試圖讓嬰兒獲得成長與發育所需的足夠DHA的討論，這真是充滿矛盾結果的研究中超級令人困惑的領域。在大眾新聞界裡，這個議題常被過分簡化。**不能因為DHA存在於大腦和眼睛裡，就下結論說如果我們在嘴巴裡多塞一點DHA，就能擁有較好的頭腦和視力。**以那樣的邏輯去思考，是不是表示假如我們吃多一點腸子，就能擁有較佳的消化能力？假如我們吃多一點肺臟，就能擁有較好的肺活量？很遺憾，事情不是這樣子的。在口腔和大腦之間，存在著太多複雜的生物學問！

上述觀念未認知到的是，不吃任何肉類的孕婦和他們的孩子絕對沒問題。因不吃魚造成缺乏脂肪酸而導致臨床上的損傷，我沒聽說過有任何這種普遍現象的存在。

每天攝取一茶匙含有許多ALA（脂肪酸來源）的亞麻籽粉或整顆奇亞籽，並限制添加油——添加油能干擾人體，將ALA轉化成DHA和EPA的作用。如果你吃魚，一定要很小心選擇，才能找到富含omega-3脂肪和低汞的種類（見第七章），汞是人類認識已久的神經毒素。你也可以服用從魚油或海藻中萃取製成的DHA／EPA補充劑，雖然我認為這是不必要的。最近一項大型的審查報告指出，檢視好幾個試驗，並未發現其中有可靠的一致性結果顯示，足月出生或未足月出生的嬰兒，在攝取添加這些脂肪酸的飲食之後，能夠促進大腦或視力的發育。

小嬰兒呢？

對於出生後的嬰兒，有一項非常明確且有證據支持的健康食物選擇，那就是母乳。**母乳的好處說不盡，它能在接下來的幾個月裡促進嬰兒的健康，甚至影響孩子一生。**由於新興科學「表徵遺傳學」的關係，將來我們可能還會知道更多關於母乳的好處。基因表現上的長期改變，可能在快速發育期間就已建立好了。

影響孩子一生的母乳

假如藥廠販售的藥劑能夠提供授乳的益處，美國的每一位媽媽可能都會受法律規定要給小孩這種藥劑。

授乳的母親需要攝取較多熱量，但我們討論過的飲食原則是不變的，原本健康的食物依然健康，原本不健康的食物就是不健康。如果要說有什麼不同的地方，那就是在授乳期所吃的健康飲食，比平常更為重要，因為在懷孕期和授乳期，母體或許要幫助寶寶建立一生的口味偏好，而我們都希望孩子們能把碗裡的蔬菜吃光！就像我之前說的，所有攝取有限動物性食物的婦女都應該服用B_{12}補充劑。

【表18】母乳的好處

嬰兒或許能大幅降低以下的風險	■因肺部感染的住院治療 ■氣喘 ■第一型糖尿病 ■腸胃感染 ■肥胖 ■乳糜瀉 ■智力測驗與教師評估低分	■耳道感染 ■濕疹 ■第二型糖尿病 ■白血病 ■嬰兒猝死症 ■克隆氏症 ■潰瘍性結腸炎
母親或許能大幅降低以下風險	■分娩後失血 ■乳癌 ■產後憂鬱	■第二型糖尿病 ■卵巢癌

加入副食品

嬰兒在六個月前應該只攝取母乳，大約六個月大後再開始添加固體食物。水果、蔬菜和早餐穀片都是寶寶第一個食物的理想選擇。我認為適當的方式是，**一次只餵食一種新食物，每隔幾天到一週更換一次，這樣才知道哪一種食物可能引起過敏反應**。嬰兒不需要吃肉泥，當然也不要給寶寶吃任何牛奶或起司。當你在寶寶的日常飲食裡增加固體食物的比例時，繼續哺乳至少一年的時間。

隨著固體食物在孩子的飲食裡變得愈來愈重要，你必須了解到，水果和蔬菜所能提供的熱量較少。大人想保持苗條身材是很好的嘗試，但對於處在快速發育期的寶寶來說，他需要許多的能量。為人父母要有深切的認知：寶寶在吃東西時無法控制自己，他們肚子餓的訊息很微弱，直到他們真正餓壞了。當他們漸漸長大，他們也許會沉溺於探索與遊戲，而沒有絲毫的飢餓訊息，使他們在吃飯前就已經餓了很久。要確定你能積極主動地從各種健康選項中，為他們挑出足夠的食物。

孩子一歲後幫他們挑選高熱量、易消化的蔬食，包括全脂豆漿、酪梨和各種堅果。豆類和全穀類也是能量密度較高的食物，水果和蔬菜是極營養的，但能量密度較低。

如果你選用的食物種類繁多，而且一直很用心餵食，你的孩子在獲得能量上絕對不會有問題——尤其是當孩子正在發展吃固體食物的習慣和偏好的同時，你還能夠持續哺乳他的話。

停止哺乳的時間

什麼時候該停止哺乳？這事有自然的極限，例如當孩子不再對母乳感興趣，或母親對授乳不再有興趣時，後者通常是由文化規範來決定——我們在行為上學習家庭成員，做的是團體裡認為正常的事，而不是實際上對人類來說可能是最自然的事。

世界衛生組織建議，嬰兒在前六個月只吃母乳，之後繼續以母乳補充營養至少兩年；有一位專家建議，根據與許多靈長類的比較，人類斷奶的自然年齡是兩歲半到七歲，這樣的年齡顯然比美國典型的斷奶年齡高出許多，但重點是孩子與母親都對哺乳感覺尚可，直到孩子或母親任一方覺得夠了，即使哺乳期間比你的家人或鄰居還要長。

母親無法授乳怎麼辦？

萬一母親不能授乳怎麼辦？女性無法授乳的實際案例非常罕見（某種慢性病毒感染、使用藥物、以前做過乳房手術等等），但事情真的發生時，請嘗試向當地的母乳銀行取得母乳，母乳

孩子一歲後，記得幫他們挑選高熱量、易消化的蔬食——因為處於快速發育期的寶寶，是需要許多能量的。

銀行會先過濾適合使用的母乳。我也建議向北美人乳銀行協會（www.hmbana.org）和國際母乳聯盟（www.llli.org）查詢（臺灣的母乳銀行有「臺北市立聯合醫院婦幼院區：總母乳庫中心」和「行政院衛生署臺中醫院：母乳庫衛星站」等）。不要因為前幾週哺乳時的餵食困難而放棄，餵食困難並不少見，但請妳好好想想，早在沒有其他替代性選擇的時代，哺乳行為就已經流傳幾百萬年了！

去找一位授乳專家做諮詢，盡妳所能實現哺乳行為，且做得合情合理。能夠順利授乳後，當媽媽返回職場時，她在工作場所應該要有能夠集乳的時間與空間（不是洗手間），在美國，雇主必須依法提供這種需求。這真的是你能為寶寶做的事情中較重要的，假如找不到任何方法讓寶寶吃到母乳，那麼就跟小兒科醫生或家庭醫生討論配方奶的問題。

需要補充劑嗎？

那補充劑呢？

所有不攝取動物性食物的嬰兒，在母乳攝取量大幅減少時，都應該幫他們每天補充維生素B_{12}。盡可能用最小劑量的B_{12}（也許是一百毫克），切成幾小塊，然後將其中一塊壓成粉末，放到孩子的食物裡。嬰兒一天只需要大約零點五毫克的B_{12}，所以只要給他們B_{12}錠中任何一小丁點碎塊就足夠了。

另外，所有只吃母乳的嬰兒，都應該補充四百國際單位的維生素D，以預防會引起佝僂病和急性骨骼病變的維生素D缺乏症。身體經陽光暴曬後可以產生維生素D，但許多嬰兒，尤其是距離赤道較遠的，或許無法獲得充足的陽光。母乳中的維生素並不充分，因此對於所有只吃母乳的嬰兒，不管媽媽吃的是什麼，我建議都要幫他們補充維生素D（見第十一章）。

兒童前期以後

我見過許多孩子過重的父母，他們很惱怒地表示，就是無法改變孩子吃東西的習慣——「他們不吃蔬菜。」「他們到了很晚還在吃零食。」

這些孩子當中，有的終身都會面臨嚴重的健康問題，而且很快就會發生，但家人不是無計可施，就是認為基於家族史那很正常。其實孩子們有堅強的意志力，他們能控制的事情之一，就是什麼能不能放進嘴巴裡——也許爸媽們的食物戰爭已經輸過許多次，正好到了關鍵時刻就放棄了。

在這許多的案例中我看到的狀況是，連做爸媽的都在與體重奮戰。我認為，**決定孩子吃東西的習慣和健康行為最重要的因素，極可能就是父母吃東西的習慣和健康行為。**你能為孩子做的最重要的事就是，吃健康飲食從自己開始。盡量避免和食物奮戰，說比做容易，我懂。以下一些技巧幫助孩子接受習慣和行為上的改變。

①你自己要吃健康的飲食，而且父母雙方都要以身作則。

②你自己要吃健康的飲食，跟孩子討論吃健康飲食的道理——他們是很聰明的！

③你自己要吃健康的飲食，明白嗎？

④要確定讓孩子在年幼和蹣跚學步的期間就接觸到健康的食物，即使他們剛開始並不喜歡。記住，就算他們第一次接觸菠菜時露出厭惡的表情，也不表示菠菜從此「永不錄用」！要多讓他們嚐幾次。

⑤限制家中不健康的食品。家裡不能出現任何加工點心、汽水或

糖果，畢竟買東西的人是你。身為家中的營養守門員，你負責大部分的食物採購和料理，孩子在家或在外所吃的東西，你直接或間接掌控了七十二%。假如孩子吃的東西不過就是你買回來和擺在他們面前的，就不用擔心這個、擔心那個的——「擺在他們面前」是什麼意思？就是孩子肚子餓時，家中任何可以吃的東西，以及鹽、糖和脂肪。

⑥準備充分、方便、隨時都可提供的小點心。新鮮的全食物蔬果是一整年都買得到的。胡蘿蔔、西洋芹、自製鷹嘴豆泥、全穀吐司和低糖果醬等，都是能夠存放的食物。把這些食物放在容易看到和拿到的地方（例如眼睛可看到的冰箱前頭或用碗盛著放在桌上）。

⑦讓孩子選擇他們想吃什麼食物，但只限於健康的選項，例如他們可以吃素食千層麵（內餡有菠菜、番茄和其他蔬菜，但不加起司）或素食義式濃湯加上全穀義式麵食。假如孩子們願意，就讓他們幫忙料理食物。要讓他們感覺自己在掌控整個過程，他們接受的程度就愈高。

⑧至於小學階段的孩子們，要制定堅定、公平、一致並且明確的飲食規範，例如至少在努力嘗試吃了健康的食物後，才准吃點心。重複提供相同的食物及風味，這個做法要及早，即使一開始時孩子們不喜歡，但最後他們會改變對食物的偏好。不需要和他們多爭辯，假如孩子的行為不符合你的要求，那麼收掉晚餐且不准吃點心，就這樣。那是孩子的選擇，真的，你不需要多費唇舌。

父母在培養孩子健康的飲食習慣時，有一點十分重要，所以請跟著念三遍：「我自己要吃健康的飲食，我自己要吃健康的飲食，我自己要吃健康的飲食。」

我有一位心靈導師，他就是用這樣的原則去規範他讀小學的孩子，他也將這個方法推薦給所有的病患。他的規則是，孩子必須吃蔬菜，否則沒有任何其他食物可以吃。如果他們不吃蔬菜，他會把盤子放到冰箱裡，午餐或晚餐就結束了，沒有任何討價還價的餘地，也沒有爭執——吃不吃由孩子們決定。假如過一會兒孩子餓了，他們必須從冰箱拿盤子裡的蔬菜吃，若想吃熱的就加熱一下。我自己的感覺是，只要經過一、兩次的反抗，孩子們就會放棄測試底限，那他們當然不會餓著啦，他們很清楚自己應該怎麼做。

記住！無論你用的是這種方法或其他，我都建議規則一定要公平、明確，而且任何時候都要一致，相信你的孩子會長得健康強壯。

這不是個簡單的工作，但我的意思不是要給你其他建議，而是要鼓勵——**健康的行為是值得你去努力的。**一旦你做出明確的期望，並樹立榜樣，你的孩子會和你站在同一陣線，而不是跟你作對，培養健康的孩子會變得更容易。

就食物而言，重點要放在各種全穀類、豆類、水果、蔬菜和堅果上，這是你所能提供營養密度最高的飲食。假如孩子不能每天吃到深綠色葉菜，你可以常用加強鈣質的替代牛奶，以確保他們獲得足夠的鈣質。補充劑的用法一直都一樣，假如飲食中的動物性食物大幅減少，只要補充B_{12}即可，尤其是你沒吃很多像是早餐穀片或替代牛奶等強化性食品的話。

完成這些工作，你會讓孩子在擁有一生長久的健康和成功的同時，得到最好的優勢，這是你所能給孩子最好的、也是最重要的禮物之一。身為七個吃蔬食長大的孩子的叔叔，我可以作證，蔬食可以養成優異的體能與敏銳的心智。我們所吃的食物，決定我們成為什麼樣的人——你給孩子吃最特別的能量，他們才能真正健康茁壯。

重點整理

- 最近的研究指出，良好的營養是懷孕期與兒童前期的關鍵。
- 全食物蔬食有益於懷孕期間的健康。若降低對動物性食物的攝取，要補充維生素B_{12}。
- 在懷孕期間要攝取omega-3，可以每天吃一茶匙的亞麻籽粉或整顆奇亞籽。避免食用添加油，可促進omega-3在人體內的利用。
- 對所有的嬰兒來說，母乳不只是最健康的選擇，而且還有許多短期和長期的效益。只吃母乳的嬰兒，建議補充維生素D。
- 全食物蔬食對嬰兒和兒童來說，都有益於健康，但B_{12}補充劑仍然很重要。假如擔心成長方面的問題，或怕得不到足夠的熱量（很少見），就多吃熱量密度較高的蔬食。
- 為孩子樹立健康的飲食和生活榜樣是很重要的，有許多策略可以供你使用，以鼓勵較小孩童吃健康的飲食。這是為人父母最重要的任務之一，因為兒童期正是他們建立終身口味偏好和健康的時期。

Part 3

坎貝爾雙週飲食計畫

➢ Chapter 13

飲食斷捨離

就這樣，你坐在那兒說：「我懂了！我要做！全食物蔬食的益處會克服任何可能發生的困難，快把採購清單給我！」噢，沒那麼快！當你要徹底改正某種重大事情（例如日常飲食習慣），在一腳踏入廚房之前，應該先對自己的身心狀況做一下評估才對。

你要做的是拋棄掉許多的日常習慣，因此，成功改變行為遠遠比給你一張採購清單更重要許多，就讓我們從你的心智方面好好想想。

根據一項流行的理論，行為的改變分成五個階段。

* **沉思前期**是你尚未意識到自己的行為有問題的時候。「我身高一百七十五公分，體重一百零四公斤，有什麼不對嗎？我家的每個人骨架都很大！」
* **沉思期**是你知道問題的存在且願意說出來，但尚未認真考慮在短期內做出計畫。「我知道必須停止抽菸，也想到了一些方法，但我還不想設定戒菸的期限。」

* **準備期**是打算在未來的一個月裡做出改變，並真正向改變邁出幾小步。「我要在兩週內改變飲食，而且我現在就要做菜單規劃。」
* **行動期**是真正做出改變的階段。「我已經進入坎貝爾雙週飲食計畫的第二天了。」
* **維持期**是你成功改變的幾個月後，試著避免重蹈覆轍並維持新行為的階段。「我一年前戒菸了，但偶爾會渴望抽菸。」

為了評估你在改變的哪一個階段，用以下的問題問自己。

「我很認真地想在未來的六個月裡，改變飲食和生活方式嗎？」

如果不是，那麼你在「沉思前期」。

如果是，那麼「我很認真地想在未來的一個月裡做出什麼改變嗎？」

如果不是，那麼你在「沉思期」。

如果是，那麼「我目前有很積極地改變自己的行為嗎？」

如果不是，那麼你在「準備期」。

如果是，那麼「我是否在幾個月前就開始改變了自己的行為，而且我現在有著重在維持自己的改變，並且預防重蹈覆轍嗎？」

如果不是，那麼你在「行動期」。

如果是，那麼你在「維持期」。

這本書的第三部分是寫給大部分在準備期、行動期和維持期的人們，但在沉思期的讀者也很適合參考。最起碼沉思期的人可以獲得一點信心，知道這是可行的，即使他們還沒有想要採取全食物蔬食。

修成正果的六大要素

我要思考一下在你的行為改變中最可能影響你、令你成功的因素。這跟引言中出現的清單是一模一樣的，但這次我勾記了你應該已經改變的項目。我們會很快地完成其餘的部分，這是一張記錄你做了什麼，能幫助你成功的記分卡。

那麼你要怎麼「修成正果」呢？你的記分卡跟我所示範的一樣嗎？如果是，你就一切準備就緒，你會輕鬆度過的，但我猜你們大部分的人，都沒有辦法勾記每一個方塊。若是這樣也沒有關係，但在真正進入為期兩週的計畫前，為了能夠盡量擴大成功的機會，你有些準備工作要做。

【表19】行為改變中獲致成功的要素

1	你有明確的**個人**理由，讓你產生**強烈渴望**去改變你所吃的食物。	☑
2	你已經將採取新飲食法的**阻礙**（環境、認知或是身體上的）**減到最小**。	☐
3	你擁有實踐這種新生活方式所需的技巧和自信。	☐
4	你對新飲食法的目標有**正面感受**，並且相信這些目標能為你**帶來益處**。	☑
5	你的飲食目標符合你的**個人形象**和**社會規範**。	☑
6	你從你所重視的人身上獲得**支持**與**鼓勵**，並且有一個支持你改變飲食法的**團體**。	☑

資料來源：懷特洛克（Whitlock EP）、歐林斯（Orleans CT）、潘德（Pender N）和艾倫（Allan J），〈評估基層醫療行為中的諮詢干預：一項實證方法〉，《美國預防醫學期刊》，2002；22：267-284。

我認為要素一到四，有一部分是為了讓你做好充分的心理準備，這些要素是判斷你的選擇和渴望是否合宜的具體知識，接著你才著手執行計畫。當中的要素二和三，則是稍後會討論到的務實技巧。

如果你發現自己並不清楚飲食跟健康目標間有什麼關聯，當然就不能勾記第一和第四項。若你發現自己處在這樣的情況，不妨找出更進一步的資訊以增進成功的機會。閱讀《救命飲食》，或是上非營利機構「柯林．坎貝爾營養研究中心」的線上課程（nutritionstudies.org），取得增進你個人信心所需的資訊，你要相信改變你的飲食策略是正面的且值得付出努力。

要素一以及四到六，有部分是關於你的內心是否有正確的想法。如果你的改變是基於個人理由，你只能勾選要素一。你了解這些要素的用意嗎？我稍早曾要你好好思考這個問題，現在可以再溫習一遍。**假如沒有強烈的個人理由，改變飲食對你來說只會愈來愈艱難。**你的老闆拿出四百美元的獎金要你做一個生活型態的計畫，或許可以給你一點推進的動力，但還不夠強勁；你為了配偶、孩子和孫子而希望能更健康，因為跟他們相處的時光讓你感到非常快樂，這種動機才夠強烈。你的心理狀態必須要很有興趣，而且晉升到一個更好的境界——也就是說，對即將面對的考驗有正面感受（要素四）。

最後，你需要有一個鼓勵你改變的支持性團體（要素六）。你有友好的人支持這項飲食挑戰嗎？或者情況相反？你有朋友批評你企圖做什麼反常的事嗎？這會影響你的想法，讓你覺得很孤單或跟周遭的人有關聯。如果健康飲食會讓你覺得跟周遭的人有更多聯繫，你會更容易達成目標，也會更快樂。就像酒精或藥物上癮者需要重新評估那些不斷誘惑他們陷入惡習的人的友誼，你需要重新考慮選擇讓誰站在你身邊，或至少重新評估你和他們溝通的方式嗎？這也會影響到要素五。如果你發現自己正在以對你的支持度來重新評估你的社會或家庭互動，你或許也正在努力重新釐清「正常」的定義是什麼：

你的體重過重，而且每天吃甜甜圈和漢堡，這「正常」嗎？公司裡每位員工體重都過重，午餐吃披薩、雙份起司再加香腸，這「正常」嗎？你或你朋友認為吃蔬食是怪異的表現嗎？假如是這樣的話，當你想採取更健康的生活方式時，就需要重新考量你和這些人的社會關係和說話方式了。

我無法為你一一解釋每個要素，因為每個讀者的情況都不相同（在十六章，我們會檢視關於不同社會狀況的一些指導策略）。我衷心希望，藉著吸引你注意這些要素，能夠幫助你了解，不管我們有沒有改變自己的習慣或行為，其中的意義並不是一張較好的清單就能解釋得清楚的。

改善飲食並吃更完美的全食物蔬食，這種特殊的行為改變對你現在及未來的健康與活力是不可或缺的，它是一項非常切身的問題。**這趟重要的旅程會受到你人際關係強烈的影響，反之，你的人際關係也會受到這趟旅程的強烈影響。**你是否擁有足夠的知識，去了解自己為什麼要這麼做？還有，更重要的是，你心裡對這項改變的前景是否了然於胸？這項改變會讓你跟你所在乎的人之間有更緊密的聯繫嗎？你更懂得照顧自己之後，在人生中是否可能有更多的關愛？在你採取全食物蔬食前，你會不會想辦法盡量符合每一項要素？

如果你還沒有記分卡來勾選是否做到完善，就花點時間將任何你可能遺漏的部分做到妥善。現在開始擬定策略，看要如何勾記剩下的要素。這些要素對於你是否能改變行為、健康，以及你所想要的快樂，絕對很重要。

「轉換跑道」時間表

我曾提過，我的家人花了許多年才轉換到全食物蔬食，就像嬰兒學步那般小心翼翼。我認為，我父母先給家人一個轉換的過渡期是基於一個信念：他們相信，蔬食或許比我們之前所了解的更重要，而紅肉比我們以前所知道的更不健康。

有幾年的時間，我們吃較多的瘦肉、魚和蔬菜，這個研究結果為我們生活帶來的改變比預期更多。我們開始戒除肉類——除了用在炒飯和砂鍋燉菜上增添風味；我們吃較多蔬食餐，但仍然用很多起司和加工食品。這樣的飲食法維持了幾年之後，我們刪掉了部分加工食品和最後一點肉類。我在大學時只是個蛋奶素食者，吃很多起司，也吃很多加工食品，而且我根本不在乎油和添加脂肪的問題。若干年後，我和父親合著了《救命飲食》，終於讓我決定改吃全食物蔬食，乳製品及大部分的精製穀物和油脂從此從我的飲食中消失無蹤，那大概是我家人在我飲食上做重大改變十年後的事情了。

十年是個很長的時間，而我仍然持續努力改善我的飲食。

就是抱持這樣的理念，我告訴我所有的病人：《救命飲食》和《救命飲食人體重建手冊》的資訊能夠幫助你了解什麼是最健康的飲食法，但你想怎麼做，一切操之在你，由你掌控一切。**不管你有沒有徹底遵循這個計畫，都不需要由任何人來指責你**。即使我提供的是為期兩週的入門者菜單規劃（包含食物和各種食譜的範本），也不代表全食物蔬食就是一種速成法，設計使你在短期內減重，好讓你能及時穿上美美的夏日泳裝（雖然也可以那麼做）。事實上，這是永遠轉換到一種健康新生活方式的一個過程，達到目的的時間表由你自己決定。

不過，你不是從此就過著幸福快樂的生活，關於掌控的問題，我要給你一個警告：假如你有特殊的健康問題或健康目標（例如你想逆轉心臟病或想以減重的方式擺脫控制血壓的藥），你能獲得多少益處，就視遵守飲食原則的嚴格程度而定。在得到諸多的益處之前，你或許需要做一些重大的改變。一週一次蔬食餐對想多方嘗試不同口味的人來說或許還可以，但你的心臟病或其他與飲食相關的健康問題很可能會繼續惡化，除非你真正改變了飲食習慣，日復一日嚴格遵循全食物蔬食。

同樣的，假如你不努力「持之以恆」，那麼想以飲食的益處來解決你的困擾，無疑是天方夜譚。記住，對某種食物上癮是千真萬確會發生的事情，而對有些人來說，只做一部分改變或許還不足以改變對食物的偏好。就是基於這個理由，我建議你一直保持下去，馬上完全戒除不良的飲食習慣，維持二到四週當試驗，看是否能體驗到良好飲食的益處。若試驗期間能再長一點更好，因為**當你覺得這樣吃很舒服時，改變的障礙就消失了，然後你會體驗到更多益處**。在你致力於改善生活方式時，健康的益處是激勵你的最佳來源。

你有百分之百的掌控權，但請記住，如果你想要獲得最佳的健康——有時人會立刻就要得到最好的結果，這種事是沒有捷徑的。假如你覺得改變小一點、獲得的益處少一點沒有關係，那也無妨，只要你清楚自己所做的決定就好。

準備1 給自己最佳的環境

我們已經談過展開全食物蔬食所需應用的一般心智方法，現在讓我們更具體些談談你要怎麼使環境對你最有利，並且將改變生活方式的阻礙減到最小。這就是本章稍早提到記分卡中的要素二：為了採取新飲食法，要將阻礙減到最小（環境的、認知的和身體的）。

即使是微渺的環境訊息，也能使我們受到強烈的影響。布萊安・溫錫克博士（Brian Wansink）是美國在攝食與食物的環境影響心理學方面首屈一指的研究學者，根據他的看法，我們每天在食物上做的決定共達兩百多個，其中，竟有九〇％是我們沒有意識到的。

在一項辦公室員工與糖果攝取關係的研究裡，溫錫克博士及其同僚測試，在不同的工作氛圍下員工分別吃了多少顆「巧克力之吻」（Chocolate Kisses）。巧克力放在桌上他們看得到的地方，或放在抽屜裡看不見之處，又或放在架上距離他們一百八十公分遠的地方。

被吃掉最少的巧克力，是放在架上看得見的罐子裡。若員工需站起來走到罐子那兒，他們所吃的巧克力就遠比其他人少——一天三顆。當巧克力放在看得到且伸手可及之處，被吃掉的量則將近三倍（一天八點六顆）。若是放在看不見的地方但伸手可及，結果會是中間數（五點七顆）。我們從這個簡單的實驗學到的是，**讓拿到對身體不好的食物變得愈困難，你在不用思考的狀況下就能做得更好（指不吃對身體不好的飲食）。**

另一方面，在一項溫錫克博士對在校兒童的研究中，把水果從午餐排隊路線中的陰暗處拿出來，用一只漂亮的碗盛著，放到隊伍所經之處光線良好的地方，結果整個學期的水果銷售量增加了一倍！同樣的道理，名稱有趣的食物（墨西哥魚雷捲）會比名稱乏味的食物（蔬菜捲），受到更多孩子的喜愛。還有，我們會被看似流行的模式所吸引，比起冰箱裡只有一〇％的原味牛奶的時候，當冰箱裡的原味牛奶提高為五〇％時，孩子們更可能選擇原味牛奶，而捨棄巧克力牛奶。溫錫克博士同時也是《打造苗條身材》一書的作者，他所做的這項研究結果指出，我們建構家庭和居住空間的方式，對我們吃多少東西有廣大的影響，且影響程度或許遠比我們想像的還要更深遠。

攝食行為有兩項內容：食物選擇和食物份量。你也許和我一樣，聽說過無數種教人吃得更少的策略，那些都是有趣而且可能很寶貴的技巧，但我建議你的第一步策略應該是善用你的食物選擇。**如果你選擇全食物蔬食，就不需要擔心食物份量的問題**。你不會吃過量的番薯、綠花椰或糙米和豆類，因為這些食物含有太多膳食纖維，容易產生飽足感，你的身體會在你想到要克制自己之前，早一步告訴你停止攝取。

你要如何將食物選擇變成最有利的工具呢？

我們可以運用溫錫克博士用來證明孩子食物選擇的相同原理：使最佳選擇具有最方便、最吸引人、最常見的條件，並且將最壞的選擇變得最不方便，並隱藏起來。這裡的目的是**盡量少用你的意志力，因為意志力是脆弱而且有限的，但不需思考的習慣卻可以持續到永遠**。

假如你把想要做的改變融入到生活中，使它們盡快變成不需要經過思考的習慣，將會更容易成功。首先要對付的是你廚房中的惡魔，不管你選擇怎麼做，為了準備你的飲食實驗，就是要消除下頁表20中出現在你家裡的食物。有些人不願意把買來的食物丟棄，因為錢都已經花了。我也聽過抽菸的人做同樣的爭辯，不過沒關係，如果你想把那些對身體不好的食物慢慢吃完，你就

讓最佳的食物選擇具有最方便、最吸引人、最常見的條件，並且將最壞的食物選擇變得最不方便，甚至隱藏起來。

這樣做，但別再添購了。有些我建議你刪除的食物是家庭常備項目，雖然可以存放很久，但我強烈建議你丟棄或送給別人。你真的希望家裡有東西要靠意志力日復一日的自我克制去避免它嗎？相信我——那不是一個好主意。記住，我們的目標是盡量不用思考，就能吃到健康的食物。

【表20】要清理掉的食物

純脂肪	所有種類的液態油 奶油 瑪琪琳 奶油替代品，包括標上「健康」以混淆視聽的種類
美乃滋	
成分表裡含有「油」字的沙拉淋醬	
精製（白）麵粉	「適於各種用途」和「未漂白」的麵粉
精製穀類做的麵食	任何沒清楚說明它是用百分之百全穀所做的食品
精製穀類做的麵包	任何沒清楚說明它是用百分之百全穀所做的食品
油炸麵包丁	
包裝好的甜食	糖果 餅乾 蛋糕 冷凍甜點
精力棒	除非它們的成分只有全穀
早餐穀片	所有非以全穀製成的且非少糖或零添加糖的種類，任何每份含有6克以上的糖或15%以上的熱量來自脂肪的種類
白米	
人工甘味劑	

熱巧克力和加糖的綜合飲品	
咖啡奶精	
牛奶	
起司	所有種類
以牛乳製成的優格	是的，即使是希臘式優格
酸奶	
肉類	牛肉、豬肉、雞肉、火雞肉，以及所有其他肉類
多種冷凍餐	所有含有肉類、起司或油脂的食品
多種調製醬	所有10%以上的熱量來自脂肪的調製醬
番茄醬	所有10%以上的熱量來自脂肪的番茄醬

你要怎麼做呢？**找出一個週末的時間來規劃廚房的擺設。在開始前先好好吃一頓健康大餐，以免在規劃時受到飢餓的驅使而退讓。**接著檢視一遍櫥櫃、冰箱和冷凍庫，挑出對身體不好的食物然後扔掉。千萬別沮喪，你會在空出來的地方添上方便、健康且美味的食物。

將清單從頭到尾看一遍，確認是否必須把廚房裡所有的食物都清掉？若是，我要重申，別沮喪！這只是你旅程上的第一步：把對你身體有害的食物拿走，收到愈不方便、愈不吸引人、愈不常想到的地方愈好。下一章，我們會把目前廚房裡所有挪出來的空間填滿，然後你會看到，你不用挨餓也不用吃紙箱。事實上，你會開始享受各種簡單、美味的食物。一旦掌握到竅門，事情就不再困難，只是不一樣而已。那就像走進一間被你更改過燈光效果的房間，一開始或許會有點不適應，但很快就會習慣，因為你會愛上自己所吃的好食物。

準備2 醫療與監督方式的改變

在準備做這項飲食改變時，我建議要找你的醫生商量，你正在服用的藥可能受到飲食的影響。假如你有糖尿病，而且在施打胰島素或吃能夠降低血糖的口服藥，你絕對要請教醫生。在一到兩週內，你的用藥劑量也許需要改變，如果沒有知會醫生來做適當的調整，後果可能很危險。相似的，你也許會發現，體重降低後，自己需要減少或刪除控制血壓的藥片。其他可能會受到飲食影響的藥物，還有華法林納（warfarin，藥品名Coumadin）等抗凝血藥劑，如果你在服用這種藥，而且很急速地改變飲食法，就需要更常檢查血壓。同樣的道理，你也可能需要減少或刪除用來治療胃灼熱、高膽固醇、痛風、關節炎、一般疼痛甚至是自體免疫問題的藥物，但一切的改變都需要和你的醫師討論。

一旦你允許身體自癒，所忍受的疾病過程也許會急速改善，而且可能需要調整用藥，記得請教你的醫生。此外，你還有另一個需要看醫生的理由，那就是學會觀察身體對飲食轉換的反應。觀察生活方式的改變有許多方法，包括：

①記錄飲食吸收。
②記錄能量輸出（運動、步數等）。
③記錄健康結果。

人若能觀察到自己努力的成果，就會做得更起勁；當我們意識到自己吃的是什麼食物，就會對任何飲食上的錯誤有所警覺，

在你準備做這項飲食法的改變時，你要找你的醫生商量，尤其是你正在服用的藥可能受到飲食的影響。

進而避免那些錯誤。「美國國家體重控制登記中心」是記錄成功減重者（並持之以恆）的機構，當這些成功者不再測量自己體重的人，往往會復胖而且變得更重。

如果你對減重有興趣，我建議你**將自己所吃的食物記錄下來至少維持一小段時間**。在這件事情上，你想付出多少努力都行，但記住，你對自己所吃的東西愈有警覺，能減掉的體重就愈多。現在的智慧型手機有許多應用程式能讓你輸入食譜和食物，甚至可以掃描條碼，然後自動計算出你吸收了多少熱量。持續寫食物日記，尤其是你想用超讚的應用程式來計算營養素的攝取量時，這不僅對想減重的人、連對好奇自己吸收了多少營養素的我們來說，都非常有用。這種觀察攝取食物的方式能提升你的自信心，事實上，你幫了自己一個大忙呢（記分卡中的要素三）！

教育你的醫生

遺憾的是，過去幾十年裡我們已見過太多次，醫生並未接受營養方面的訓練，而且許多醫生對蔬食一點也不熟悉。當你去看醫生時，他們或許會抱持懷疑的態度，並且擔心你在飲食上的改變，有的甚至會企圖說服你放棄。一位吃蔬食的母親到「柯林．坎貝爾營養研究中心」尋求建議，她想知道要怎麼跟醫生有更好的互動——小兒科醫生知道她沒給孩子吃乳製品時，說了些讓她不好過的話。我的回應是這樣的：

「很遺憾，妳不是唯一一個因醫生對全食物蔬食缺乏熟悉度而感到挫折的人。也許妳的醫生需要一點蔬食營養方面的教育，但只靠一次會晤對妳的醫生施以營養科學教育是不夠的，那對雙方來說都沒什麼收穫。小兒科醫生往往是奶類食物和標準『多樣化』飲食的積極擁護者，身為受過小兒科訓練的家庭醫生，我可以告訴妳，那就是我們被教導要傳遞給大家的飲食訊息。

我以下的建議是簡短、不具威脅性、非科學、和善的（如果適用於妳家的話）：

『醫生，我們家一直很注重營養素含量豐富的水果、蔬菜和全穀類食物。我們不吃過多的加工食品或精製食物，所以知道我們能從健康的植物來源（像是豆類和葉菜類）得到足夠的蛋白質、鈣質、脂肪和鐵質。這種飲食法真的有益於健康，而且我們打算一直持續下去。無論你聽別人怎麼說這種飲食，假如你有興趣，我們會很樂意把你的意見放到相關資訊裡，然後帶給大家，因為我們很重視你的看法。如果有任何你認為我們應該檢查的項目（鐵質含量、血球計數、維生素B_{12}含量），我們很樂意聽取你的意見。』

但如果飲食上的歧見仍然是個爭議點，而且妳也覺得困擾或未獲支持，那我會建議妳找其他醫師，尤其是如果妳有很多孩子的話。」

另外，我也建議你**記錄自己健康的改善情況**。方法可以有許多種，而且都很輕鬆、廉價、方便。當然，其中之一就是規律地測量體重。假如你想減重，你會發現，全食物蔬食使你無需限制總體的食物攝取量，就能達到減重的目的。這個飲食法允許的食物，你想吃多少就吃多少，然後達到減重的效果。要規律地量體重，這種自我監督的方法，能夠幫助你持續執行計畫。

另一個監督你飲食方式的簡單方法是**做膽固醇測試**，我建議你在做飲食轉換前，先做血液膽固醇測試，轉換到新飲食方式的短短兩週後，就會看到數值上的改善（若你有嚴格遵守的話）。假如你在準備階段去檢查了血液膽固醇，然後在你真正採取這種飲食法一個月後，觀察到數值上的進步會讓人產生信心，也會有繼續保持下去的動力。

你要全心全意準備好，要周圍的人支持你，家裡不再擺放誘惑人的不健康食品，讓醫生一起參與並幫忙監督你。現在你就真的準備好向全食物蔬食飲食法，踏出最穩健的第一步了。

➢ Chapter 14

發現新美味

偶爾會有一種恍然大悟的表情出現在我面前，那份體會真教人難忘。

那也許發生在我剛告訴病人關於他們罹患重大心臟疾病「事件」或中風的機率後，而命運的轉變、想法上的轉變就發生在我的眼前。也許那個病患家裡有年幼的孩子，他們可能永遠不會搭上有十分之一機會遭遇致命、猛烈撞擊車禍的巴士，但或許他們才剛聽說自己有十分之一的機會在未來十年內發生改變命運的心臟病或死亡。醫療指南建議他們應展開治療，只是任何藥物都有副作用，而他們或許終其一生都需要服用藥物。我告訴他們，真正的問題在於食物，然後他們的命運開始有了轉機，但坦白說，這並不是那麼常發生，人往往不會只因為獲得資訊就有所改變。這就是為什麼上一章裡討論到的要素（記分卡上的要素）如此重要——它們的重要性遠超乎我們的想像！

然而，當命運之輪真的在我面前轉向時，我開始問類似這樣的問題：「你都吃些什麼？你有列出食物清單嗎？你有列出採購清單嗎？」

當病患了解我也遵循自己提供給他們的建議後，我最常被問到的問題之一是：「你都吃些什麼？」

本章不只為你回答這些問題，更重要的是教你如何靠自己貫徹這種新生活方式的技巧。你得了解下面這句話的含意：給人一條魚，你只讓他吃飽一天；教他釣魚，你讓他吃飽一輩子。本章就是在教你怎麼釣魚——教你如何在商店挑選健康的蔬食。

手邊要有的常備食物

在上一章我為你帶來壞消息：你須丟棄某些食物。現在我要為你帶來好消息：各式各樣讓你充滿活力的食物。我用好幾頁的篇幅介紹這份清單，不過還是盡量簡單些就好。我在這裡會提到一些品牌名稱，但當中絕對沒有涉及任何個人利益。

新的常備食物

麵食

* 任何種類的百分之百全麥麵食。
* **糙米麵食：**Tinkyada（樂多市場可網購到部分該品牌的糙米麵食）是我喜歡的品牌之一，常見於商店的無麩質區。

全穀類和豆類

* **燕麥餐：**「傳統」、不添加任何東西的種類。
* **一般糙米：**任何種類皆可，例如穀粒短的、中型、長形的米或印度香米；我個人喜歡屬於中型糙米的日本錦米。

* **泰國紫米或中國黑米：**這兩種米不僅外型好看，而且有獨特的堅果風味，很適合在特殊場合使用。
* **即食糙米：**推薦給時間不多的你。
* **藜麥：**快熟。
* **全古斯米（非洲小米）：**很快熟。
* **豆子：**市售的種類大部分是乾的、袋裝，但在烹調前需浸泡整夜。市面上的各種小扁豆都是袋裝販售的，而且快熟。因為我工作忙碌，所以經常使用罐頭豆子，手邊會常準備。

盒裝早餐穀片

超市的走道裡，沒有比充滿誤導性標籤的早餐穀片區更令人困惑的。我承認，只有沒滋味的盒裝早餐穀片是健康的，只要你加上一點葡萄乾、香蕉和其他水果，就不會錯過這個好東西。我建議以燕麥當早餐主食（見「坎貝爾博士什錦早餐」P267），因即使是沒滋味的早餐穀片也含有許多鈉。為了方便，你或許可試試這些品牌（非品牌產品當然也行）：

* **寶氏：**Post Grape-Nuts、Post Bran Flakes、Post Shredded Wheat。
* **通用磨坊：**General Mills Chex、General Mills Kix、General Mills Total、General Mills Cheerios。

也可以選擇任何其他不含添加油、或每份少於五、六克糖的早餐穀片。

麵包／薄脆餅乾

* **百分之百全穀麵包：**生命之糧（Food for Life）的Ezekiel 4:9是

在商店冷凍健康食品區中，能夠找到的優良發芽穀物麵包；這個系列有很多不同種類的產品。

* **全穀墨西哥烙餅：**Ezekiel 4:9是十分不錯的選擇：La Tortilla Factory's Sonoma和Trader Joe's Corn & Wheat一樣，都是優良品牌，原味玉米烙餅也不錯。注意要避免含有添加油的墨西哥烙餅，因為這很常見。
* **薄脆餅乾：**Wasa製作各式各樣的無脂薄脆餅乾，上面鋪放些食材或沾醬吃都很棒。
* **薄米餅：**有些品牌會做小而圓的無脂薄米脆餅。
* **薄脆餅乾和椒鹽脆餅：**網路上可以找到許多口味的Mary's Gone Crackers無麩質、無脂的全穀薄脆餅乾或椒鹽脆餅。
* **墨西哥脆餅：**La Reina牌，不加鹽，用有機玉米烘焙的墨西哥脆餅，在網路上就可找到。

烘焙用食材

* 百分之百全麥麵粉。
* 一人份裝的百分之百不加糖蘋果醬。
* 蘇打粉和泡打粉。
* 葡萄乾。
* 椰棗
* **烘焙紙：**顯然不是食物，做無油烘焙或炙烤時很好用。
* **基本調味品：**肉桂、荳蔻。

根莖類蔬菜

* 山藥和番薯。
* 白馬鈴薯。

* 洋蔥。
* **薑：**若常用，可將整支薑削皮、冷凍，需要時再拿出來磨碎。
* **蒜：**如果你喜歡新鮮的。
* 其他還有許多保存良好，且全世界都在吃的根莖類蔬菜，都是營養素可靠、穩定的來源。這是值得你好好探索的一大食物類別，或許你也願意嘗試芋頭、茴香、蕪菁甘藍和樹薯。

罐裝醬汁／淋醬

* **茄汁麵醬：**注意，事先做好的麵醬大部分都含有許多油和鹽，也常加添肉末和起司，要選擇成分列表裡不含油脂的醬汁。你可以從一些品牌裡選擇較有益健康的：
    - Ragú Light番茄羅勒麵醬
    - Enrico's傳統麵醬，不添加油和鹽
    - Trader Joe's有機香菇麵醬
* **莎莎醬：**要找低鹽或無鹽的莎莎醬。
* **義大利香醋：**我很幸運，住家附近就有F. Oliver's連鎖店，他們有很棒的陳年特調香醋，淋在綠色葉菜、沙拉和許多其他食物上，會讓食物變得很可口。他們的產品也可上網購買，另外有好幾家其他連鎖店或經銷商，現在也提供同樣種類的香醋。
* **其他醋：**白醋、蘋果醋、米醋，還有食譜裡用到的醋。
* **無脂沙拉淋醬：**要非常小心這類淋醬，最好自己做，因為大多數的無油淋醬，都使用玉米果漿或其他添加糖調味，但或許能找到每份含糖量在三克以下的淋醬。看看有沒有主要成分不含糖或糖漿的種類，而且每兩茶匙的熱量在三十大卡以下。
* **檸檬與萊姆：**通常是醬汁或淋醬的一部分，很適合用於風味沙拉及其他菜餚中。

罐頭食品

* **豆子：**鈉含量較低的有大北豆、鷹嘴豆、腰豆、黑豆、斑豆，以及其他許多種類。
* **番茄丁：**低鈉或不含鈉的種類。
* **番茄糊：**如果你不想每次做菜使用了一點番茄糊後，把剩下的半罐倒掉，可以用湯匙舀到製冰盒中，每格大約剛好一湯匙的份量，蓋上塑膠紙然後冷凍起來。結凍後把冰塊移到適當的容器裡存放，可以保存很長一段時間。

冷藏食品

* **蒜末：**大廚師喜歡用現切的新鮮蒜末，但對我和其他懶惰的下廚者來說，裝蒜末的大容器是一定要準備的。
* **鷹嘴豆泥：**就像無油淋醬一樣，要找到不含芝麻粉和油脂的現成鷹嘴豆，可能很困難。自己做既好又便宜（見「傳統低脂鷹嘴豆泥」P277），但如果你能找到不含油和芝麻的豆泥，就放一瓶在家裡當點心配料。Oasis Mediterranean Cuisine有販售無脂無芝麻的鷹嘴豆泥。
* **取代牛奶的飲品：**我個人喜歡不甜的杏仁奶。要注意市面上許多種類都含有很多糖，要使用每份含糖量在五克以下的。網路上可以買到Almond Breeze販售的不甜杏仁飲品，手邊永遠要有新鮮的深綠色葉菜，很多地方都有賣洗好、切好的。
* **亞麻籽粉：**是omega-3ALA脂肪酸的極佳來源，可以撒在燕麥上食用，或在烘焙時取代雞蛋。
* **豆腐：**許多食譜中都使用嫩豆腐，來製造綿密的質地，你可以買密封包裝的豆腐，可以放久些。偶爾要做煎、炒、炸豆腐菜餚時，適合使用超硬豆腐或硬豆腐。

視你那週的菜單而定，還要準備其他許多蔬菜（後面討論到未來兩週的採購清單時，你就會知道自己需要準備些什麼）。

冷凍食物

* 剁碎的冷凍綠色葉菜
* 冷凍玉米。
* **綜合冷凍蔬菜：**市售的種類很多，方便我們做各種菜餚，例如亞洲式的翻炒、美國西南風味餐（用豆子）等等。
* **帶殼有機毛豆：**一種用微波爐就可做的快速點心。

香辛料／調味料

* **營養酵母：**常用在菜餚和麵食中取代起司。
* **其他許多種類：**當你想嘗試更多佳餚時，能盡量蒐集到各種調味料是很重要的，這是你在全食物蔬食中所能找到的樂趣，而且愈來愈有意思，你將會做出比以前更多種口味的佳餚。到賣場的散裝區或天然食物商店秤重購買，就能以便宜的價格買到少量你想嘗試的新調味料。

發現了嗎？這份清單漏了一些常備項目——你找不到冷凍即食餐、起司或肉類替代品。這些便利的純素食品隨時都可以用在你的廚房裡，但其中有許多都高度精製，而且往往添加了鹽、糖或油脂。儘管比不上最佳的營養食物，我有時仍會建議，把這些食品當做轉換期用來戒除含肉類、乳製品、油脂和糖等標準美式飲食的工具。這些食品可視為正確方向的步驟，就像第四章的餐廳食物清單一樣，但你不會體驗到其對健康上的重大益處——除非移除這些高油、高鹽、高糖的純素／素食便利食品。

飲料

①水是最佳的飲料，它能改善你的腸胃習慣、減少頭痛和減少腎結石。我並不確定有沒有要喝多少水的最終結論或證明，但如果要隨心所欲地喝水，一天八杯水似乎是合理的。

②避免包裝果汁、汽水和添加甘味劑或糖的飲料。那些含有許多糖分或人工甘味劑的飲料，會觸發你的糖癮。

③少量的酒精沒關係，但對許多人來說，酒精可能是個大問題。女性飲酒一週七次，或男性一週十四次，就形成較高風險飲酒。「較高風險」不僅是酗酒行為的指標，那也表示你將自己置於許多相關疾病的風險中，例如憂鬱、失眠、某種癌症、肥胖、高血壓、消化道問題等等。就算你只是接近「較高風險」的邊緣，我仍強烈建議你考慮縮減飲酒量。為了達到最理想的減重目標，要避免所有的酒精。

假如你想拓展調味料和食物內容，可以探索當地的地方特色商店。有的會賣很多你應該避免的包裝食物，但其中仍有許多商店販售美味、新鮮又不貴的各種產品，有些也許是你從未品嚐過的。舉例來說，我們當地的亞洲市場裡，有一般人負擔得起的新奇綠色葉菜和優質米，我們當地的印度及中東市場則有販售大量香料和健康的全穀食物，像是全麥皮塔餅和布格麥食（碾碎的乾小麥）。

替代品

現在你已經有了常備食物，那蛋、油和起司怎麼辦？你要怎麼料理新食物，並且為舊食物找到替代品？這是一個很常見的問題，尤其是當人們第一次做飲食轉變時。為相同的菜餚尋找可取代的食材，然後用自己習慣的方法烹調食物，是很典型的做法。畢竟，這種做法熟悉又簡單，對吧？當你愈來愈習慣吃全食物蔬食，便會發現自己的口味改變了。用從前的習慣來適應蔬食飲食已經沒那麼重要，因為你對從前的習慣不再感興趣！

也就是說，知道一些基本技巧會為你帶來一些便利性，因為你可以應用在現有的食譜上，以做出更健康的菜餚。記住這句話，然後參考一下表21，為了創造更健康的生活，你需要知道最重要的替代品和技巧。

【表21】替換的食材和技巧

該汰換掉的	取而代之的是
牛奶	任何種類的替代牛奶，例如豆漿或杏仁奶。若要用在早餐穀片上或單獨飲用，可使用無糖的杏仁奶。若用在烘焙上，全脂豆漿的質地較濃稠，但你可以使用任何種類的替代牛奶。
炒蛋	使用許多美味香料的炒豆腐，並添加蔬菜（參見「炒豆腐」P265）。
雞蛋（烘焙用）	①1茶匙亞麻籽粉混合3茶匙水。 ②Ener-G替代蛋（一種澱粉性粉末，用水調勻，做法參見外盒）。 ③½根香蕉，搗成泥（選擇性添加：½茶匙泡打粉，以免食物太濃稠）。 ④¼杯原味豆腐，以食物處理器製成糊狀。
沙拉淋醬	見無油葡萄乾香醋醬汁P280、黃瓜酪梨醬汁P281和草莓醋P284。還有，試試看我在常備食物那段提過的陳年特調香醋。你或許能找到市售的低糖無油淋醬，但實在是少之又少。如果你能找到且覺得味道不錯，就留一瓶備用。

該汰換掉的	取而代之的是
食用油（用瓦斯爐做菜時）	抱歉！你必須放棄那種常常出現在許多標準飲食中，包覆你每吋舌頭和每吋動脈、令人捧著胃灼熱藥片也要追求的滑潤油膩口感，沒有任何可以取代這種口感的健康食物。 事實上，到了一個適當的時機，你會開始覺得那種口感很噁心，就像不小心喝到機油一樣，相信我。 若以爐子烹調或慢煎，要使用不沾黏的鍋具，並以幾茶匙水或蔬菜原汁取代油，吃得健康並不需要犧牲美味。
純油脂，例如食用油、奶油和瑪琪琳（烘焙用）	你有好幾種選擇，烘烤過的果泥，好吃得令人驚艷，但食物的濃稠度會受到改變。果泥用在軟性烘烤物上非常理想，像是馬芬糕、麵包和軟餅等。 ①梅乾糊。½杯去核梅乾加¼杯水調成糊狀，使用時約取所需脂肪量的⅓即可。¼杯梅乾糊可取代一條奶油（½杯）。要注意沒烤熟的問題，因為以水果取代油脂的時候，烘烤的東西會乾得比較快。 ②不加糖的蘋果醬。這很簡單，因從包裝好的迷你包就可取得。蘋果醬的用量比所需的油脂用量還少一些，例如：以⅓杯的蘋果醬取代½杯的油脂，或以¼杯的蘋果醬取代⅓杯的油脂。再少的份量，就用1:1的比例。 ③使用不沾黏的矽利康烘烤器具，烤盤紙在做無油烘焙時很好用。在極少的狀況下，我會使用一點噴霧油以避免沾黏，但會擦掉大部分，一小瓶就可以讓我用好幾年。
起司	這又是一個困難的項目，我保證你會失去披薩上1.27公分厚的起司風味，但少掉足夠浸透好幾張紙巾的油脂（你認為這跟你的動脈沒有關係嗎？告訴你，那些油脂會摧毀你的血管）。市面上有素食的起司替代品，但大部分都是精製油和精製澱粉的混合物，我認為那些東西既不健康也不天然，最好要避免。 素食食譜裡經常看得到腰果起司醬，它從堅果中取得油脂，並從營養酵母中取得起司般的風味。這種醬十分美味，但仍是油脂含量非常高的混合物，可能會對你的健康目標造成妨害。現在有多種更健康的乳狀起司醬，只使用一點點堅果醬。營養酵母薄片可以像帕瑪森起司一樣撒在麵食上面，但並不是理想的起司替代品。

碎牛肉	你是知道的，我並不熱衷於肉類替代品，但我認為有時在需要一點碎牛肉的菜餚裡，以蔬食做為替代品（例如辣味菜）是明智的決定，也會讓菜餚更好吃。 Gimme Lean販售的牛肉替代食品很可口。 組織化植物蛋白，也就是素肉，正是為了這種目的而做的基本替代品。
肉類	如果你正在轉換期中痛苦掙扎，可以買些替代品解饞，但若你發現自己吃的都是素「冷盤」、素「起司」和素「美乃滋」，我必須說，這樣對你的健康真的沒有任何好處。
早餐穀片	加水果、葡萄乾、亞麻籽粉和一點胡桃的燕麥餐。
麵包	百分之百全穀麵包。
冰淇淋	香蕉乳霜凍P316既美味又健康，而且能用不同的水果做成冰淇淋，上頭鋪上許多不同的食材。有一種叫做Yonanas的家電產品，是你負擔得起的，可以用它來做水果冰淇淋。 水果冰糕真是甜的不得了，所以在大快朵頤時一定要有所節制。 大豆冰淇淋應盡量少吃，但可以找得到。

前進大賣場，閱讀標示

為了使你的廚房安全健康，並保持你的良好習慣，你必須在大賣場做出最佳表現。如果你只把好的食物帶回家，自然就可以輕鬆從容地面對你的飲食，而沒有任何誘惑和抗拒，也較不需要抵擋家中不良食物所需的強大意志力——記住，意志力是脆弱而且有限的，但不需思考的習慣卻可以持續到永遠。**你在大賣場裡所做的選擇，就是你未來一週養成無需思考的習慣的成敗關鍵。**因此，你在大賣場裡所花的時間，也許是一週裡對健康最重要的時刻。

步驟1 逛大賣場前先吃東西

別空著肚子逛大賣場。有一項研究指出，經過五小時的禁食後，人們在購物時更容易購買高熱量密度的食物。此外，在下午四點到七點間購物的人，比在下午一點到四點之間購物的人，更容易購買高熱量食物，可能是因為那些稍早購物的人剛吃過午餐，比較不餓。或許你也發現自己有相同的情形，當你餓著肚子走進大賣場時，現成的垃圾食物和含有糖分與油脂的食品看來更具誘惑力。

所以，千萬別空著肚子逛大賣場。至少事先吃些點心，如果可能的話，規劃好一天的行程，用餐後再去大賣場。

步驟2 大賣場最重要的區域是生鮮產品區

別為了想變得更健康或吃得更天然，而到大賣場的「健康」或「天然」區。當然，你會為了某些食材而到健康食品區，但你要知道，你在那兒看到的許多東西都是印有漂亮圖片和混淆視聽的標籤的加工垃圾食品。

逛過生鮮產品區和健康食品區後，你或許想花點時間看看罐頭蔬菜、麵食和醬汁、早餐穀片與地方特色食品，在那些區域你也許能找到一些美味的穀類和豆類。然後快速地看一下冷凍區，儲備冷凍水果和蔬菜，整個行程就結束了。

這就是我逛大賣場的標準流程，只看最有用的部分，遠離所有的垃圾食物區。誰要看運動飲料、汽水、餅乾和洋芋片？你不再吃喝那些東西了，對吧？

步驟3 成為檢視營養標示的行家

當我寫到這裡時，美國食品與藥物管理局正在修正對食物營養標示的規定，所以會有一些改變。當然，對於許多最健康的食物來說，是沒有營養標示的。商店裡生鮮產品區的水果和蔬菜並沒有營養標示，除非它們是用某種方法包裝起來的。沒有營養標示是件好事，表示你在吃真正的食物。除此之外，**對於你所吃的所有東西，一定要閱讀它的營養標示。**不管美國食品與藥物管理局所制定的新營養標示看起來如何，我下面所提供的重要原則會幫助你區分優質食物和劣質食物。

原則1〉這是什麼食物？

閱讀成分表，它的位置通常在營養標示下方。各種成分的先後次序是**依重量做降序排列**，從份量比例最多的成分開始，往下排到份量比例最小的。我用一份想像的成分列表做示範，假設列表中含有玉米果漿、水和草莓香料，因此我們知道，玉米果漿的含量比水多，而水又比草莓香料多。

在你看過成分表後，用下列兩個問題來判斷這個食物屬於食物三大類別的那一類：

* 它是全食物嗎？
* 它是植物性或動物性的？

假如你能說它絕大部分是全食物，同時也是蔬食，那麼你就一切準備妥當，它是優良的食物，可以放到你的購物車裡。

不過，我要提醒你：有些全蔬食是熱量密度相當高的食物，因為它的成分幾乎都是脂肪，例如堅果和種子、酪梨、椰子和橄欖，這些食物裡有許多優異的營養素，但對於企圖斷絕對脂肪的渴望，以逆轉心臟病或減重的人來說，過度攝取這些全蔬食，會使一切努力付諸流水。**含脂量極高的蔬食應該要視你個人的情況和目標謹慎地少量食用**。舉例來說，當病患剛開始嘗試改掉吃垃圾餐的習慣時，我會開一些高能量食品（優良的傳統葡萄乾和堅果等）給他們當點心；另一方面，假如你有晚期心臟病，且到了心臟科醫師叫你回家準備遺囑的地步，就該避免所有含脂量高的蔬食，包括花生。我希望你能徹底戒掉對油脂的渴望，使所有食用油和含脂量高的食物，都無法再對你產生誘惑。

有時候很難判定某種產品是不是全食物，我發現最難區分的是穀類。那些穀類食品裡有那些屬於全食物？簡單的答案是，成分表裡有「全」字樣的就是了，否則它就是精製食品。表22裡有更多細節。

【表22】這些穀類是全食物嗎？

	全食物	精製食物
小麥	全小麥、全杜蘭麥、布格麥食、全白麥（一種稱做「白麥」的小麥品種）	粗粒小麥粉、杜蘭小麥、小麥、麵粉、強化麵粉
裸麥	全裸麥、裸麥穀粒	裸麥、裸麥粉
燕麥	基本上所有的燕麥和燕麥粉都是全食物；通常在處理過程中經過蒸、製成細片和／或滾壓的程序，使麥片熟得更快（快煮燕片），但無論是傳統、快煮或鋼切的，都含有全穀粒。	
玉米	全玉米粉、全玉蜀黍粉、爆米花、馬薩玉米粉、玉米粥（最後兩項多少有經過加工，但幾乎是全食物）	玉蜀黍粉、白色和黃色玉米粉、去胚芽麵粉

	全食物	精製食物
米	糙米，以及大部分其他有色米（黑米、紅米、紫米）、菰米	白米、米
大麥	去殼大麥、全大麥	精製大麥
莧米	都是全食物	
小米	都是全食物	
藜麥	都是全食物	
苔麩	都是全食物	
斯佩爾特小麥	全斯佩爾特小麥	斯佩爾特小麥粉、斯佩爾特小麥
蕎麥（不是小麥，甚至不是穀類，但通常可在商店裡的穀物區找到）	都是全食物	

資料來源：美國全穀協會，〈從A到Z的全穀〉。
http://wholegrainscouncil.org/whole-grains101/whole-grais-a-to-z

原則2〉評估添加油、添加油糖和添加油鹽

到現在，關於食物我們知道的唯一一點是，它是什麼種類的食物。如果標示上說「全小麥粉、橄欖油、玉米果漿、香料」，那麼我們從排列順序可知，全小麥粉比橄欖油多，橄欖油比玉米果漿多，但我們不知道製造商加了很多油和糖，還是只添加一點點。所以，現在我們就要瞧瞧營養標示中的數字。

注意：為了奉行逆轉心臟病的飲食法，要禁止任何列出「油」的食品。

＊ **添加油：**一般說來，零添加油的全食物蔬食，熱量平均只會有

一〇％來自脂肪，除非它含有大量的高含脂植物。也就是說，當你在檢查食物的營養標示時，任何脂肪含量超過一〇％的食物，都可能含有大量的高含脂植物或添加油。檢查每份食物的總熱量，計算出它的一〇％是多少（把小數點向左移一位）。熱量來自於脂肪的數字比你算出的數字高或低？假如比一〇％還高，表示食物裡含有油脂，要小心囉！

* **添加鹽：**檢查食物的鈉含量。理想上，每毫克的鈉含量數字應該不能高過於熱量的數字，鹽的攝取上限，建議量是每天二．三克。雖然詳細的情況不清楚，但攝取量若超過這個數字，可能會導致高血壓（然後引發心臟病或中風）、骨質不良和腎結石。這所有的一切都與腎臟裡所發生的複雜活動有關，並且牽涉到其他礦物質，例如鉀和鈣。所以，假如你每天吃二．三公克以下的鈉，而且每天攝取的熱量在兩千到兩千三百大卡之間，那麼透過簡單的數學計算結果可看出，你每天攝取的鈉毫克數字，會與你每天攝取的熱量（卡路里）數字差不多。如果你手中食物的鈉含量數字高於熱量，你最好吃很多無添加鹽的食物，來稀釋你的鈉平均攝取量。
* **添加糖**。這個項目比較困難，因為沒有可靠又迅速的規則可循，我希望未來更新後的營養標示，能給我們一個更方便的評估方法。我的建議是盡量少吃添加糖，糖會藉著各種化名（可辨識的特定化學名稱）滲透到你的飲食裡，例如果糖、右旋糖、乳糖和葡萄糖等，都是糖漿、花蜜和蜂蜜等經過加工後的形式，另外也有聽起來較健康的名稱，像是水果萃取物和甘蔗汁。吃東西前要確定，添加糖並不是食物中的主要成分。要準確評估一項食物裡有多少糖分，必須有點數學天分，所以，如果你想略過就略過吧！但是如果你想試試，就把糖的克數乘以

四，得到的數字是由糖所提供的熱量總數，然後除以每份的熱量總數，你的總熱量裡來自添加糖的部分，應該要小於五%。全水果的熱量來自糖的部分遠超過五%，但仍是健康的，但不能含有任何添加糖。要完全避免似乎含有添加糖的食物，像是糖果和加工甜點。另外，也要避免運動飲料、果汁及汽水。

現在你知道什麼才能出現在你的廚房裡，你認識一些基本的替代品和採納替代品的方法，你也知道如何在商店裡採購和閱讀營養標示的技巧。如果你把這些指導方針銘記於心，尤其是利用營養標示去選擇全蔬食，並盡量避免添加鹽、添加糖和添加油的人，你將擁有達成最佳健康生活所需的一切營養知識。在下一章，當我們讀到維持兩週的坎貝爾飲食計畫細節時，就要把一切付諸行動。

➢ Chapter 15

菜單規劃與採買清單

一般說來，當我們在家裡自己煮飯時，準備的菜色通常比較少，但你爾偶會覺得某種菜吃膩了，想換換其他口味，這時準備的便利性和簡易性就很重要。由於生活中大部分時候都缺乏變化，我往往會被許多減肥書中的菜單規劃打動，有的書為每天建議的菜單有各式各樣，令人目不暇給的食物和菜餚，是我從來都沒想過要做的。我的太太艾蓮·坎貝爾醫師（暨公共衛生碩士）和我平常都忙得要死，誰會想到每天三餐、每餐都做兩、三樣菜來吃？

我一直都是這樣想的，所以我建議的飲食規劃對生活忙碌的讀者來說，在選擇方面就比較務實，不過仍有足夠的變化讓你在接下來的兩週裡，做許多不同的菜餚。

這份飲食規劃集合了艾蓮、我以及我最喜歡的廚師的食譜，我強烈建議你買一本新的食譜改善你的飲食。我在坎貝爾雙週飲食計畫裡所挑選的食譜作者，他們的食譜和網站都很容易找到，我也把那些資料推薦給所有希望自己變得更健康的病患。利用接下來的兩週好好體驗我最喜歡的食譜資源，所有的內容我都檢查過，因此這些食譜都很安全可靠。當你在持續進行飲食轉換時，請繼續支持這些作者。

以下是我最喜歡的食譜創作者和資料來源。

＊黎安・坎貝爾博士（LeAnn Campbell）

- 《全食物救命廚房・每天3餐救命飲食》（柿子文化事業有限公司）：根據《救命飲食》中的原則，黎安（我的妹妹）創作出許多美味的家庭食譜，來滿足她那兩個健康、容易飢餓的好動男孩。

＊琳賽・尼克森（Lindsay S. Nixon）

- 《快樂的草食動物》。
- 《天天快樂的草食動物》。
- 《輕盈苗條的快樂草食動物》。

在推薦可參考的資源時，我常對我的病患強調琳賽的名字，因為她對創作家常、可口、簡易的食譜真的很有天分。她在www.getmealplans.com提供了一項飲食計畫。

＊凱西・費雪（Cathy Fisher）

凱西多年來一直是健康飲食倡導者的烹飪指導，她的免費網站網址（www.StraightUpFood.com）用得很巧妙，很符合無添加鹽、添加油和添加糖的美味食物形象。

＊安・艾索斯丁（Ann Esselstyn）

是《這樣吃，心血管最健康！》一書中的大廚，該書作者為小克德威爾・艾索斯丁博士。

若需要更多資訊，請至www.dresselstyn.com。

✶ 德爾·史若夫（Del Sroufe）

- 《勝過素食者的德爾大廚》。
- 德爾大廚是關於全蔬食的故事中，極成功的案例之一，因為垃圾素食而增加了許多體重後，德爾轉換到全食物蔬食，減掉了九十一公斤多。他寫了一本很傑出的食譜，是想減重和逆轉心臟病的人最理想的參考書籍。

✶ 蘇珊·瓦辛（Susan Voisin）

這是另外一個提供各種美味健康食物食譜的免費網站（blog.fatfreevegan.com），請遵循蘇珊部落格中食譜的做法，因為相關網站所發行的食譜，有些是有用到油脂的。

要記住，你要找的是一些在起步時令你感興趣的菜餚，這些是當你開始嘗試擴展不同口味時，讓你輪流做變化的一小群核心菜色。

我當然不是什麼夢幻廚師，雖然我太太喜歡做菜，但我們倆總是太忙碌，因此一切方便至上，最後我們往往吃得都是同樣的基本模式。

星期一到五的早餐通常是冷的早餐穀片、燕麥餐、自製加水果和無糖杏仁奶的自製什錦早餐。午餐幾乎都吃前一晚吃剩的，方便加熱和在工作時食用的菜餚。點心是水果、麵包和鷹嘴豆泥。晚餐通常是一鍋搞定、不需要花時間準備的餐食，邊緣放點簡單的蔬菜，通常是蒸的綠色蔬菜。

我知道許多人都跟我一樣忙，所以我太太和我才要在我們的餐食中，多設計一些方便的選擇。你在週末也許比較有時間，因此我們安排的菜色也較多樣化。吃前晚的隔夜菜當然很方便，而且既簡單又美味，但我們不會在每次的午餐都吃，還是有設計好幾道菜色。若需要準備得快一些，可把午餐食譜轉換成晚餐。

你可以多留意綠色蔬菜，**我們每一天都應該吃深綠色葉菜，夾在三明治裡的那一丁點生菜不算。**假如你用蒸或煮的方式，把蔬菜做成一道菜餚，你可以吃到更多綠色蔬菜，這應該是每天都要達成的目標。

十四天份的美味菜單

強調了這麼多的便利性、綠色蔬菜和簡易性，現在就要呈現我的雙週菜單規劃。

緊接著菜單計畫之後的，則是第一至第三天菜單中的菜餚，所需準備的一切東西的採購單。準備就緒後，你會有一個很好的開始。

第一週

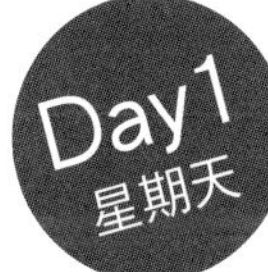

早餐	・坎貝爾博士什錦早餐 P267
午餐	・傳統低脂鷹嘴豆泥 P277 三明治
晚餐	・簡易菠菜香菇千層麵 P291 ・選擇性的：綠色蔬菜、番茄、黃瓜、胡蘿蔔絲綜合沙拉，搭配義大利香醋淋醬 ・香蕉乳霜凍 P316

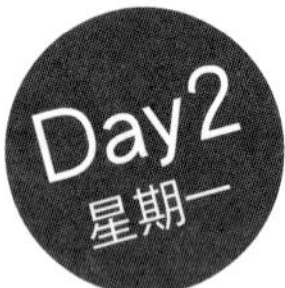

早餐
- 快煮燕麥餐 P264

午餐
- 昨晚的簡易菠菜香菇千層麵 P291 或美味酥脆玉米餅 P275
- 自選水果

晚餐
- 速成三豆湯 P293
- 豪華玉米麵包 P297
- 清蒸羽衣甘藍 P298

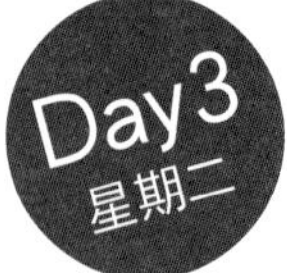

早餐
- 坎貝爾博士什錦早餐 P267

午餐
- 昨晚的速成三豆湯 P293 或傳統低脂鷹嘴豆泥三明治 P277
- 自選水果

晚餐
- 炒鳳梨 P303 佐糙米飯
- 燉小白菜 P299
- 香蕉楓糖燕麥餅乾 P317

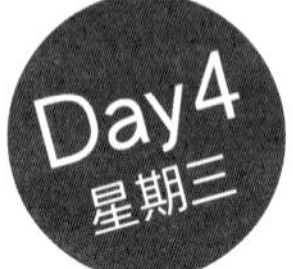

早餐
- 慢燉燕麥餐 P264

午餐
- 漢堡快餐 P275

晚餐
- 墨西哥捲餅 P304
- 清蒸羽衣甘藍 P298 搭配神奇胡桃醬 P308
- 水果沙拉

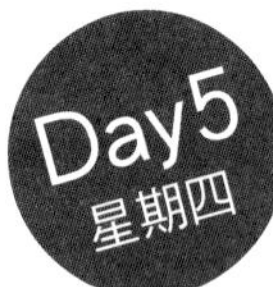

早餐
- 昨晚剩下的墨西哥捲餅 P304 佐炒豆腐 P265
- 百分之百全穀吐司

午餐
- 簡易義麵沙拉 P278 或是昨晚的墨西哥捲餅 P304
- 自選水果

晚餐
- 坎貝爾博士單身漢快餐 P305
- 非烘焙巧克力球 P318

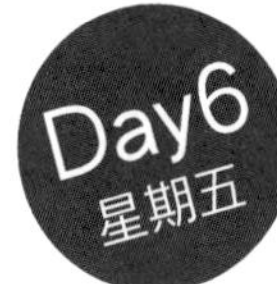

早餐
- 坎貝爾博士什錦早餐 P267
- 百分之百全穀、低糖盒裝莓果早餐穀片

午餐
- 昨晚的坎貝爾博士單身漢快餐 P305 或西葫蘆鷹嘴豆泥捲 P276
- 自選水果

晚餐
- 莎莎醬、豆子、芫荽佐米飯 P292
- 炒嫩菠菜 P301
- 水果沙拉

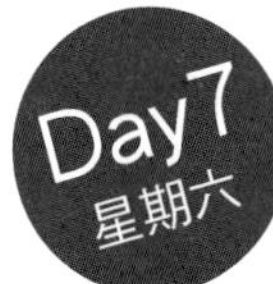

早餐
- 美味香蕉麵包 P268 搭配低糖的百分之百水果果醬
- 小豆蔻葡萄乾米布丁 P269

午餐
- 海味鷹嘴豆三明治 P282
- 「炸」番薯 P288

晚餐
- 義大利蔬菜濃湯 P294 搭配百分之百全穀麵包
- 環球綠色蔬菜 P300
- 鳳梨海綿蛋糕 P315

第二週

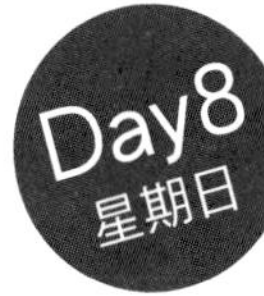

早餐
- 鍋蕉餅 P270
- 莓果醬 P271

午餐
- 昨晚的義大利蔬菜濃湯 P294 或什麼都有豐富沙拉 P283
- 自選生菜醬汁 P280 、 P281 或義大利香醋
- 自選水果

晚餐
- 美妙的番薯辣玉米餅 P306
- 彩虹綠色沙拉 P302

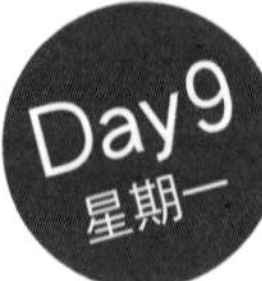

早餐
- 坎貝爾博士什錦早餐 P267

午餐
- 昨晚的美妙的番薯辣玉米餅 P306 或墨西哥繽紛沙拉 P285
- 自選水果

晚餐
- 綠花椰佐奶油義麵 P307
- 炒嫩菠菜 P301

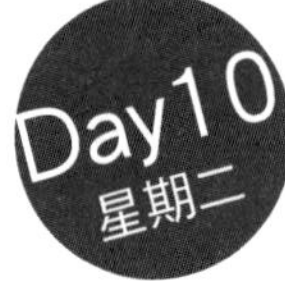

早餐
- 快煮燕麥餐 P264

午餐
- 昨晚的綠花椰佐奶油義麵 P307 或烤豆腐三明治：全麥吐司抹豆腐美乃滋 P282 夾烤豆腐 P287、番茄、嫩菠菜
- 自選水果

晚餐
- 香濃辣醬 P295 蓋糙米飯（飯是選擇性的）
- 清蒸羽衣甘藍 P298
- 什錦水果派

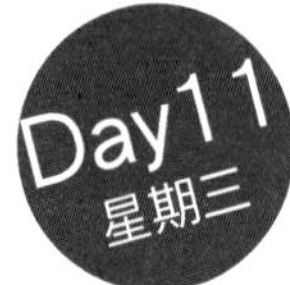

早餐
- 慢燉燕麥餐 P264

午餐
- 昨晚的香濃辣醬 P295 蓋烤馬鈴薯 P289
- 自選水果

晚餐
- 田園披薩 P309
- 炒嫩菠菜 P301

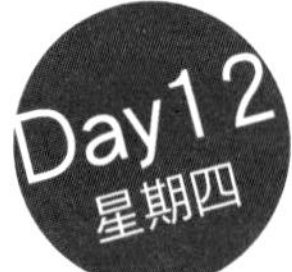

早餐
- 橙香法式吐司 P273
- 莓果醬 P271

午餐
- 簡易碎拌沙拉 P279 搭配全麥皮塔餅
- 自選水果

晚餐
- 孜然香蔬菜雜燴蓋藜麥 P311
- 清蒸羽衣甘藍 P298

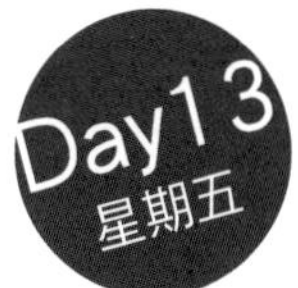

早餐
- 坎貝爾博士什錦早餐 P267 或百分之百全穀、低脂的盒裝莓果燕麥餐

午餐
- 昨晚的孜然香蔬菜雜燴蓋藜麥 P311 或花生醬蕎麥麵 P290
- 自選水果

晚餐
- 全穀或糙米番茄辣醬堡 P312
- 綠色蔬菜、番茄、黃瓜、胡蘿蔔絲綜合沙拉

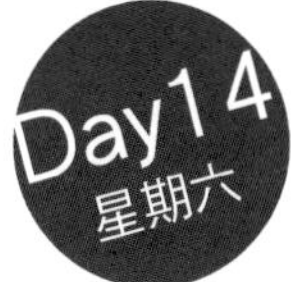

早餐
- 炒馬鈴薯 P272
- 百分之百全穀吐司

午餐
- 芒果萊姆豆子沙拉 P286
- 傳統低脂鷹嘴豆泥 P277
- 烤百分之百全麥皮塔餅

晚餐
- 義式蔬菜醬南瓜麵疙瘩 P313
- 炒嫩菠菜 P301
- 不可思議的美味水果派 P319

前三天的購物清單

接下來，就要開始羅列購物清單了。也許這份清單的內容看起來是多了一些，但是我們想盡量把你在第一至第三天裡，所需用到的食譜內容的任何項目都囊括進來，讓你在準備齊全的狀況下開始新的飲食。

許多項目都是本書後面的食譜當中，會一再用到的家庭常備品，它們可以存放的時間很久，遠在過期前你就會用完而需要再添購了。

【表23】購物清單

生鮮產品	蘋果和／或柑橘類水果	深綠色萵苣	酪梨
	大蒜	嫩菠菜	生薑
	香蕉	蔥	紅椒（菜椒）
	各種綠色葉菜（選擇性的）	莓果	羽衣甘藍，洗好用大袋子包裝，切碎或分成兩小把
	680公克小白菜	檸檬	小顆甘藍菜
	225公克香菇	黃皮洋蔥	胡蘿蔔
	芫荽（選擇性的）	番茄	黃瓜
穀類 香辛料 香草植物 烘焙材料	杏仁片	肉桂粉	泡打粉
	蘇打粉	可可粉	用整顆玉米磨製而成的玉米粉
	乾蘿勒葉	太白粉	糙米
	孜然粉	卡宴辣椒粉	切碎的椰棗
	奇亞籽（選擇性的）	乾辣椒片	蛋的替代品（選擇性的）
	葡萄乾	亞麻籽粉	乾迷迭香
	大蒜粉	鹽（可與海鹽互換）	檸檬汁
	海鹽（選擇性的）	楓糖漿	芝麻（選擇性的）
	營養酵母	鋼切燕麥	1190公克包裝的傳統（滾壓）燕麥片2包
	黑糖	洋蔥粉	乾龍蒿（泰勒岡）
	奧瑞岡	香草精	紅椒粉，如果有的話用煙燻的
	乾荷蘭芹	胡桃	全麥麵粉
	黑胡椒粉		

包裝 罐頭 冷凍食品	無糖的蘋果醬	無油的百分之百全穀麵包	亞洲辣椒醬（選擇性的）
	糙米醋或米醋	義大利香醋	冷凍玉米
	罐裝低鈉黑豆	迪戎芥末醬	罐裝低鈉斑豆或無脂炒豆
	425公克的低鈉鷹嘴豆2罐	罐裝低鈉紅腰豆	百分之百全麥千層麵或糙米千層麵
	黑橄欖片（選擇性的）	無糖、無油的替代牛奶（前三天，任何替代牛奶都可以使用）	285公克包裝的冷凍菠菜
	柳橙汁	甜辣醬	395到565公克包裝的厚片鳳梨2罐
	425或455公克包裝的減脂硬豆腐或超硬豆腐（非嫩豆腐）2盒	烤紅菜椒	無鹽的罐裝番茄，與墨西哥辣椒混拌
	無脂低鈉的沙拉淋醬	無脂、全穀的墨西哥烙餅，盡可能選用厚餅	低鈉莎莎醬
	無油的低鈉蔬菜湯	低鈉醬油	冷凍什錦蔬菜
	680公克包裝的無脂義大利麵醬2瓶		

▶ Chapter 16

怎麼維持下去？

我們在飲食研究中發現有個一再發生的問題是，即使一開始成功改變了行為，但要維持下去卻很困難，尤其是飲食的改變。想想你日常生活中周遭的人們，想想那些不算肥胖的人，也就是體重在健康範圍內或過重的人（BMI值在三十以下），這些人當中，你認為哪些在未來會增加體重？有很多因素要考量，但體重增加有些容易判別的預兆，其中之一便是，假如某個人目前或最近在以限制熱量的方法節食，那麼他就很容易胖回來。一篇評論文章指出，有七十五%的研究發現，從目前或最近的節食行為中可預測得出，身材並不肥胖的人在未來會增加體重。

別繼續用限制熱量的方式來節食了，以長遠來看，這樣的人很可能增加體重，而你不幸地也會是其中之一。

就像我在第十三章提過的，我建議你採取全食物蔬食的生活方式，做更好的食物選擇，這樣不用再煩惱計算熱量或減少食物攝取量的問題。事實上，假如你依照我建議的方法吃東西，一整天下來其實會吃到份量更多的食物，但能夠盡情吃並不代表不會出差錯而漸漸回復到以前的飲食法。在這趟飲食之旅的不同階段當中，你會因為不同的因素而遭遇各種考驗，即便如此，我仍要求你以短期實驗的方式執行坎貝爾飲食計畫。就讓我們快速地瀏覽一下你在這一輩子的生活方式中，所需為自己製造的機會，之後你才能真正從中獲得無數益處。

短程計畫——數週至數月

從短期來看，你會發現主要的考驗是來自於口味和飲食習慣的改變。有好幾項研究指出，我們對脂肪和鹽的偏好的確會根據我們吃什麼而改變。較少吃含有添加脂肪食物的人，對含有脂肪的食物的偏好程度也較低。那就像從全脂或脂肪含量二%的低脂牛奶轉換到脫脂牛奶，一開始脫脂牛奶的味道嚐起來淡如水，需要花點時間適應，但過了一陣子，你回頭喝全脂牛奶，反而會有一種超濃稠的感覺。攝取鹽也是同樣的道理，吃低鈉飲食的人們最後會發現，他們在口味上對高鹽食物的偏好愈來愈少了。

改變口味上的偏好

這需要花多久時間？有兩項研究指出，人們在口味上偏好的改變，大約要十二週，但那當然不是說不能再快些，有可能飲食中的重大改變會讓你的口味迅速適應。有趣的是，**口味改變的多寡是取決於攝取食物的頻率，而不是總體的攝取**。我可以藉此導出一個訣竅：假如你繼續吃精製蔬食和葷食，而且頻率和以前一樣，但份量變得較少，你可能無法改變自己的口味；假如你真的想改變口味上的偏好，那麼就要減少攝取那些食物的頻率，而不是只把注意力放在量的上面。

在前三個月裡，你不僅要等待對油脂和鹽的口味的徹底改變，還要應付因為少吃糖而引起的戒斷症狀。我們都知道糖有強大的成癮特質，事實上，先給老鼠吃糖然後再剝奪牠的糖，老鼠會變得焦慮不安、具攻擊性，且在生理上有可測量出的變化。

這就是為什麼行為改變是一件很困難的事情！我們的目標是要養成新的習慣，愈快愈好、愈健康愈好。習慣是根深蒂固的東西，不需要動太多腦筋或情緒，這就是習慣容易維持的原因，但打破習慣的過程，仍需要花一點功夫——

你需要意志力。

習慣養成前的意志力儲備

什麼叫意志力？我又要怎麼幫助你？

在洛依．包麥斯特（Roy Baumeister）和約翰．堤爾尼（John Tierney）優秀的作品《意志力：找回人類最偉大的力量》裡，他們提到許多生理實驗，其結果已經突破了一般人對意志力的了解。在一項研究中，女性受試者被要求看一部電影中最悲傷的部分，劇情是一個垂死的女人在跟她所愛的親人們告別。有的女性受試者被告知在看催淚劇時要盡量保持中立，無論內在或外在情感——內在不能悲傷，外在不能哭；實驗中的其他女性則被告知要盡量表現得自然，如果她們受到感動，她們可以感到悲傷或哭出來。

然後所有的參與者都要各別執行一項任務，內容是品嚐冰淇淋，並給予評價。那些女性並不知道，研究人員一點兒也不在乎

假如你真的想改變口味上的偏好，那麼就要減少攝取那些食物的頻率，而不是只把注意力放在量的上面。

她們對冰淇淋的評價，實際上的目的是要測量每位參與者吃了多少冰淇淋。

結果剛剛一直在刻意壓抑自己情緒的女性們所吃的冰淇淋，比讓情緒發洩出來的女性多更多，事實上，她們多吃了五〇%以上（二百一十一克VS.一百三十五克）。這個冰淇淋試驗常用於評估自我控制，換個方式說，這個試驗指出，壓抑自己情緒的女性的自我控制力較差。為什麼呢？若要說這兩組人之間有什麼差別，就是看電影時讓情緒發洩出來的女性在冰淇淋試驗開始時感覺較悲傷，處在情緒較激動的狀態。

從實驗結果可知，意志力是一種會耗盡的資源，就像你皮夾裡的鈔票一樣，而且，生活中各式各樣的事情都能將它耗盡。正如堤爾尼與包麥斯特所說，密集的思考活動如做決定、克制情緒和抗拒誘惑等，能夠耗盡一個人的意志力。**在一整天費事的工作中，你要做一些頗感壓力的決定，那會令你在一天結束後耗掉大部分的意志力，而無法抵抗誘惑。**這就是為什麼試驗中克制自己情緒的女性，會用盡意志力的原因。

你要怎麼阻止意志力在一整天當中不斷耗損？每當辛苦的一天結束後，你就一定會追逐那些誘惑你的食物嗎？答案頗令人意外的是，**血糖在幫助你維持意志力方面，扮演了重要的角色。**壓抑情緒、做艱難的決定和心理壓力，都需要用到血糖。有一些研究指出，人們利用吃或喝東西來提升血糖，能夠降低意志力的空虛感，或有助於儲備意志力。

從以上結果，我們可以導出一些有用的策略，應用在行為變化的初期階段裡。你仍然處在必須抗拒誘惑的困難局面中，而且也還沒有養成未來能讓你倚靠的好習慣，那麼就用這些策略來促進你成功的機會吧！

如何在轉換初期中增強意志力？

①隨時都能取得健康食物。假如你在工作上或家裡一整天都充滿壓力（誰不是呢？），就要知道這會消耗血糖，然後減弱你的意志力，任何不良的誘惑都會因此而變得更難以抗拒。不過，你可以藉著持續攝取健康的「血糖推進器」來阻擋這種潛在的問題。什麼食物能夠快速提升血糖又健康？答案是：水果。

②選擇能長時間讓你血糖穩定的食物。這是吃全食物蔬食的另一個理由，含有許多膳食纖維（只存在於植物中）的食物，可以自然達到這個效果。

③去商店採購前，先吃點健康的零食或正式的一餐。

④心裡別掛記太多未完成的工作，那會耗損你的意志力。

⑤保留一塊潔淨的生活空間，以免雜七雜八的東西消磨掉你的意志力。經研究證實，**整潔的空間可以使人們做出更健康的食物選擇。**

⑥盡量使居家環境中不存在任何的誘惑。要知道，每當你經過一袋油膩膩的洋芋片旁邊，即使你抗拒去打開它，你仍然在耗損你原本滿滿的意志力。

⑦你要了解，人並不是每一次都能阻止自己向誘惑力屈服，但卻可以許下承諾：每次當你想吃不健康的食物時，你會先吃一些健康的東西（例如一片水果），等個十五分鐘，然後再盡情寵愛自己。如此一來，你才不會總是吃不健康的食物。

⑧如果你知道自己將要走入一個可能隱藏著、令你做出不健康選擇的危險環境中，請事先想好對策。譬如說，假設你知道有人會帶餅乾到辦公室，那麼就要計畫好，在吃餅乾前先吃水果。或者是，假設你餓了，而你知道路上會看到一家速食店，那麼

就下定決心不要停在那兒，而要繞去附近的商店買些健康的零食。事先做好決定並貫徹到底，才能維護你的意志力。

⑨盡量使你的工作環境中不存在任何的誘惑，把糖果罐子扔出辦公室！

每天一次做一點有益於健康的事，不需要做到完美或感到焦慮不安，這應該是探索與開心的時刻。

在改變飲食法的幾個星期內，你可能開始注意到自己口味上的改變，而且會一直持續下去。你養成的新習慣會愈來愈穩定，而且不用特意維持，你努力付出所獲得的健康益處很快就會開始浮現了。

不過，我們可不能只顧著眼前而忘了最終目標。雖然我們曾談到如何克服可能產生的困難，但我敢向你保證，這極有可能是你做過最容易、最棒的健康選擇。我想到曾以這種方法幫助過一些病患：一位三十歲的男性，從十四歲開始就仰賴重劑量的胃灼熱藥物，改變了飲食法後就不再需要那種藥；那樣的轉變只在短短數週內。一位中年馬拉松跑者，在一次短程慢跑後產生反覆發作的胸痛，在艾索斯丁博士的建議下接受逆轉心臟病的飲食法，數週後他發現胸痛減輕了，也避免了原本預計要做的開心手術。一個孩子患有氣喘及慢性充血的毛病，接受飲食療法後一個月，他的母親回到診所告訴我，她的孩子不再需要吸入器、鼻塞藥和抗過敏藥物。

從這些好處看來，當你認為自己可能需要終身醫療，或為了執行高風險的治療而住院醫護時，早餐吃燕麥片的考驗，剎時間就變得微不足道，對吧？

中程計畫——前幾個月

當你終於克服了初期的過渡期後，也許會發現有一塊區域裡一直存在一些難以化解的考驗——你無法控制的社會環境。

如何當個好客人

我們直接挑一個比較困難的問題：到別人家做客。我們在不同情境都可能看到這個類似的問題，那就是：你喜歡的某個人耗費許多功夫和心思烹煮佳餚討好你，但是要求對方以你吃東西的習慣為你做菜卻是極失禮的行為。以我的教養當然不允許我做出那樣的行為，或許你也跟我一樣做不出來，這種狀況真的很難應付，而且也很難憑著說些好聽話把它帶過去。

不過這倒是**一個觀察誰能支持你的好機會**。是誰邀請你？他們會真心支持你的興趣，以及你想變得更健康的決定嗎？如果你跟他們是親密的朋友或家人，而且你知道這些人是真心誠意的在乎你，那麼就勇往直前，讓他們知道，你正與醫生一同努力（這是你應該做的，即使你很健康，只需要做篩選測試）改變飲食以促進健康。記住，千萬不要因為他們在生活方式的選擇上與你不同（即使只是些微的不同），就對他們說教或心生輕視，那樣很失禮又惹人厭！你可以提議自備菜餚和大家分享，然後跟大家一起享用大餐，表現得落落大方，使賓主盡歡。

這樣的結果很完美嗎？不，這不會自動消除你要面對的社會考驗或讓事情更輕鬆，但這是維護你人際關係的同時，也能有尊

> 不要因為他人在生活方式的選擇上與你不同（即使只是些微的不同），就對他們說教或心生輕視，那樣很失禮又惹人厭！

嚴地守護你的健康，又能得到回應的好方法。事實上，這或許沒你想像中那麼痛苦。有一項研究指出，以蔬食準備餐點的人，會被認為比較體貼、周到，且較不懶惰、乏味、自私。此外，**餐飲中含有蔬菜，真的能讓主菜有更好吃的感覺**。你提供健康可口的蔬食主餐，同時因為改善了人們的菜餚，而被當做英雄和夢幻廚師那樣受人尊崇。

但要是晚餐派對或聚會的主人是你不熟悉或不支持你的人，該怎麼辦？很遺憾，有時候就是會發生這種事，譬如說你參加一個跟工作有關的聚會，而你根本不想在那種場合談論你的健康選擇。我鼓勵你做一下基本的探究，為什麼你要花時間跟這些對你的最佳興趣和良好健康一無所知甚至懷有敵意、但以後可能會成為朋友和熟人的人相處。若這次你非赴約不可，我要你做的是：在赴宴之前先在家裡吃一份健康的正餐，然後出席聚會，在必要時基於禮貌而「淺嚐」第二餐。盡量吃副餐、沙拉、蔬菜，有必要時可以吃一點點主餐。

你是知道的，本書從頭到尾都沒有說要百分之百的堅持這個飲食模式。對身體健康且以九〇％到九十五％的時間都吃全食物蔬食的人來說，我不相信有什麼牢不可破的證據能證明，你會因為偶爾吃了一點動物性食物或精製蔬食而死掉，或罹患某種可怕的疾病。就去吧，吃點魚或海鮮，並且好好享受甜點的滋味。對於大部分的主人而言，看到你品嚐相當份量的食物，就足以代表你賞識他們為你付出的心血。

和朋友一起外出吃晚餐會遇到的狀況，比前述的更加容易應付，因為要求餐廳依你的需求做料理容易多了（事實上這是合乎情理的事），很少有餐廳無法為健康的蔬食餐提供足夠的選擇，或許你會找到比那些老式標準餐廳更令你喜歡的一些新餐館。飲食上的特殊需求也許會讓你在朋友之中顯得有些「不和群」，但總有餐廳能夠讓每個人在菜單上找到自己喜歡的餐點。

比起前述幾種情況，做東道主可能是最輕鬆的。當你知道愈來愈多各式全食物蔬食餐點的作法時，你會發現有許多同時能引吸每個人的菜餚。有三明治形式的各式手抓食物、沾醬、麵包、點心和種類繁多的主餐，從普遍受到闔家歡迎的基本菜餚，如義式千層麵到高級蔬食餐廳菜單中滿滿的夢幻佳餚，另外針對每種場合，也有適當的食譜。我真的建議你要多準備幾種菜餚宴客，而不是只做一道菜，你的客人才不會吃任何東西都只能配豆腐，要讓他們有其他選擇。不過，偶爾我也看過人們吃較健康版的典型食物，卻渾然不知自己吃的是對身體有益的東西——**人們都以為健康的食物比較不可口，而這就是你向他們證明健康食物有多好吃的機會。**

討論你的食物選擇

道格拉斯·賴索（Douglas Lisle）博士是一位才華洋溢的知名演說家和心理學家，他很有技巧性地以任何人都能明白的方式，去說明如何理解社會互動和健康決定，而使自己晉升為享譽全國的學者。我強烈推薦他與他人共同著作的《愉快的陷阱：掌控侵蝕健康與幸福的隱伏力量》。他建議了一些「似乎」策略，讓你在和身旁的人討論到你的健康選擇時，能夠用得上。

「我們選擇要吃什麼」是件極私人的事情——在我看來，有時是蠻古怪的。人們對自己的食物選擇感覺非常強烈，而且他們知道那些選擇很重要。當他們聽到你正在嘗試與他們目前所吃的標準飲食截然不同的東西，也許會認為那已初步威脅到他們的地位。你認為自己知道一些他們不知道的事情嗎？你是在暗示他們的選擇比較差勁嗎？你是不是在進行他們一直想做但卻無法實踐的事（促進健康）？

如此看來，在我們社會的階級制度裡做一項截然不同的食物選擇，可能被認為會威脅到某人的地位。這種行為相對來說是完全無意識的，但就是會被解讀成一項威脅。以下是人們典型的批評和質疑：

「你要從哪兒獲得蛋白質（或鐵質、鈣質等等）？」

「你到底能吃些什麼？」答案似乎很明白，就是：「什麼也不能。」

「我也想過要那麼做但不行，因為我需要體格健壯（或更強壯、有更多肌肉等等）。」

「噢～沒有肉（或乳製品等）我活不下去。」

「你知道，植物也會感到痛的。」

當他們吃著自己的食物時，也許你會聽到像是「哦哦，我能在你面前吃這個嗎？」這樣的話。

他們會指著自己的肉食對你說：「你不想嚐一點嗎？」

我覺得，諸如此類的話，許多時候是人們剛開始感到地位受到威脅時脫口而出的，但你真的想爬到比他們更高的社會階級之上嗎？

這就像賴索博士所說的，你必須適當地認清狀況，並盡一切努力安撫對方擺脫這種受威脅的感覺。他所謂的「似乎」策略就是溫和地應付這種事情，千萬別說教或暗示自己才知道什麼是最好的（即使你真的知道）。**你可以解釋，這「似乎」就是你以前想過要嘗試的事情；你可以說，它「似乎」對你有用，你的體重「似乎」減輕了，而且你「似乎」也覺得更健康了。管它的！你還可以假裝你搞不清楚狀況，但誰曉得，也許這樣的飲食你會維**

持更久些！你當然不用為你的新習慣道歉，但得向他們保證這並不是種威脅，而是一溫和的事件。你不用指出他們的飲食瑕疵或把你改善健康的方法硬塞給人家，你無需企圖改變對方。

繼《救命飲食》出版後的有趣潮流之一是，過去十年來公眾認知在蔬食上的改變，使得那些酸溜溜的對話較不那麼常見了。蔬食變得愈來愈被人們所接受，而且也被視為一種健康生活的選擇。也許很快的，我們就不用再應付別人反對我們飲食法的困擾了。就像人們一致認為抽菸是不健康的行為，標準美式飲食，包括過量的動物性食物和加工食物，最後也會被普遍視為不健康的飲食法。

對於處在健康飲食初期到中期階段的你們來說，大都會遇上這些新的社會議題。正如我們在第十三章記分卡那段P202討論過的，有了社會性支持，你將更容易獲致成功。最終，你會希望你生命中在乎你的人尊重你、支持你。有很長一段時間，你都能應付那些艱難的社會狀況，但一陣子後，你或許會考慮改變「那種局面」——尤其當你是因罹患心臟疾病、癌症或其他同樣嚴重的疾病，而必須嚴格遵循健康飲食時，一定要委婉但堅定地將自己的健康，放在第一優先的位置，若人們無法接受你的選擇，也不為你保留任何餘地，那麼是時候該交些新朋友了。如此一來，你所獲得的好處或許不是只有一方面。

最近有研究指出，不良的健康結果，像是肥胖和心智健康問題，透過社會網絡散播的方式與病毒傳播的方式頗相似。所以基本上，若你朋友不夠健康，你也比較可能也不健康。

不良的健康問題透過社會網絡散播的方式與病毒傳播的方式頗相似，因此，如果你的朋友不夠健康，你就比較可能不健康。

長程計畫——數個月到許多年

這時候你的口味改變了，你有一堆愛吃的好菜餚，而且你已經養成了好習慣，再也不用倚賴意志力。你的家庭和社會關係很穩定，也給予你很多支持。你對自己的選擇感到很自在，而且也許體驗到健康益處已經很長一段時間，你絕不會走回頭路了。

油脂是最大的考驗

這時候有一些訣竅上的問題需要思考，那是關於離家外食的考驗。

第一個問題就是外食。在大多數的餐館都很容易找到美味的蔬食餐，不過可惜的是，恐怕很難找到不以很多油料理的蔬食菜餚。避免大量的油脂，就是外食中最大的一項考驗。對於想遵循預防和逆轉心臟病的人來說，或許需要把飲食方面的選擇縮限到少數選項。一般說來，你可以在亞洲餐館找到水蒸蔬菜，有時在墨西哥餐廳也找得到，當然，你也可以去任何有沙拉吧的餐廳。為了要真正做到避免油脂，你必須和侍者溝通，**說你因為醫療問題而需避免油脂，有時候說你有嚴重的過敏問題也很有用**，不然一般餐廳在上菜時都會忽視你不要用油的任何要求——即使他們點頭允諾說會照辦。有些時候，他們也許不知道市售的現成醬汁含有大量的油脂。

對於那些選擇盡量減少攝取動物性食物和加工蔬食而非嚴格避免的人來說，能選擇的飲食範圍就更大了。第四章裡有建議在餐廳可以點什麼菜的資訊，能夠指引你在美國的任何地方選擇食物。雖然這些遠不及促進健康的理想食物，但通常都很好吃又便利，而且比你能找到的大部分其他選擇都好。

在過去十年裡，專門料理蔬食的餐廳，和提供蔬食的餐廳暴增。在大部分的都會裡，有無數間蛋奶素食者甚至純素食者的專門餐廳。而大部分的其他餐廳，現在也提供一些有趣又吸引人的蔬食菜餚，遠非乏味的傳統蔬菜義大利麵所能比；現在，連在許多速食餐廳，你都能夠略過肉類和乳製品了。

孩子的外食問題

孩子們常常需要外食，是家中會遇到的另一個問題。孩子們一年之中大部分的日子都要上學，因此當然需要外食。

能提供給他們的最簡單食物，就是能在室溫下食用的隔夜菜。本書中的許多食物，當做隔夜菜食用真的更好吃，放置在室溫下也沒問題。除此之外，你還可以做傳統的隨身三明治，像是在全麥麵包上抹天然花生醬和低糖果醬（不含人工甘味劑），或是夾新鮮蔬菜和芥末的豆腐三明治，或是鷹嘴豆三明治、或是含有鹽、胡椒、黃瓜的番茄三明治。在餐盒裡放一些水果和自製的餅乾，也許再加上一點豆子或義麵沙拉，把孩子的肚子填得飽飽的。選擇真的很多，你會找到孩子喜愛的食物。

有些人擔心自己的孩子在其他的孩子中顯得格格不入，小孩子可能很粗魯無禮。沒有人希望自己的孩子被當成欺負的對象，這時你要記住，對小孩來說，大部分很「酷」的事情起初都是有點兒與眾不同或新奇的，然後才會出現一位英雄把它變得很酷。如果你的孩子感到自在、有自信，不但不會為自己的食物感到難為情，反而覺得那是能使他們更健康、強壯的東西，他們就能將那種態度傳遞給其他的孩子。其他的孩子或許甚至想交換午餐，才能吃到更多更有趣的食物。

事實上，蔬食並不是真的那麼奇怪，我吃的東西看起來跟一般食物是一樣的啊！我看過家族中有好幾個孩子經歷這樣的過程，他們分別在南部鄉下的小學校和大城市的學校就讀，在人際關係、課業和體育方面的表現都很成功。

食物真的真的不是人際關係上的大問題，除非你有心操弄，或者那本來就是已經存在的問題（舉例來說，有人特意霸凌你的孩子）。

記住，你是在為孩子培養一輩子的健康習慣和口味，那將使他們在未來的數十年中獲益無窮。

當你開始習慣於長期規劃中的新生活方式，我認為應該要提出幾項重要、引領你成功的初步改變要素。偶爾溫習一下記分卡，再次列出表19如下。你能夠勾選每個要素，或是需要專心填補已經產生的某些缺失？假如是這樣的話，那就是你要為繼續邁向成功所做的最重要之事。

列出的項目是為了幫助你持續不懈，其中一項是自我監督。不管你有沒有不時地做血液膽固醇測試、規律地量體重，或寫一、兩週的食物日記，如果你覺得自己開始鬆懈，這些重點或許

【表19】行為改變中獲致成功的要素

1	你有明確的**個人**理由，讓你產生**強烈渴望**去改變你所吃的食物。	□
2	你已經將採取新飲食法的**阻礙**（環境、認知、身體上的）**減到最小**。	□
3	你擁有實踐這種新生活方式所需的技巧和自信。	□
4	你對新飲食法的目標有**正面感受**，而且相信這些目標能為你**帶來益處**。	□
5	你的飲食目標符合你的**個人形象**和**社會規範**。	□
6	你從你所重視的人身上獲得**支持**與**鼓勵**，並且有一個支持你改變飲食法的**團體**。	□

能幫助你更警覺、激勵你維持健康的生活方式。繼續學習，並且找出方法來應付發生在你人際關係和家族網絡中的心理與情緒、人生目標、維持此生活方式的動機的問題。

完滿的生活方式

我認為全食物蔬食不僅是一種飲食法，更是一種生活方式。當你在改善飲食法時會發現，你生活裡會影響到健康的其他部分，變得愈來愈重要。雖然這本書的重點在營養和食物選擇，但運動、睡眠和壓力管理等因素，對你的健康也有極重要的影響力，所有的一切都是環環相扣的。

運動的好處很多，有益於你的心臟、大腦、骨骼、代謝、心情與健康上的許多其他層面。成年人應該每週做一百五十分鐘適當強度的運動（例如健走），或每週七十五分鐘的劇烈運動（例如慢跑）。你可以在一週裡分成幾次來做，每次至少十分鐘。另外，應該一週做兩次鍛鍊你全身主要肌肉群的重量訓練。

跑過幾次馬拉松後，我對運動燃起了熱情。不過，**雖然熱衷於運動，但我並不因此認為任何的運動量可以擊敗不良飲食所帶來的壞處，尤其像心臟病那種重大疾病**。當我和想減重的人聊天時，往往發現他們的基本策略，都是把重點放在上健身房。假如有人曾經考慮過自己的飲食問題，所做的也只不過是在我看來微不足道的改變，例如，吃較多雞肉，這種策略的效果通常維持不久（如果有任何效果的話）。另一方面，我曾經用全食物蔬食幫助人們減重，而且根本不需靠任何運動，他們同時也獲得許多健康上其他的好處。

睡眠和壓力也被證實會影響短期和長期的健康結果，其重要性更甚於一般人的理解。我見過很多睡眠習慣不良的人往往有輕微的憂鬱和焦慮跡象，因此我建議在一開始時就要有良好的習慣和行為來輔助睡眠，包括每天有相對固定的起床和上床時間、房間環境保持在容易放鬆入睡的狀態、避免打盹、規律地運動（最好是一大早）、避免酒精和宵夜等等。在搜尋引擎中鍵入「睡眠衛生」，可以輕鬆找到完整的建議項目。這些做法很重要，在我們的心理健康上也發揮了影響力。

至於壓力呢？**有誰能避免壓力？如何應付壓力問題，對我們的健康來說可能很重要。歐寧胥博士逆轉心臟病的計畫，包括深度沉思和瑜伽運動。**假如壓力妨礙你為了促進健康所做的努力，這時絕對該考慮一些減壓方法。

上述提到、以及其他各種的生活因素，都是為了達到健康與幸福缺一不可的要素，但我確信營養才是你達成目標的基礎。如果你只想靠一件事情，那就是你的飲食，因為意志力是會枯竭的資源。有些人會為了其他與生活方式相關的決定而分心，我為他們感到擔憂，因為我看到他們辛苦勉強維持健康的飲食法。另一方面，有時你在某一方面為自己做得愈好，在其他方面你也會想做得愈好。還記得我小學時帶到課堂上的老鼠嗎？吃降低癌症發生率飲食的老鼠，一整天下來的自發性運動做得較多。不同的生活因素並非各自獨立的，而是交互融合，你在某個領域所採取的行動，也許有助於你在另一個領域中的表現。

▶ Chapter 17

結論

在影響力強大的營養學、生活資訊和醫療系統的標準醫療間，存在著一道鴻溝——在廣大的醫療系統中，竟遍尋不著有科學證據支持的營養學的影子。理智上，我的醫學訓練讓我理解到這一點，但在情感上，我一直沒有真正體會到醫療體系中這個不完整部分帶來的後果——直到某件事發生在我眼前。在我剛開始受訓的某一天，我遇見一位病人，教給我寶貴的一課。

一位截肢的糖尿病患者

就在那個特別的日子裡，住院醫師不經意地看到我，要求我去看一位糖尿病女性患者。他把我拉到一旁，說這位女士已到了患病晚期階段。她從尿液中流失很多蛋白質，過去一年裡做過雙側膝下截肢手術。住院醫師告訴我：「她來日不多了。」

我敲門後走進病房，看見電動輪椅上坐了一位過重的中年女性，幾乎占去了無菌檢驗室（空間本就很有限）的大部分空間。

我坐下後開始詢問她的病史：「何時做的手術？」「最近發生過任何問題嗎？」「今天就診有沒有任何想描述的症狀？」都是些例行性的問題。

我對於那個初次互動的最後記憶，就是她身體上那些完完全全無可挽回的傷害。她再也無法走路，再也無法像我一樣輕鬆地面對這世界，購物、外出、工作、做菜、洗澡、自我清潔等等，對她來說肯定變得更加困難。所以，問她好不好似乎空洞又老套，了解她的狀況卻還要明知故問，實在太可笑了！

我走出檢驗室，和督導住院醫師簡短地聊了一下，說那位病患有一些嚴重的問題，她失去雙腿後不斷遭遇到困難。

我又跟那位住院醫師走回檢驗室，看著他做一些精細、技巧性的病歷和身體檢查。接著我們更深入探討那位女士術後的情緒狀態：她在家裡過得如何？她對自己的生活應付得來嗎？她的心境如何？情緒是否隨著時間而改變？我站在那兒聽那位病患述說她的苦日子，但她也表示正在尋求改善現狀的方法。她並未被現實擊垮，是個不輕言放棄的女性，她曾參加過為身障人士辦理的職業訓練計畫——重點並不在於錢，而在於她能感受到存在的價值，她要證明自己是有貢獻的，一定能對這個世界做些什麼。

但是她到目前為止的一切努力，大都付諸流水。她花了很多力氣和時間去適應笨重的輪椅，而且自己的身障條件讓她想找份工作都難如登天。她花了好幾個月的時間受訓，換到的卻是面對極大的生活考驗時一次又一次的挫敗。當她在描述這些事情時，內心的痛苦和辛酸全都寫在臉上，對於找工作的事，她甚至曾胡思亂想一通。她慘然地說：「我曾想過當妓女，但我連那都做不到，因為不會有人願意把錢花在我身上。」跟她的滿腹辛酸比起來，挫折根本不算什麼。

當她提到連當妓女都做不到時，四周籠罩著尷尬的沉默，那種辛酸、那種痛苦、那種自我厭惡的感覺，不言而喻。她的痛苦和哀怨使我動容，儘管我盡力隱藏情緒。住院醫師對她說，她不該那樣妄自菲薄，而她的回答令人語塞，「我的話讓你感到不舒服嗎，醫生？」那是當然，但用不著說出來。

我們步出檢驗室，去把主治醫師找了過來，她是位仁慈、寬厚的女士，一直孜孜不倦、無私無我地為這個服務不完備的醫療體系工作。她就快要退休了，本身就是個大腹婆，很客氣地聽我們「描述」那位病患，然後我們三人一起回頭去找那位病人，當時那位女士已經恢復了冷靜與自信。主治醫師把話題帶到她能為改善病患狀況所做的事情，病患問了些問題，然後談到我們常碰到的話題：「我應該吃些什麼，醫生？我真的做了減重所該做的一切事情，但似乎都沒有用。」那位醫師告訴她要小心糖類、戒除貝果、攝取低脂的乳製品，一旦你習慣脫脂牛奶和低脂奶油起司後，會覺得其實它們也很好吃。她在說明時顯得非常殷切與熱情，也許是希望能藉著幫助病患專心於戒除貝果，來使她忘卻疾病晚期中無可避免的過程。

我內心不禁打了一個寒顫，我努力了四年，和父親共同著作《救命飲食》，花了無數時間檢閱營養方面的文獻，我知道剛剛錯過了一個重大的機會。

我從未忘記過那位病患，也許是因為她的故事使我由衷的感受到醫療體系所能發揮的功能是多麼不足。**有一位女士因為自己的一些簡單的日常選擇而身受其害，但她仍然搞不清楚自己為什麼生病，或者她的選擇對健康造成什麼樣的衝擊**。在幾年前的某個時候，她罹患糖尿病，然後開始看醫生。她毫不懷疑地與熱情、優秀的醫師們互動，接受最進步的糖尿病醫療，包括藥片、胰島素，然而她的疾病仍持續惡化。她繼續讓各種專家看病，還有一個外科手術團隊，技巧高超到截斷了她的雙腿而沒有任何的併發症，但情況還是持續惡化。然後她獲得了獎賞，一臺以高科技設計的電動輪椅，那可是五十年前大家根本無法想像的神器，但經歷了這一切，她仍然不知道能夠挽救她的性命、她的雙腿、她的雙眼，還有她的腎臟，就是飲食方面的建議。她接受醫療照護已經有好幾年的時間，而她那原本可以預防、也許甚至可以治癒的疾病，卻一直在惡化。

我坐在狹小擁擠的檢驗室裡，看著她膝蓋下方的殘肢，受訓經驗未深的我拙於應付，尷尬襲上心頭。此時我內心為這位女士感到悲哀，她這時竟然還在問應該吃什麼。她在這個醫療體系裡認識的許多充滿熱情、優秀、技巧嫻熟的醫生、護理人員與其他專業人員，都完全負了她的期望，我們全都辜負她了。那天，她就坐在那兒向我們傾訴滿腹牢騷，她的辛酸和缺乏自我價值感、她的痛苦和困境、她的失能，但其實事情可以不用這樣；她仍在做最後的奮力一搏，在艱難中拚命改善未來的生活，但其實事情可以不用這樣……。假如多年前她曾改變吃東西的方式，這整件事情都可以避免。

飲食的驚人影響力

你、我、她所吃的東西，對我們的健康有很重大的影響，遠比任何醫生能給你或為你所做的都更有影響力。

我告訴我的病人，對於長期的健康和疾病，他們在生活方式上所做的選擇，遠比任何藥物或治療方法都來得更重要、更有影響力。你已經從本書知道一些關於全食物蔬食有益於各種健康結果的證明，也看到與最佳飲食法有關的某些令人困惑的細節和激烈質疑背後的科學。我們當然不會、也永遠不會得到營養方面的所有答案，但本書所要傳遞的訊息和支持本書的證據都十分堅定可信，希望大家無論是否罹患疾病或想要預防疾病，都能採取行動並改變自己的飲食和健康。

身為醫生及平凡的成年人，我開始體悟到生命的飛逝。無論我們多努力想抓牢駕馭的韁繩，最後都無法掌控所要發生的事與生命的終點。有時我不禁納悶，這層領悟是否是我年歲漸增後智慧增長的一部分——就像你，我也用許多人生經驗（例如和前述的女性糖尿病患者等人的談話）來塑造我的觀點。

許許多多的經驗都更使我確信，飲食和生活方式十分重要，這兩者能給予你避免一些最常見，且不必要的悲劇的最佳機會。除了長期的益處，我希望無論你選擇什麼樣的飲食，都能幫助你（就是現在）創造更好的生活，一個擁有更多人際關係、更多愛、更能發揮功能和更健康的生活。

在此之前，我們從未有過支持性證據那麼深入、那麼廣泛的全食物蔬食；在此之前，我們的社會從未有過這樣深切的需求，要促進更好的生活方式和最佳的營養；在此之前，我們的地球從未像今日一樣承受資源枯竭和全球暖化的病痛，需要靠飲食的轉換來扭轉一切；在此之前，全食物蔬食從未像現在一樣那麼易於操作；在此之前，全食物蔬食從未像現在一樣那麼美味、那麼方便、那麼平價，而且能夠使生活那麼圓滿……。

現在你已擁有能夠創造美好生活的工具，提供你達到最健康的現在與未來的最佳機會，而且你在實踐時無需擔心受怕。願你身體健康，祝你好運。

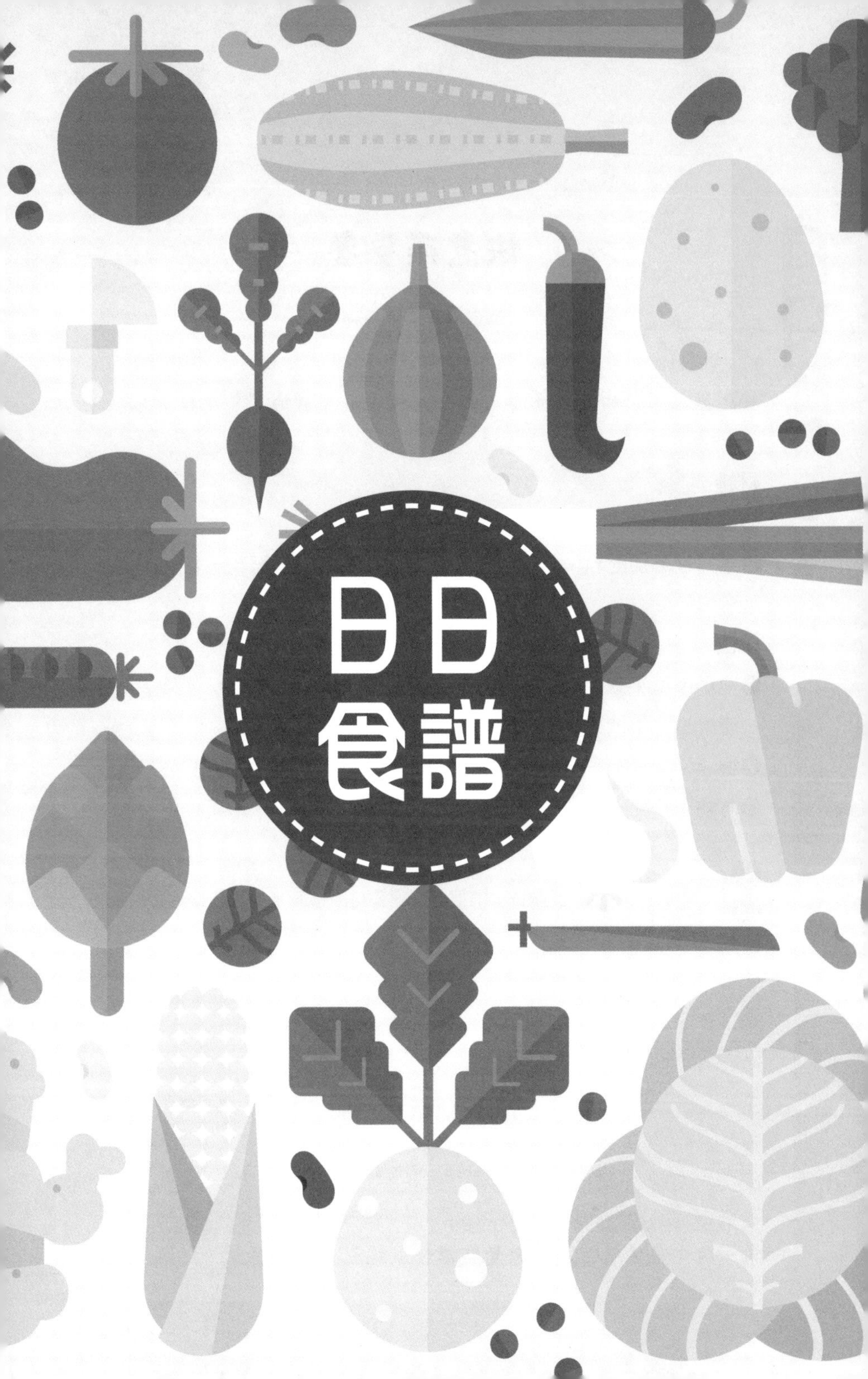
日日
食譜

快煮燕麥餐

艾蓮．坎貝爾

準備時間：10分鐘

只要撒上不同的配料，每天都可以為這道可口的早餐變換口味。

材料 2人份

❶2杯水、½杯葡萄乾、1杯傳統（滾壓）燕麥片

❷**選擇性添加配料**：新鮮水果丁或自選莓果、亞麻籽粉、替代牛奶

作法

❶使用中型平底深鍋，倒入水和葡萄乾煮到滾，然後加入燕麥片，將爐火調至中低火。

❷讓燕麥片滾3至5分鐘，或直到燕麥片吸收了大部分的水且變軟。

❸將鍋子移開火源，加莓果、亞麻籽粉和替代牛奶，即可食用。

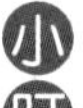

小叮嚀

・準備1人份的燕麥餐時，請把本食譜食材用量減半，或依據燕麥片包裝盒上的微波指示操作。

慢燉燕麥餐

艾蓮．坎貝爾

準備時間：10分鐘　慢燉時間：7到9小時

前一晚先準備好，在你睡覺時讓慢燉鍋幫你做早餐。

材料 2人份

❶ ½杯鋼切燕麥、2杯水或自選替代牛奶

❷ **選擇性添加配料：** ½杯葡萄乾、½茶匙肉桂粉、1杯新鮮或冷凍莓果（或其他水果丁）、亞麻籽粉、替代牛奶

作法

❶ 使用1700到2250毫升的慢燉鍋，倒入鋼切燕麥、水、葡萄乾和肉桂粉。如果你希望將水果煮入燕麥餐，就在這時加入，但若你比較愛新鮮水果，就等到最後再將水果撒在燕麥餐上頭當配料。

❷ 用小火燉煮7到9小時。

❸ 在燕麥餐上頭撒上亞麻籽粉、水果和替代牛奶後，即可食用。

小叮嚀

- 一次做好幾人份的燕麥餐時，每多一份，就加上¼杯鋼切燕麥以及1杯水。
- 假如一次做2到3份以上，請使用大一點的慢燉鍋。

炒豆腐

艾蓮．坎貝爾

準備時間：20分鐘

一份理想的炒豆腐食譜會保留調整的空間，炒豆腐可以做得很簡單，也可以加上豆子、青菜和其他剩菜，做得豐盛些。準備一份你喜歡的綜合調味料是很重要的，如果你要用額外的食材，也就是我在食譜中說的「添加配料」，就要使用更多的調味料。我用

西南風調味料（美國西南部流行的菜式有他們慣用的調味）、綠色蔬菜和黑豆做口味上的變化，一直以來那都是我最喜歡的；端上桌時可再加些吐司和水果。

壓豆腐時要注意：壓豆腐可去除一些水分，做炒豆腐時需要這個步驟。把豆腐盒裡的水瀝乾，取出豆腐，用乾淨的紗布或好幾張紙巾包起。把包好的豆腐放在兩個盤子間，在上面的盤子上方放上一只碗或一罐食物壓十五分鐘，取出豆腐，壓的時間愈久，豆腐愈硬、愈乾。你也可以不壓豆腐，尤其是使用超硬豆腐時，但烹煮時間要稍微久些，這樣料理好的豆腐才會較有水分。

材料 2～4人份

❶2到3湯匙水、1顆中型洋蔥（切碎）、3片蒜瓣（切片）、450公克硬豆腐（瀝掉多餘水分並壓出水）或超硬豆腐、1茶匙孜然粉、1/2茶匙匈牙利紅椒粉、1/2茶匙薑黃粉

❷2茶匙白味噌（與1/4杯熱水混合）、1/4杯營養酵母、1/2顆檸檬擠汁或2茶匙檸檬汁、1小撮黑鹽（選擇性的，增添蛋一樣的風味）。

❸**選擇性添加配料：**1/2到1茶匙無鹽的亞歷桑那夢幻班利綜合香料（美國西南風調味料的一種品牌）、1罐425公克自選豆類（瀝掉水分沖淨）、1杯糙米飯（或無脂的冷凍即食馬鈴薯條，解凍）、2杯切碎的新鮮菠菜、1/4到1/2杯切碎的新鮮芫荽、1或2顆番茄（切丁）、莎莎醬（搭配用）

❹鹽和黑胡椒（調味用）

作法

❶使用不沾鍋的大型平底鍋，以中大火加溫。下水、洋蔥和大蒜煮3分鐘，或直到洋蔥呈半透明狀。視需要加入更多水，以免沾黏。

❷用你的雙手將壓好的豆腐撥碎放入平底鍋中，加入孜然粉、紅椒粉和薑黃粉並攪拌均勻。用小鏟將每個大塊的豆腐弄碎；爐火調整至中火。

❸放入材料 材料❷ ，攪拌均勻，一直煮到湯汁蒸發掉，大約10分鐘。

❹加入任何你想用的添加配料，然後一直煮到熱透。視需要加點水，以避免沾黏。

❺加入鹽和胡椒以增添風味。

坎貝爾博士什錦早餐

湯馬斯．坎貝爾

準備時間：10分鐘

在營養豐富的燕麥中倒入替代牛奶、撒上水果和亞麻籽粉，充實你早晨的能量吧！只要幾分鐘的時間，就能做出很多、很多份的早餐。

你可以準備一個大型密封罐來儲存這個什錦早餐。

材料 大約是30½杯的份量

1200公克的傳統（滾壓）燕麥片、¼杯胡桃丁、¼杯杏仁片、¼杯椰棗丁、1杯葡萄乾

作法

❶把所有食材放入一個很大的碗裡，或是放入任何你喜歡的大型容器當中。

❷用密封罐大約可以保存2個月。

美味香蕉麵包—安．艾索斯丁

準備時間：10分鐘　烘焙時間：1小時10分鐘

通常我們用全麥麵粉做成微濕的香蕉風味麵包，並以矽利康烤盤來做無油烘焙。

「這真是超受歡迎的。全部用全小麥麵粉、大麥麵粉或斯佩爾特麵粉，隨你喜歡。如果你沒有心臟病，可以加上½杯胡桃碎片，或¼杯葡萄乾和¼杯胡桃。」——艾索斯丁博士

材料—一條麵包

❶1¼杯全小麥麵粉、1杯大麥或斯佩爾特麵粉、1茶匙泡打粉、1茶匙蘇打粉、1茶匙肉桂粉

❷3根小的或2根大的熟香蕉

❸1瓶嬰兒食用的梅乾泥（或½杯蘋果醬）、⅓杯或更少的楓糖漿（或蜂蜜，或糖）、1份替代蛋（1茶匙亞麻籽粉加3湯匙水調勻，或1½茶匙Ener-G元氣牌替代蛋粉〔少數拍賣賣家可詢問〕加2湯匙水調勻）、½杯葡萄乾、2茶匙香草精、¾杯燕麥奶（或杏仁，或無脂豆漿）、1湯匙檸檬汁

作法

❶將烤箱預熱至175℃。

❷用一只大碗將麵粉、泡打粉、蘇打粉和肉桂粉拌勻。

❸將香蕉在一只中型碗壓成泥，倒入材料❸。

❹將作法❸的糊狀混合物加到作法❷麵粉混合物中，輕輕攪拌均勻，倒入一個23×13公分的麵包烤盤裡，烘烤70分鐘或直到以牙籤戳不會沾黏為止。

小豆蔻葡萄乾米布丁——凱希．費雪

準備時間：1小時10分鐘，包括煮飯

早餐吃米布丁？如果是全穀和替代牛奶做的減糖米布丁，有何不可呢？為了縮短料理的時間，你可以事先把飯煮好，或是用2杯糙米剩飯。

材料 2～4人份

❶1杯糙米（短米、長米、印度香米或茉莉香米）、2杯水

❷½茶匙小豆蔻粉、1茶匙肉桂粉、½杯葡萄乾、⅓杯杏仁碎片（選擇性的）

❸2杯替代牛奶、4顆去子的椰棗、1茶匙香草精（或從1顆香草豆所取出的子）

❹裝飾用特細杏仁碎片或杏仁片（選擇性的）

作法

❶在一只大鍋中放入米和水，煮到滾，然後以文火煨——蓋上鍋蓋，

煮45到50分鐘（視米的種類而定）。之後將鍋子移開火源，靜置10分鐘，蓋上鍋蓋。

❷趁煮飯時，在一只大碗中放入小豆蔻粉、肉桂粉、葡萄乾和杏仁碎片（假如有用的話），攪拌均勻。

❸用果汁機或食物攪拌器拌勻替代牛奶、椰棗和香草精。

❹把濕的混合物和乾的食材拌在一起，倒到煮好的糙米飯裡，徹底攪拌均勻，然後以中火煮10分鐘，使配料的香味滲入米飯裡。

❺用小點心盤盛裝食用，冷熱皆宜。可撒上一點杏仁碎片或杏仁片做裝飾。

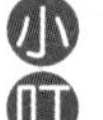

小叮嚀

- 任何種類的替代牛奶都可以。我個人比較喜歡豆漿，因為它的營養豐富，而且口感比米漿或杏仁奶更柔滑。
- 要確定挑出所有椰棗的子，咬到時可是相當堅硬的哦！
- 假如希望布丁不要那麼甜，可以少加些椰棗。

鍋蕉餅 —黎安．坎貝爾

準備時間：25分鐘

這是專門為不相信健康飲食的人準備的早餐，他們甚至不知道自己正變得更健康。

材料 —12片

❶2杯全麥麵粉、1茶匙蘇打粉、1茶匙泡打粉、$\frac{1}{2}$茶匙海鹽、1茶匙肉桂粉

❷1根香蕉（壓成泥）、1杯水、1杯替代牛奶、2份替代蛋（2茶匙亞麻籽粉與6茶匙水調勻）、2湯匙楓糖漿

作法

❶在一只中型的攪拌碗中放入所有 材料❶ ，混合均勻。

❷在另一只碗中放入所有 材料❷ ，混合均勻。

❸把 作法❷ 混好的濕食材和 作法❶ 混好的乾食材倒在一起攪拌，直到沒有任何結塊。麵糊應呈現可流動的狀態，假如太濃稠，就加入更多替代牛奶。

❹使用不沾黏的煎鍋或平底鍋，要預熱。使用一個$1/4$杯大小的容器，將麵糊一次一點地倒到已加熱的鍋底，煎至表面起泡。用鍋鏟翻面，煎至第二面呈金黃色為止。趁熱食用。

小叮嚀

- 煎鍋或平底鍋要預熱至水珠會在鍋底跳動，但不會冒煙的程度。
- 鬆餅要小，才方便翻面。
- 吃的時候可搭配新鮮水果、罐裝水果、蘋果醬或糖漿。

莓果醬

艾蓮・坎貝爾

準備時間：10分鐘

利用水果天然的甜味為鬆餅、法式吐司、甜點，添加美味吧！

材料 2人份

❶$1/2$杯水、4杯新鮮或冷凍櫻桃（或自選莓果，如果較大顆要切碎）

❷2茶匙玉米粉（用1/4杯水調勻）、檸檬汁和／或自選甘味劑

作法

❶在一只大型的不沾黏平底鍋裡放入水、櫻桃或其他莓果。蓋上鍋蓋加熱到中等程度，將水果煮到熱透，冷凍水果需要久一些。

❷拿掉鍋蓋，調至小火，倒入調勻的玉米粉水，攪拌均勻。用中火再煮2到5分鐘，或直到混合物變濃稠，期間持續攪拌。

❸1次加1湯匙水來調整混合物的濃稠度，直到呈現你滿意的程度。

❹用檸檬汁和／或少量的甘味劑（楓糖漿、龍舌蘭蜜或糖的效果都很好）來調整風味和甜味。

炒馬鈴薯——凱希．費雪

準備／烹調時間：45分鐘　烘焙時間：30分鐘

這道菜餚有多重風味、營養豐富，也很夠份量。

材料——4～6人份，8杯

❶907公克育空黃金馬鈴薯（4到5顆中型的）

❷1顆中型黃皮洋蔥（切碎）、1顆中型紅椒（切碎）、2杯切片香菇、1茶匙乾奧瑞岡、1茶匙乾羅勒、1/2茶匙大蒜粗粉、1茶匙匈牙利紅椒粉

❸1罐425公克煮熟的海軍豆（或其他白豆，約1 1/2杯）、1杯切碎的番茄、4片中大型綠葉甘藍的葉子（切成1.27公分，約1 1/2杯）

作法

❶烤箱預熱至205℃，烤盤上鋪2張烤盤紙。

❷馬鈴薯帶皮切成1.27公分大小的塊狀，然後均勻地鋪在烤盤上，烤15分鐘。從烤箱中取出，用鍋鏟將馬鈴薯翻面（這個動作不用很精確）。放回烤箱烤15分鐘，或直到變軟。

❸將一只大煎鍋放到爐子上，開大火，放入1湯匙水。當水嘶嘶做響時，放入洋蔥、紅椒和香菇，煮3分鐘，期間持續攪拌。拌入奧瑞岡、羅勒、蒜粉和匈牙利紅椒，視需要加點水。

❹將爐火調降至中火，拌入材料❸。蓋上鍋蓋，繼續煮5分鐘或直到綠葉甘藍捲縮，期間攪拌1至2次，加水以防沾鍋，最後拌入烤好的馬鈴薯。趁熱食用，搭配番茄醬或莎莎醬。

橙香法式吐司

艾蓮．坎貝爾

準備時間：30分鐘

這道菜餚中的鷹嘴豆粉，為原本設計以雞蛋製成的法式吐司，提供了如雞蛋般的淡淡香氣。你可在商店的無麩質烘焙區找到這種麵粉，在印度雜貨店裡，它叫做貝尚粉（beasan flour）。假如沒找到鷹嘴豆粉，可用四分之一杯全麥粉代替。

材料 8片

❶8片全麥麵包

❷½根熟香蕉、1杯替代牛奶、1顆橘子或柳丁的皮、1顆橘子榨汁

（或柳丁汁¼到⅓杯）、¼杯鷹嘴豆粉、½茶匙肉桂粉、少許豆蔻粉、少許鹽

❸選擇性的配料：莓果醬P271、新鮮水果、蘋果醬、楓糖漿

作法

❶在一只中型的碗裡將香蕉壓成泥，直到光滑沒有顆粒，再與剩下的材料❷混合（也可以用果汁機或食物處理器來混合所有材料❷的食材）。

❷將一只大的不沾黏煎鍋或平底鍋加熱到中高熱度（如果你沒有不沾鍋，就在加熱前噴點油，拭去大部分的油後再加熱）。

❸一次拿1片麵包沾裹作法❶弄好的漿糊，兩面都要裹上。沾好後立即放入煎鍋或平底鍋，每面煎2到3分鐘，或直到呈現金黃色。其餘7片麵包的作法相同。

❹趁熱食用，撒上自選莓果醬、新鮮水果、蘋果醬或楓糖漿。

美味酥脆玉米餅 —— 黎安・坎貝爾

準備時間：15分鐘

如果找不到全穀、無脂、厚款的墨西哥烙餅，就用兩片薄的墨西哥烙餅做成較厚的餅皮。

材料 —— 4人份

1罐425公克的斑豆（沖淨瀝乾）、4片墨西哥厚烙餅（熱過）、½杯切很碎的甘藍菜、1顆酪梨（切丁）、½杯低鈉莎莎醬（可預熱）

作法

❶將斑豆放到食物處理器中攪拌，直到滑順無顆粒為止。

❷把豆泥放到平底鍋裡，以中火加熱5到6分鐘。

❸在未塗油的平底鍋以中火加熱墨西哥烙餅，直到餅變熱、變軟。

❹把豆泥均勻地鋪在墨西哥烙餅上，上頭撒上甘藍菜、酪梨和莎莎醬（亦可改碎洋蔥、新鮮番茄和橄欖）。其餘的餅做法相同。

漢堡快餐 —— 琳賽・尼克森

準備時間：5分鐘　烘焙時間：15分鐘

這種漢堡比低脂冷凍漢堡好吃！若無即食燕麥片，就把傳統（滾壓）燕麥放到食物處理器裡多攪拌幾次，打成細緻的質地。

方便午餐

「這種漢堡是我在一家飯店的房間裡研發出來的，不但迅速簡單，而且需要的食材不多（事實上，除了豆子和調味料外，所有的東西都是從免費早餐吧找到的）。每當我需要超級快速餐或食材不多時，我就會做這種漢堡。」——琳賽．尼克森

材料 4人份

❶1罐425公克的黑豆（瀝掉水分後沖淨）、⅓杯即食燕麥

❷2湯匙番茄醬、1湯匙黃芥末、1茶匙大蒜粉、1茶匙洋蔥粉

作法

❶烤箱預熱到205℃，將烤盤塗上油或鋪上烤盤紙，備用。

❷在一只攪拌碗中用叉子把黑豆壓碎，直到差不多呈糊狀，但還看得到部分豆子或半顆豆子的樣子。

❸充分攪拌豆糊和材料❷，直到混合均勻，然後倒入燕麥攪拌。

❹將攪拌好的糊狀物平均地分成4份，接著造形成薄薄的扁平狀。

❺放入烤箱裡烤7分鐘，小心地翻面後再烤7分鐘，或直到外皮酥脆為止。將烤好的內餡用剩餘的配料糊黏到麵包上，就可以開動了。

西葫蘆鷹嘴豆泥捲

德爾．史若夫

準備時間：25分鐘

鷹嘴豆泥捲和三明治都是既簡單又美味的食物，可以用各種不同的食材製作。

材料 4大捲

❶3顆大西葫蘆（切成1.27公分厚的片狀）、2顆中型黃皮洋蔥（切丁然後打散）、適量的海鹽及黑胡椒

❷中型青椒（切丁）、1顆中番茄（切丁）、適量的海鹽及黑胡椒

❸2杯傳統低脂鷹嘴豆泥P277、4份全麥墨西哥烙餅（25.4或30.5公分）、4根青蔥（切成蔥花）

作法

❶把一只中型平底鍋加熱至中高溫，快炒西葫蘆（又稱櫛瓜）與一半的洋蔥6到7分鐘，或直到洋蔥開始呈半透明狀，且西葫蘆開始呈褐色（為了避免蔬菜黏在鍋上，可以一次加入1到2湯匙的水）。快好時，撒點海鹽和胡椒調味，然後起鍋盛好，先放置一旁。

❷在同一個平底鍋用中高火快炒剩下的洋蔥和青椒，放入番茄再煮5分鐘，用海鹽和胡椒調味，倒入作法❶炒好的西葫蘆上。

❸將鷹嘴豆泥平均鋪放在4片墨西哥烙餅，再用湯匙將煮好的蔬菜，舀到鷹嘴豆泥上。每片餅上撒點蔥花，捲起來就可以吃了。

傳統低脂鷹嘴豆泥

德爾．史若夫

準備時間：15分鐘

口感香溢，而且油脂不多！這道食譜可以用一罐425公克的豆子，瀝掉水分後沖淨。在全麥麵包裡放上番茄片、萵苣或嫩菠菜、黃瓜片、胡蘿蔔絲和鷹嘴豆泥，就是令人難忘的可口三明治。

材料 4大捲

2杯煮好的溫熱鷹嘴豆、6片蒜瓣（或適量）、3湯匙檸檬汁、3/4茶匙孜然粉、適量的海鹽

作法

用食物處理機把所有的食材攪拌在一起，直到呈滑順無顆粒的糊狀。假如想做出更柔滑細緻的口感，可以加點水。

簡易義麵沙拉 艾蓮．坎貝爾

準備時間：20分鐘

這道菜無論是燒烤野餐或家常便飯都很適合，也能讓你吃到健康的東西。它是家喻戶曉的菜餚、有飽足感又美味，而且根本不會有人注意到沒用油，連小孩都會愛上它。如果無油淋醬是從商店裡買來的，注意要選擇低糖的。

材料 4份主餐或8份附餐

❶454公克百分之百全麥義麵或糙米義麵、2顆大番茄（切丁）、1顆紅椒或青椒（去子，切丁）、1/2顆中型或大型紅洋蔥（即紫皮洋蔥，切丁）、1顆綠花椰菜（切成小花，稍微蒸一下），1罐425公克的腰豆（瀝掉水分並沖淨）、1罐425公克的鷹嘴豆（瀝掉水分並沖淨）、1/4到1/2杯黑橄欖片（選擇性的，或整顆黑橄欖）

❷1杯你最喜歡的低鈉沙拉淋醬（或更多）、適量的鹽和黑胡椒

作法

❶依照包裝盒上的指示煮麵，然後瀝掉水分，用冷水沖淨，放到一只大碗裡。

❷加入剩下的材料❶，混合均勻。

❸把沙拉淋醬一次一點地倒在義麵和蔬菜上，攪拌混勻。繼續倒入沙拉淋醬，並且攪拌，直到蔬菜都裹上了醬汁。用鹽和胡椒調味，在室溫下食用。

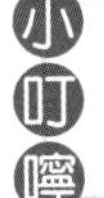

・切好的綠花椰小花可以和義麵一起煮一下，在義麵煮好的前2、3分鐘放入煮義麵的鍋子裡，然後跟義麵一起瀝掉水分、沖冷水。

簡易碎拌沙拉—蘇珊・瓦辛

準備時間：20分鐘

「你可以使用任何你喜歡的生菜，來取代食譜中的綠花椰、白花椰、碗豆等等，都很適合，只要把它們通通切成一樣大小就行了。你可以事先將蔬菜準備好，但要把萵苣和其他多水分的菜分開放，例如番茄，然後在食用前將所有的食材拌在一塊兒就行了。」——蘇珊・瓦辛

材料—4份一般大小的沙拉或2份晚餐沙拉

❶1顆蘿蔓、½杯煮熟的鷹嘴豆、2湯匙切碎的卡拉瑪塔橄欖（選擇性的）

❷1杯胡蘿蔔丁、1杯切半的葡萄番茄、3/4杯白蘿蔔丁、3/4杯黃椒丁或紅椒丁、3/4杯黃瓜丁（大約1/2條黃瓜）

❸2湯匙無油葡萄乾香醋醬汁P280或其他無脂醬汁（調味用，多寡自行調整）、1湯匙豆腐美乃滋P282、現磨黑胡椒（調味用）、1湯匙碎胡桃（選擇性的）

作法

❶用刀子從整顆蘿蔓的長邊切三下，莖部不要切斷；每次轉1/4圈，然後再切2到3下，最後沿著頂部到莖部切片，使蘿蔓變成可一口塞入嘴巴的小片狀。用濾網或蔬菜脫水器沖淨，然後充分旋轉至乾。

❷把蘿蔓放入一只大碗中，接著放入材料❷、鷹嘴豆（和橄欖）。

❸倒入醬汁和豆腐美乃滋來調整風味，小心不要加太多，再慷慨地撒上現磨黑胡椒粒並搖晃混勻。最後撒上胡桃碎片（有使用的話）。

無油葡萄乾香醋醬汁

蘇珊．瓦辛

準備時間：10分鐘

無油淋醬是最難接受的食物之一，因為大部分的人都習慣使用油或美乃滋。這種無油淋醬可以讓你吃到變化多端的香甜風味，卻沒有罪惡感。

材料 2～4人份

1/2杯義大利白香醋、1/2杯水、1/4杯金黃葡萄乾、1整顆大蒜、1茶匙乾

羅勒、1茶匙乾奧瑞岡、2湯匙梅爾檸檬汁（或1湯匙一般檸檬汁）、2茶匙奇亞籽、1茶匙醇白味噌（或適量鹽巴）

作法

用果汁機以高速攪拌所有食材，直到呈現液狀，接著倒入一只容器中送進冰箱冷藏，直到變得稍微濃稠。使用前充分攪拌或搖晃。

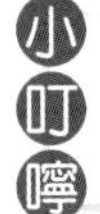

- 若你用的不是維他美仕（Vitamix）之類的高速果汁機，可先將葡萄乾浸在水中泡軟再攪拌，才能做出柔滑的質地。

黃瓜酪梨醬汁

凱希．費雪

準備時間：10分鐘

這是一道口感柔滑、吸睛、風味清新的醬汁。

材料 1杯

$\frac{1}{2}$杯黃瓜丁（要去皮，約85公克，半條中型黃瓜）、$\frac{1}{4}$顆酪梨（30公克）、$\frac{1}{4}$杯水、1$\frac{1}{2}$湯匙糙米醋、1茶匙新鮮歐芹（任何品種皆可，切碎）、1湯匙蔥花、1茶匙迪戎芥末或粗顆粒芥末醬、$\frac{1}{8}$茶匙黑胡椒

作法

使用高速或標準果汁機攪拌所有食材，直到光滑沒有顆粒（或做出你喜歡的濃稠度）。

方便午餐

海味鷹嘴豆三明治 — 黎安．坎貝爾

準備時間：10分鐘

墨克素鮪魚沙拉在蔬食食譜中很受歡迎，因為它真的很美味、紮實，這個食譜使用的是豆腐美乃滋。

材料—4個三明治

❶1罐425公克的鷹嘴豆（瀝乾並沖淨）、8片全麥麵包、4片萵苣葉、4片番茄

❷5湯匙豆腐美乃滋P282、1湯匙芥末、4湯匙酸黃瓜丁、4湯匙洋蔥細丁、1根西洋芹莖（切丁）、2湯匙米醋、½茶匙巨藻粉（健康食品店可買到）、海鹽和黑胡椒（調味用）

作法

❶把鷹嘴豆放到食物處理器裡，短按兩次啟動，使豆子攪成粗粒狀。

❷將鷹嘴豆倒入一只中大型的碗裡，再放入材料❷，徹底混合均勻。

❸把混合好的食材鋪在麵包上，再放上萵苣和番茄片。

豆腐美乃滋 — 琳賽．尼克森

準備時間：5分鐘

在三明治和沙拉中用豆腐美乃滋，真的是美味極了！豆腐美乃滋

與一般蔬食美乃滋的不同之處在於，它不使用油和堅果，所以熱量比較低。

材料 1杯

❶1盒（340公克）Mori-Nu豆腐（或其品牌可靠的豆腐）、2到3茶匙迪戎芥末、2茶匙蒸餾白醋

❷適量檸檬汁、適量龍舌蘭蜜

作法

❶用果汁機或小型食物處理器攪拌 材料❶ ，直到質地變柔滑棉密。

❷加入幾滴檸檬汁和龍舌蘭蜜，再攪拌一次。嚐一下味道，視需要或個人喜好再加入更多檸檬、龍舌蘭蜜或芥末。冰過後再食用。

什麼都有豐富沙拉

艾蓮．坎貝爾

準備時間：60分鐘，包括煮飯的時間

這道沙拉真的什麼都有，包括營養豐富的穀類和豆類。這不是那種都是菜葉的輕巧沙拉，讓你四十五分鐘後就肚子餓。只要能夠事先把飯和豆子煮好，要蓋上沙拉前再熱一下，便可以節省準備的時間。

材料 4人份

❶2杯糙米、½杯褐扁豆（沖淨）、4½杯水

❷170公克或更多新鮮嫩菠菜（洗淨待用）、3顆大番茄（切成薄楔形）、1顆紅椒或青椒（切丁）、1條大型黃瓜（切成薄片）、1杯生四季豆（摘好，切成一口大小）、½中型或大型洋蔥（切丁）、2條中型胡蘿蔔（磨碎）、1罐425公克的黑豆（瀝掉水分後沖淨）、1罐425公克的鷹嘴豆（瀝掉水分後沖淨）

❸自選無脂低鈉沙拉淋醬（現成或280頁醬汁和284頁草莓醋）

作法

❶在一只大鍋中放入米、扁豆和水，然後煮滾，接著調至文火，慢煮40到50分鐘，或是直到米變軟。蓋上蓋子靜置10分鐘，再撥鬆煮好的飯和扁豆（亦可將食材放入煮飯鍋裡煮，依照煮飯鍋的指示做就行了）。

❷在一只大的沙拉碗裡放入材料❷，然後混合均勻。

❸在溫熱的飯和扁豆上蓋上一客大大的新鮮沙拉，再淋上沙拉醬即可享用。

草莓醋 —凱希・費雪

準備時間：10分鐘

甜甜的又帶點胡椒的辛辣，對任何一道沙拉來說都很速配。

材料 — 1杯

1杯草莓片（大約7顆中型草莓）、¼杯水、1湯匙蘋果醋、1湯匙切碎

的白皮洋蔥或黃皮洋蔥、1粒加州椰棗（去核再切碎，或2粒突尼西亞椰棗）、1茶匙奇亞籽、1/8茶匙黑胡椒

作法

使用高速或標準果汁機，將所有的食材攪拌至光滑無顆粒（或你想要的濃稠度）。

墨西哥繽紛沙拉

黎安・坎貝爾

準備時間：25分鐘

這道新鮮、別具風味的沙拉，本身就可以當做美味的午餐。如果喜歡的話，還可以加上冷凍芒果丁，放入沙拉前，讓芒果丁在室溫下解凍。假如你不想用芒果，或是想用較不甜的淋醬，試試在沙拉上淋點米醋、萊姆汁，並用薑和海鹽來調味。

材料 8大杯

❶**沙拉：**2罐（每罐425公克）黑豆（瀝掉水分並沖淨）、2杯煮熟的藜麥或糙米、1/2杯剁細的紅洋蔥、1顆青椒（切丁）、1顆大番茄（切丁）、1顆大酪梨（切丁）、2杯冷凍玉米（解凍）、1/2杯芒果丁、1條墨西哥辣椒（切細末）、3/4杯新鮮芫荽（切碎）、適量的海鹽

❷**淋醬：**1/3杯未調味的米醋、2湯匙萊姆汁、1/2杯芒果丁、1/4杯龍舌蘭蜜、1/2茶匙薑末

作法

❶用一只大型的沙拉碗把材料❶混合均勻。

❷將米醋、萊姆汁、芒果、龍舌蘭蜜和薑末放到食物處理器中攪拌，直到沒有顆粒。

❸把醬汁淋在沙拉上，輕輕地搖晃混勻，用海鹽調味。

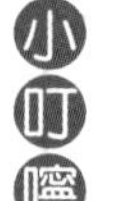

小叮嚀

・調味過後的米醋帶有微微的酸甜滋味，本身就是很美味的沙拉淋醬，跟其他配料搭配使用也很可口。

芒果萊姆豆子沙拉—安・艾索斯丁

準備時間：10分鐘

「每個人都喜歡這道菜餚，所以一次可以做兩、三套！它往往一上桌就被一掃而空。除了沙拉外，它也可以當做莎莎醬使用。它真的是任何時候都備受歡迎的夏季沙拉，紅洋蔥為這道菜餚增添了鮮麗的色彩，萊姆皮則使沙拉的風味更濃郁。」——安・艾索斯丁

材料 2人份

1顆芒果（去皮，切丁）、紅洋蔥或維達利亞洋蔥（切丁，調味用，至少要½顆）、1罐425公克的白腰豆（瀝掉水分並沖淨）、½杯（或更多）新鮮芫荽（切碎）、1顆多汁的萊姆的汁和皮、嫩萵苣或是芝麻菜

作法

把所有的食材混合在一起，盛放在嫩萵苣或芝麻菜上食用。

烤豆腐

艾蓮・坎貝爾

準備時間：15分鐘　烘焙時間：30分鐘

把烤豆腐當做三明治的餡料或是辣醬與燉菜的配料，都很可口。豆腐會吸收其他食材的風味，使用調味料時可別客氣哦！現成的綜合調味料如葛拉姆馬薩拉、義大利綜合香料、咖哩粉或達西太太調味料等，都很好。在調味料方面多運用一點想像力，你會有無限可能的美味。

材料 3或4人份

1盒454公克的硬豆腐或超硬豆腐（瀝掉水分並壓出水）、自選綜合香料（最好是無鹽的）、大蒜粉、洋蔥粉、鹽與黑胡椒

作法

❶烤箱預熱至約175℃。

❷把豆腐切成8到10片厚度一致的片狀。

❸把豆腐片放到鋪有烤盤紙或矽利康烤盤墊的烤盤、或覆著一點噴霧油的烤盤上，每片豆腐之間留點空隙。豆腐片的兩面都盡量多用綜合香料、大蒜粉、洋蔥粉、鹽和胡椒調味。

❹放到烤箱烤15分鐘。

❺從烤箱中取出，用鏟子翻面，放回烤箱裡再烤15分鐘，或直到邊緣呈現微微的褐色。

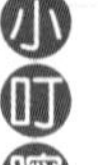

・如果你比較喜歡塊狀豆腐，就把豆腐切成一塊塊的，丟到一只中型碗裡沾覆調味料。然後把豆腐塊鋪在烤盤上，做法和豆腐片一樣，不過要把烘烤的時間從15分鐘縮減為10分鐘。

「炸」番薯

艾蓮・坎貝爾

準備時間：5分鐘　烘焙時間：30分鐘

這種薯條可成為你的家庭新寵，它們有飽足感、簡單易做、美味，而且很受小朋友的喜愛。

材料 4人份

4個大番薯（擦淨）、鹽、胡椒、卡宴辣椒粉或無鹽的綜合香料

作法

❶烤箱預熱至205℃。

❷番薯連皮切成細長的條狀。

❸把番薯放到一個鋪著烤盤紙或矽利康烤盤墊或覆著一點噴霧油的大烤盤上，薯條間要留點空隙。

❹盡量多撒些鹽、胡椒和香料。

❺烤15分鐘後從烤箱中取出，用鏟子將薯條翻面。

❻放回烤箱再烤15分鐘，或直到薯條變脆且呈現微微的褐色。

❼搭配番茄醬趁熱食用。

烤馬鈴薯

艾蓮．坎貝爾

準備時間：5分鐘　烘焙時間：45到60分鐘

用烤箱烘烤馬鈴薯不一定快速，但在忙了一天或一週之後，這算是輕鬆又美好的做菜方式。上頭再蓋上香濃辣醬P295就能夠做成辣醬蓋馬鈴薯。

這道食譜使用白馬鈴薯或番薯都可以，番薯真的非常健康，烹調起來也比較快。

材料 4人份

4顆用來烘焙的大馬鈴薯（擦淨）、鋁箔紙

作法

❶烤箱預熱至約215℃。

❷用叉子在馬鈴薯上戳幾個洞，然後用鋁箔紙包起來。

❸放入烤箱烤45到60分鐘，或直到你能輕易地把叉子叉入任何一顆馬鈴薯中。烤番薯所需的時間約40分鐘，視大小而定。

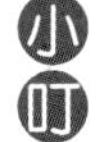
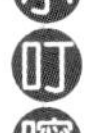

小叮嚀

・烤馬鈴薯也可以不用鋁箔紙，而以同樣的方法料理，它的皮會變得比較酥脆。

花生醬蕎麥麵——琳賽·尼克森

準備時間：20分鐘

「我可以說這個食譜是在『作弊』，因為我用了一丁點的花生醬，但比起大部分的花生麵食譜，這樣的份量很少了。」——琳賽·尼克森

材料 2人份

❶**麵條**：113公克蕎麥麵（或義大利麵）、2支青蔥（切蔥花）、豆腐塊或毛豆（選擇性的）、蔬菜（選擇性的，例如綠花椰或黃瓜）

❷**花生醬**：2湯匙原味素優格、1湯匙細緻花生醬、1湯匙甜辣醬、少許大蒜粉、少許薑末、1湯匙米醋、1到2茶匙低鈉醬油或無麩質醬油、亞洲辣椒醬（選擇性的，例如Sriracha品牌）

作法

❶依照包裝盒上的指示煮麵，煮好後放在濾鍋中沖冷水。如果可以的話，把麵放到冰箱裡冰鎮幾分鐘

❷冰鎮麵的同時，把做 材料❷ 攪拌在一起做成花生醬，嚐一下味道，需要的話可以多加點醬油。

❸把麵條放到醬汁裡搖晃，然後拌入蔥花、豆腐或毛豆（如果有使用的話）和蔬菜（如果有使用的話）。

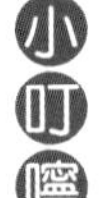

・儘管含有「麥」這個字，蕎麥麵粉卻是完全無麩質的。假如你有過敏或敏感的問題，要確定你的麵是百分之百的蕎麥粉做的。

簡易菠菜香菇千層麵

蘇珊·瓦辛

準備時間：15分鐘　烘焙時間：60分鐘

這道千層麵在我們家很受歡迎，它料多味美、是我們都熟悉的好滋味，而且吃的時候可以很方便的切成一個個小方塊。我們會撒上營養酵母，做成像帕馬森起司一樣但不含油脂的頂飾。如果想多吃點蔬菜，就在淋上番茄醬汁前鋪上一層清蒸綠花椰。

材料 9人份

❶227公克新鮮香菇片、1茶匙大蒜末、2湯匙水、2瓶（每瓶680公克）義麵番茄醬、9份一般份量的生寬扁麵、黑橄欖片（可不加）

❷454公克豆腐（建議用減脂的硬豆腐，不要用嫩豆腐）、284公克冷凍碎菠菜（解凍並瀝掉水分）、1茶匙鹽（選擇性的）、2湯匙營養酵母（可增添起司般的風味）、1½茶匙乾奧瑞岡、1½茶匙大蒜粉、1茶匙乾羅勒、½茶匙碾碎迷迭香、⅛茶匙卡宴辣椒粉

作法

❶在一只大型的平底鍋裡用水以中火炒香菇和大蒜，直到香菇變軟。除了攪拌的時候，都要蓋上鍋蓋，以免鍋子燒乾。炒好後熄火，加入義麵醬，然後攪拌均勻。

❷把豆腐和解凍菠菜放入食物處理器中，稍微啟動一下就好，然後將剩下的材料❷放入食物處理器中，攪拌直到沒有顆粒（也可改用馬鈴薯搗泥器來處理豆腐）。

❸烤箱預熱至190℃。

❹將一半的作法❶醬料放入底為23×30公分的平底鍋裡，然後鋪上一

層寬扁麵（3份的量），每份之間保留空隙，接著把一半的豆腐泥鋪在麵上（用湯匙舀起1滿匙鋪放），再鋪上3份寬扁麵，然後鋪上另一半豆腐泥，鋪上最後3份寬扁麵和剩下的醬汁。

❺用鋁箔紙把千層麵蓋好，烤30分鐘；然後拿掉鋁箔紙，再烤30分鐘。烤好後從烤箱取出，撒上黑橄欖（如果有使用的話）；食用前靜置15分鐘待涼後較好切。

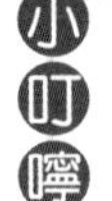

・假如你對大豆過敏，這道菜裡可以用一罐425公克的白豆來取代豆腐，做成不含大豆的菜餚。白豆要瀝掉水分並沖淨，與其他食材混合的做法和豆腐相同。

莎莎醬、豆子、芫荽佐米飯

安・艾索斯丁

準備時間：5分鐘

這道菜餚快速又美味，利用剩飯是最迅速的做法。若沒剩飯，就以不到10分鐘的時間準備全古斯米（非洲小米）來取代米飯。

材料 2到3人份

1瓶（454公克）莎莎醬、1罐425公克的黑豆（瀝掉水分並沖淨）、½顆多汁的萊姆或檸檬汁、很多芫荽、剩飯

作法

把莎莎醬、豆子、果汁和芫荽混合均勻，蓋在熱過的飯上即可。

速成三豆湯—黎安．坎貝爾

準備時間：10分鐘　烹調時間：35分鐘

這道湯品是這個飲食計畫中最簡單的菜餚，它使用含有膳食纖維、蛋白質和許多其他營食素的好幾種扁豆，是最健康的菜餚之一。這裡不太需要用到刀子，大部分可用冷凍或保久的食材來製作。這道湯本身就很棒，你可以試著把湯蓋到糙米飯上，做成有飽足感的鍋飯（煲餐），它能使剩飯更美味。

材料—4到6人份

❶1顆中型洋蔥（切丁）、4片蒜瓣（切碎）、2湯匙蔬菜湯

❷1罐425公克的黑豆（瀝掉水分並沖淨）、1罐425公克的紅腰豆（瀝掉水分並沖淨）、1罐425公克的鷹嘴豆（瀝掉水分並沖淨）、1罐（397公克）添加墨西哥辣椒的番茄糊、2杯冷凍綜合蔬菜（玉米、青豆和／或胡蘿蔔）、1茶匙煙燻匈牙利紅椒粉、1茶匙黑胡椒、1滿茶匙乾荷蘭芹、1茶匙乾奧瑞岡

作法

❶把蔬菜湯放入一只大型湯鍋中，以中高火炒洋蔥和大蒜，直到洋蔥微呈半透明狀。

❷放入材料❷，蓋上鍋蓋，以中小火煮30分鐘。

小叮嚀

・綠色葉菜如羽衣甘藍或甜菜，時蔬如西葫蘆、胡蘿蔔、青豆和玉米，在這道食譜裡都是很適合用來取代冷凍蔬菜的新鮮蔬菜。
・這道湯搭配豪華玉米麵包P297也很棒哦！

義大利蔬菜濃湯

凱西．費雪

準備時間：25分鐘　烹調時間：50分鐘

茴香為這道湯品增添了極佳風味，食用時搭配百分之百的全穀麵包，就是令人滿足的一餐。

「義式蔬菜濃湯在義大利叫『大湯』，包含的食材五顏六色、琳瑯滿目。這道湯並沒有所謂的『必備』食材，但以番茄湯煮蔬菜，再加上豆子和義麵很常見。這個版本使用新鮮茴香和茴香子，讓湯品增添幾許地中海氣息。」——凱西．費雪

材料 6人份

❶1球茴香（切丁，或3支西洋芹切丁）、½顆黃洋蔥（切丁）、½杯水（分次使用）、4片蒜瓣（切碎）、1茶匙全茴香子、¼茶匙乾辣椒片（選擇性的）

❷6杯水、1盒（737公克）Pomi牌碎番茄或2罐（每罐425公克）番茄丁、3顆中型育空金黃馬鈴薯（切丁）、2顆中胡蘿蔔（切丁）、6朵中型白香菇或克里米尼小褐菇（切丁）、2顆中西葫蘆（切丁）、2杯煮熟的腰豆（或525公克的罐頭1罐，瀝掉水分）

❸½杯切碎的新鮮羅勒或龍蒿、1杯切碎的新鮮荷蘭芹

❹2杯煮好的（約½杯乾的）全穀通心麵（或其他細的義麵）

作法

❶在一只大湯鍋中以幾茶匙水炒茴香和洋蔥，約5分鐘，視需要加水以免黏鍋，煮到食材變軟，並溢出香氣。放入大蒜、茴香子、乾辣椒片（如果有使用的話）與剩下的水，然後再炒2分鐘。

❷放入 材料❷ ，攪拌均勻，以中低火煮到馬鈴薯和胡蘿蔔變軟，大約30分鐘，其間偶爾攪拌一下。

❸加入 材料❸ ，攪拌均勻，放入煮好的通心麵，以小火煨煮5到10分鐘。趁熱食用。

香濃辣醬 —— 琳賽．尼克森

準備時間：45分鐘到1小時

這道菜餚好吃極了，料又豐富。對於喜歡肉的味道和口感的人來說很有熟悉感，而且它非常健康。

材料 — 8人份

❶1顆小洋蔥（切丁）、1½杯素肉（大豆組織蛋白）、2杯（雙份）素牛肉湯 P296 、適量鹽和黑胡椒、適量卡宴辣椒粉、適量辣椒醬

❷1罐794公克的番茄丁（帶湯汁）、2湯匙或適量辣椒粉、1茶匙孜然粉、1茶匙乾奧瑞岡、1茶匙粗顆粒的大蒜粉

❸1罐425公克的腰豆（瀝掉水分並沖淨）、1杯冷凍黃玉米、1湯匙番茄醬、1湯匙黃芥末、1茶匙純楓糖漿、1茶匙淡味咖哩粉、1湯匙素伍斯特醬

作法

❶在一只中型鍋裡加入少許的水，放入洋蔥，然後以中火煮至洋蔥呈半透明狀，且大部分的水被蒸發掉，大約3分鐘的時間。

❷放入 材料❷ 後煮到滾，湯滾了後立刻轉到小火，蓋上鍋蓋，慢燉30到45分鐘，或直到湯水稍微減少。

❸放入 材料❸ ，攪拌均勻。蓋上鍋蓋，關火，讓鍋子靜置在爐子上，即成香濃辣醬。

❹這期間著手備高湯：把素肉放進素牛肉湯，然後加入香濃辣醬，攪拌均勻。不蓋鍋蓋，靜置10分鐘。徹底攪拌均勻，然後加入鹽和黑胡椒。喜歡的話，還可加點卡宴辣椒粉或辣椒醬。

素牛肉湯 — 琳賽．尼克森

準備時間：5分鐘

若你在做湯時以此素牛肉湯為底，可放片月桂葉。「市面上有許多現成的仿牛肉湯塊，但我覺得那些東西對我來說都有點鹹，而這是我自創的版本。」——琳賽．尼克森

材料 — 1杯

1湯匙醬油、1湯匙營養酵母、½茶匙素伍斯特醬、¼茶匙洋蔥粉、¼茶匙大蒜粉、¼茶匙薑末、⅛茶匙黑胡椒、少許鹽

作法

❶把所有食材放到中型平底鍋裡，加1杯水攪拌，直到混合均勻。

❷煮滾後以小火燉煮1分鐘。

❸如果你使用的是水和低鈉醬油，或許會要再加一點點鹽。

豪華玉米麵包——黎安．坎貝爾

準備時間：10分鐘　烘焙時間：35分鐘

富含水分又獨具風味，這款麵包絕對會是你想吃玉米麵包時的最佳選擇。

材料——9人份

❶1杯玉米粉、1杯全麥麵粉、1茶匙泡打粉、1茶匙蘇打粉、1/2茶匙海鹽、1/2茶匙乾龍蒿

❷3/4杯新鮮玉米粒（或解凍的玉米粒）、1/3杯不加糖的蘋果汁、2湯匙楓糖漿、1份替代蛋（1茶匙亞麻籽粉加3茶匙水調勻）、1 1/3杯豆漿

作法

❶烤箱預熱至175℃。

❷把材料❶放入一只大碗中，混合均勻。

❸把玉米粒、蘋果汁和楓糖漿加到作法❷弄好的乾性材料中混合，再放入替代蛋和豆漿，攪拌直到所有食材徹底混合均勻。

❹將作法❸混好的麵糊倒到一個22.9×22.9公分的不沾黏烤盤上，烤35分鐘，或直到表面變硬，拿刀從中央插入、拔出後未沾黏麵糊。食用前先放涼。

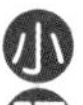

小叮嚀

- 可以搭配豆子、燙羽衣甘藍或是其他綠色蔬菜食用，就是健康又有飽足感的餐點。
- 假如你想添加更多義式芳草香料，可加入1茶匙乾奧瑞岡和1茶匙乾羅勒。

清蒸羽衣甘藍

艾蓮·坎貝爾

準備時間：12分鐘

這是我們家很經典的蔬食附餐。從商店的產品區選購盒裝、事先洗淨並切好的羽衣甘藍，可省下不少時間。也可以購買新鮮的羽衣甘藍，洗淨、去粗梗、切碎，再存放在蔬菜脫水器中待用。

材料 2到4人份

❶ ½杯水、3片蒜瓣（切碎）、½顆中洋蔥（剁碎）、227～284公克羽衣甘藍（洗淨後去除粗梗並切碎）、少許大蒜粉、少許洋蔥粉

❷ **迪戎檸檬醬：** 1茶匙迪戎芥末、2湯匙低鈉醬油、½顆檸檬汁

作法

❶ 在一只大型煎鍋中以大火煮水，然後放入切碎的蒜瓣和洋蔥，煮2到3分鐘，或直到飄出香味。

❷ 放入羽衣甘藍，視需要加入更多水，以免鍋子燒乾。蓋上鍋蓋，爐火轉至中火，大約蒸8到10分鐘，或直到羽衣甘藍從淺色轉為深綠色，並且變軟，加入大蒜粉及洋蔥粉後攪拌。

❸ 用另一只碗把 材料❷ 混合在一起，即成迪戎檸檬醬，將醬汁淋到煮好的羽衣甘藍上，輕輕混拌。趁熱吃。

❹ 淋醬的其他選擇：神奇胡桃醬P308或特調義大利香醋。

小叮

- 假如沒有大平底鍋，就用現有的平底鍋裝滿羽衣甘藍，煮2分鐘，再放入一大把。重複這個步驟，直到放入所有的羽衣甘藍。
- 撒上卡宴辣椒粉來增添辛辣的風味。
- 若要做得豐盛些，可在烹調的最後放入番茄丁和白豆。

燉小白菜 艾蓮・坎貝爾

準備時間：10分鐘

小白菜是大家都熟悉的蔬菜，它非常清爽順口，還擁有所有深綠色葉菜的營養，而且和許多醬料都很速配。

材料 9人份

❶ ¼杯水、3片蒜瓣（切細）、1茶匙新鮮生薑（切碎或磨碎）、1小撮乾辣椒片（選擇性的）、680公克小白菜或青江菜（洗淨，切掉葉梗接點，斜切成片狀）

❷ 1湯匙水、1湯匙低鈉醬油、1湯匙柳橙汁、1茶匙芝麻（選擇性的）

作法

❶ 在一只大煎鍋中放入¼杯水，鍋子加熱至中高溫後放入大蒜和薑，然後煮2到3分鐘，或直到飄出香氣。接著，加入乾辣椒片（如果有使用的話）。

❷ 把小白菜放入鍋中，視需要加點水。蓋上鍋蓋煮2到3分鐘，或直到小白菜呈淺綠色，且質地轉為嫩脆。

❸ 把醬油、柳橙汁和1湯匙水放到另一只碗裡混合均勻以後，淋到煮好的蔬菜上輕輕混拌。撒上芝麻做裝飾（如果有使用的話），趁熱食用。

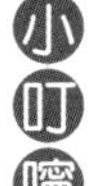

・新鮮生薑去皮，放在容器裡儲存於冷凍庫中。做菜需要用到時，用刨絲器或磨泥器處理冷凍生薑，把用剩的部分放回冷凍庫。我們所得到的薑仍是既新鮮又好用。

環球綠色蔬菜 凱西．費雪

準備時間：15分鐘　烹調時間：15分鐘

「我稱這道菜做『環球』，是因為它與許多調味料都很搭——選擇你最愛的吧！將羽衣甘藍、甜菜、抱子甘藍（球芽甘藍）、黃洋蔥、白豆結合在一起，再撒上芥菜子（整顆的），賞心悅目的快速美食，通通在這一碗裡。」——凱西．費雪

材料 2到4人份

❶1¼杯水（分次使用）、1顆黃皮洋蔥（順著紋理切成長條狀）

❷4片蒜瓣（切碎）、1湯匙黃芥菜子（整顆的）、2茶匙墨西哥綜合香料（或你喜歡的其他品牌）、1罐425公克的義大利白腰豆或海軍豆（瀝掉水分後沖淨，約1½杯）

❸20顆抱子甘藍（修剪兩端，縱切為兩半）、1把捲葉羽衣甘藍（6到8片大葉子）、1把甜菜（4到6片大葉子）

作法

❶將¼杯水倒入一只大煎鍋或湯鍋，以高溫加熱。當水開始嘶嘶作響、鍋子變熱時，放入洋蔥炒3到5分鐘，或直到洋蔥變軟且邊緣開始呈淡褐色。加入1或2茶匙水，以免黏鍋。

❷放入材料❷，一邊攪拌一邊炒約1分鐘，直到香料味滲入食材裡，視需要加點水。接著下材料❸，蓋上鍋蓋，轉中火再煮5到7分鐘，其間攪拌幾下，檢查鍋底是否留有一層淺淺的湯水（這道菜完成時，所有1¼杯的水都會用完）。

❸當抱子甘藍變軟後徹底攪拌幾下，然後就可以盛起來待用。你也可

以撒上一些南瓜子或松子，整顆或磨碎（使用旋轉式起司磨碎器）的都可以。

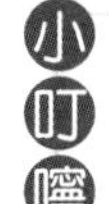

- 我用的是以辣椒粉、洋蔥、匈牙利紅椒粉、孜然和奧瑞岡做成的墨西哥綜合香料。這道菜用任何種類的綜合香料都很合適，包括「萬用」型。你也可以考慮這種綜合香料：卡疆、加勒比式、地中海式、葛拉姆馬薩拉、咖哩、義大利式，或辣椒粉。若用的是咖哩、葛拉姆馬薩拉印度香料或辣椒粉綜合香料，你也許可先加1茶匙，嚐嚐味道再決定要不要多加點，這些種類較辣（對於愛吃辣的人來說，¼到½茶匙辛辣的乾辣椒片能增添恰到好處的香辣風味）。

炒嫩菠菜

艾蓮．坎貝爾

準備時間：7分鐘

嫩菠菜比成熟的菠菜風味更溫和，煮的時候很容易縮水，所以把菜放到鍋裡時別客氣，盡量放。

材料 2到4人份

❶ 1⅓杯水、4片新鮮蒜瓣、255公克嫩菠菜（洗淨待用）、¼茶匙洋蔥粉、¼茶匙大蒜粉

❷ 1湯匙水、1湯匙低鈉醬油（或無麩質醬油）、1湯匙柳橙汁

作法

❶在一只大煎鍋裡放入⅓杯水，以高溫加熱，然後加入大蒜瓣煮2到3分鐘，或直到飄出香味。

❷放入菠菜，視需要加入更多水，以免鍋子燒乾。蓋上鍋蓋，轉至中火，大約蒸3分鐘，或直到菠菜從淺色轉為深綠色，並且變軟。加入洋蔥和大蒜粉，然後輕輕混拌。

❸把 材料❷ 倒入小碗中混合，然後淋在熱騰騰的菠菜上，趁熱吃。

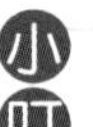

小叮嚀

- 蒸菠菜加上碎洋蔥和一口大小的烤豆腐 P287，非常可口。
- 如果想變換口味，試試用義大利香醋取代「醬油＋柳橙汁＋水」的淋醬。

彩虹綠色沙拉 — 琳賽．尼克森

準備時間：10分鐘

葡萄乾為這些微苦但漂亮的綠色葉菜，增添了怡人的香甜滋味。

材料 — 2人份

1把彩虹甜菜（徹底洗淨）、4片蒜瓣（切碎）、1小撮乾奧瑞岡、1茶匙蘋果醋、¼杯葡萄乾、鹽和黑胡椒

作法

❶雖然雖大部分的葉菜去掉葉梗最好吃，但在這道菜裡請保留葉梗。粗略地切一下甜菜，然後放一旁待用。

❷在一只大鍋或煎鍋中加入少許的水，放入大蒜、奧瑞岡、醋，然後煮滾，以大火炒蒜末1分鐘。

❸倒入葡萄乾後再煮1分鐘，接著放入甜菜。用食物夾或鏟子翻攪，使甜菜煮到縮水，並且與其他食材的味道融合在一起。

❹甜菜變軟且顏色轉淡後，立刻關火，然後再徹底攪拌一下。用鹽和黑胡椒調味。

炒鳳梨 —琳賽．尼克森

準備時間：20分鐘

如果你想添加其他蔬菜使這道菜餚更有份量，可以試試綠花椰。食用時蓋在糙米飯或藜麥上。

材料 —2人份

❶½杯蔬菜湯、4根青蔥（切成蔥花）、3片蒜瓣（切碎）、1湯匙新鮮的生薑（切碎）、1小撮乾辣椒片、1湯匙糙米醋（或米醋）、1湯匙低鈉醬油或無麩質醬油、1湯匙甜辣醬、1茶匙玉米粉（以2湯匙水調勻）、2到3湯匙新鮮芫荽（選擇性的，剁碎）、亞洲辣醬（選擇性的，例如Sriracha品牌）

❷1顆紅椒（去子，切成條狀）、1杯鳳梨塊、¼杯鳳梨汁、1杯豆腐丁

作法

❶在煎鍋裡放一層淺淺的蔬菜湯，放入蔥白色和淺綠色的部分（深色部分稍後處理）、大蒜、薑和少許辣椒片，快炒幾分鐘，直到飄出香味。

❷加入醋、醬油、辣椒醬、紅椒和一點蔬菜湯，份量要足夠在鍋底留下一層淺淺的湯汁。繼續炒，視需要加入蔬菜湯，直到紅椒煮軟，但仍有脆脆的口感。

❸加入鳳梨塊、鳳梨汁和豆腐，攪拌均勻。

❹加入玉米粉水後，繼續煮，要一邊攪拌，直到醬汁變得濃稠。

❺拌入芫荽（如果有使用的話），用剩下的蔥花做裝飾——喜歡的話也可以另外再切點芫荽。假如喜歡辣一些，可以加上一點辣椒醬。

墨西哥捲餅

艾蓮．坎貝爾

準備時間：20分鐘之內

這道菜餚其實比較像主餐，只要購買及準備一般做墨西哥捲餅的食材就行了。做這道菜有許多的創意空間，份量視你所準備的墨西哥烙餅和餡料的數量而定。

材料 2到6人份

❶發芽的全穀製作的墨西哥烙餅（無脂），或是全穀玉米和小麥製作的墨西哥烙餅（無脂）

❷以墨西哥或西南綜合香料調味的糙米飯、黑豆（瀝乾並沖淨）、無脂炒豆

❸以下材料可以視自己的喜好挑選：嫩菠菜（剁碎）、甘藍菜（切條）、甜椒（剁碎）、紅洋蔥或甜洋蔥（剁碎）、番茄（切丁）、莎莎醬、芫荽（剁碎）、酪梨（切丁）、烤豆腐塊

作法

❶把墨西哥烙餅放在乾的煎鍋或微波爐中以中火加熱，直到變軟、變熱。用煎鍋或微波爐加熱糙米飯、黑豆和炒豆。

❷把想要的食材放到墨西哥烙餅上，兩端向內折，然後捲起來。

坎貝爾博士單身漢快餐

湯馬斯．坎貝爾

準備時間：15到20分鐘

用剩飯時不需花時間準備，只要一個鍋子，讓你花最少的力氣清理，十分快速——這不正是單身漢所需要的？主餐的風味就看你用的是什麼湯。

材料 4人份

454公克百分之百全麥或糙米麵、2大盒或2大罐（每盒或每罐482到539公克）無脂蔬菜湯、2杯水（大約）、255公克新鮮嫩菠菜（洗淨）、2杯（大約）自選冷凍綜合蔬菜

作法

把所有食材倒入一只大型湯鍋裡混合，煮滾後調至小火慢煮，直到麵條變得柔軟有彈性。假如喜歡的話，可以加入更多水做成一道湯。

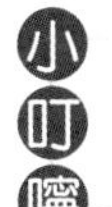

・找無油或含脂量很低的湯。很適合做這道菜的湯有麥道格博士的全天然扁豆湯，和普端格索99%無脂扁豆湯。

美妙的番薯辣玉米餅

黎安・坎貝爾

準備時間：20分鐘　烘焙時間：25分鐘

這種玉米捲餅既美味又紮實，它好吃的祕訣全在莎莎醬裡，所以要慎選你想要的莎莎醬。

如果你希望捲餅吃起來有豐富的醬汁，就盡量多用點莎莎醬，不局限於本食譜所建議1罐的量。使用低鈉醬油以減少鈉含量（風味依然可口）。

材料 2到8人份

❶ 1/2杯蔬菜湯（分次使用）、1顆中型洋蔥（切丁）、3片蒜瓣（切碎）、1茶匙芫荽粉、1茶匙孜然粉、海鹽（調味用）

❷ 2杯新鮮菠菜（剁碎）、2杯黑豆（用食物處理器攪成泥，或用手部分壓成泥）、4湯匙醬油、3杯煮熟的番薯泥

❸ 10片大墨西哥烙餅、1瓶你最喜歡的莎莎醬

作法

❶ 烤箱預熱至175℃。

❷ 用鍋子加熱2茶匙蔬菜湯，接著放入洋蔥和大蒜，煎到洋蔥呈半透明狀。

❸ 加入芫荽粉和孜然粉，煮1分鐘，持續攪拌。

❹ 倒入其餘的蔬菜湯和材料❷，煮3到5分鐘。煮好後從爐子上拿開，用海鹽調味，即成餡料。

❺ 取1/4杯到1/2杯的餡料放到烙餅中央，捲成捲餅狀，然後放到不沾黏的烤盤上。

❻當所有的餅都捲好後，淋上你最喜歡的莎莎醬，然後用鋁箔紙包起來。送入箱烤25分鐘。

綠花椰佐奶油義麵

德爾．史若夫

準備時間：35分鐘（包括做白花椰糊）

這道多汁的義麵有別於用堅果做的奶油蔬食義麵，風味極佳，依然輕淡，是想逆轉心臟病者的完美菜餚。

材料 4人份

❶340公克全穀筆管麵、1顆綠花椰（切成小花）

❷2根大韭蔥（切成薄片）、½杯白酒、2杯白花椰糊P308、2湯匙營養酵母、2茶匙迪戎芥末醬、1顆檸檬的皮、1小撮豆蔻粉、海鹽和黑胡椒（調味用）

作法

❶依照包裝袋上的指示煮義麵，在起鍋前4分鐘放入綠花椰菜。

❷在煮義麵和綠花椰菜時，把韭蔥放到一只大煎鍋裡炒，大約7到8分鐘，直到變軟。一次加1到2茶匙的水，以免韭菜黏鍋。

❸把爐火調大，加入酒，煮到液體縮剩一半。放入白花椰菜糊、營養酵母、芥末醬、檸檬皮和豆蔻粉，然後用海鹽和黑胡椒調味，即成醬汁。

❹趁著煮醬汁時把煮好的綠花椰菜和義麵瀝乾，食用前再拌入醬汁。

白花椰糊

德爾．史若夫

準備時間：20分鐘以內

「傳統的白醬是奶油或牛奶做的，而素白醬通常是以原味豆漿或嫩豆腐製作，而我最喜歡的白醬，則是用白花椰糊做的。這是我做的醬汁裡最好用的之一，而且它跟乳製品的版本很像，不管用什麼香料去調味，都能夠吸入香料的風味。」——德爾大廚

材料 2杯

3杯白花椰的菜花、¾杯到1杯水或蔬菜高湯、海鹽（調味用）

作法

❶把白花椰放到蒸鍋裡，蒸到非常軟，大約8到10分鐘。

❷將蒸好的白花椰放到果汁機中，加上足夠的水或蔬菜高湯打成糊，做成奶油般的質地，然後用海鹽調味。

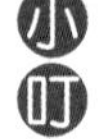

小叮嚀

・如果能用事先切好的白花椰，或是冷凍白花椰菜花，就可以縮短準備時間了。

神奇胡桃醬

安．艾索斯丁

準備時間：10分鐘

「搭配生菜沙拉真是可口極了！但別用太多，因為它是高熱量密

度的醬汁。請注意：這道醬汁並不適合有心臟病的人，除非用量非常少。」——安・艾索斯丁

材料 1杯以上

½杯胡桃、1片蒜瓣、1到2湯匙低鈉醬油、½杯或更多的水（視你希望醬汁的濃稠度而定）

作法

把胡桃、蒜瓣和醬油放入果汁機或是食物處理器當中，按下開關開始攪拌，接著放入所需份量的水（約½杯），使醬汁達到能夠傾倒的濃度。它也可以做成很稀薄，也可以做得濃稠些，而且它搭配任何食物都好吃哦！

田園披薩

艾蓮・坎貝爾

準備時間：15分鐘（餅皮先做好）　烘焙時間：13分鐘

吃披薩不加起司？
使用充分的醬汁和豐富的餡料，沒有起司的披薩依然能夠滿足每張嘴。

材料 2到4人份

❶番茄醬（挑選濃稠、無脂的種類）、2片全麥披薩脆餅皮P310、營養酵母、黑胡椒和義式香草

❷香菇（切片）、青椒（去子後切成細條狀）、綠花椰菜（切成小菜花）、紅洋蔥（切片）、櫻桃番茄（剖半）

❸嫩菠菜（剁碎）

作法

❶烤箱預熱至215℃。在尚未烤好的餅皮上抹一層薄薄的番茄醬，把材料❷均勻地鋪在披薩上，撒上營養酵母、黑胡椒和義式香草。

❷烤12到13分鐘，然後趁熱撒上菠菜。

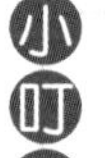

・如果你找得到無油的全麥披薩麵餅或脆餅皮，就不用花時間自己做了。應急時，可拿全麥皮塔餅，當做迷你披薩的脆餅皮使用。

全麥披薩餅皮

德爾・史若夫

準備時間：1小時又20分鐘（包括醒麵糰和發麵糰的時間）

兼顧健康與美味，這種披薩脆餅皮搭配什麼餡料都好吃。

材料 — 2張薄餅皮

1包烘焙用活性乾酵母、1湯匙蔗糖、1杯溫水（約110°F）、½茶匙海鹽、大約2杯全麥麵粉（分次使用）

作法

❶在一只大碗裡，把酵母和糖放入溫水中，徹底攪拌在一起，然後靜

置於一旁，直到開始冒出氣泡，按著加入海鹽，用打蛋器拌入1杯麵粉，打75下。加入剩下的麵粉，使麵糰變得較堅硬，但摸起來仍然有點黏黏的。

❷用保鮮膜把麵糰包起來，靜置於溫暖處，直到體積膨脹為兩倍大，約45分鐘。揉一下麵糰，然後等它再發起來，約20分鐘。

❸將麵糰分成2份，揉成2片又圓又扁的薄餅皮。可用於任何做全麥披薩麵餅或薄餅的食譜中，然後依照食譜製作餡料和烘焙的指示。

孜然香蔬菜雜燴蓋藜麥—蘇珊．瓦辛

準備時間：20分鐘　烹調時間：30分鐘

可別被一長串的食材清單嚇壞了，為了讓平凡的蔬菜具有華麗的風味，甚至是異國風味，這道食譜使用了許多香料。

材料 4人份

❶1/2顆大洋蔥（剁碎）、2片蒜瓣（切碎）、2杯白花椰的菜花、1/2根茄子（切成1.27公分的小方塊）、1罐425公克的鷹嘴豆（沖淨並瀝乾）、1罐（425公克）帶汁的番茄丁（最好是火烤的）、1/2杯葡萄乾、1/2杯水、1棵中型西葫蘆（切成1.27公分的小塊狀）

❷2茶匙孜然粉、1/2茶匙薑黃粉、1茶匙煙燻匈牙利紅椒粉、1/4茶匙小豆蔻粉、1/8茶匙卡宴辣椒粉（或多用一點調味）

❸3/4杯藜麥（洗淨後瀝乾）、1 1/2杯蔬菜湯（或水加蔬菜高湯塊，或1/2茶匙鹽）、1片蒜瓣（切碎）

❹哈里薩辣醬（北非辣醬）或一般辣椒醬（放餐桌備用）

作法

❶使用不沾黏的大型平底鍋，以中高火加熱。放入洋蔥，炒2分鐘，然後撒上大蒜與材料❷，再煮2分鐘，其間常攪拌。

❷拌入白花椰菜花、茄子、鷹嘴豆、番茄、葡萄乾和水，蓋上鍋蓋，轉為中火，煮10分鐘，偶爾攪拌一下。

❸放入西葫蘆，蓋鍋蓋繼續煮，直到西葫蘆開始變軟，約10分鐘，然後用鹽調味。

❹趁著煮蔬菜的時候加熱另一只大型平底鍋，放入藜麥烘烤，不斷翻攪，直到差不多完全烘乾。

❺倒入蔬菜湯和大蒜，煮到滾；如果你有使用鹽的話，請在這個時候加鹽調味。把火調到很小，蓋上鍋蓋，煮15到20分鐘，直到水分被吸收。

❻煮好後把鍋子移開爐火，食用前以叉子撥鬆藜麥。食用時以蔬菜雜燴蓋在藜麥中央，依喜好搭配一瓶哈里薩辣醬或辣椒醬。

番茄辣醬堡 —安·艾索斯丁

準備時間：10分鐘　烹調時間：60分鐘

這又是一道深受小朋友喜愛的菜餚，美味、豐富，而且是流傳久遠的經典食譜的簡易版。使用芫荽時不用客氣，它為這道菜餚帶來絕妙的清新風味。

材料 8到10人份

❶3½杯水（分次使用）、1顆大洋蔥（剁碎，約1杯）、1顆甜椒（任何顏色皆可，剁碎，約1杯）、1湯匙辣椒粉

❷1½杯紅色或棕色乾的小扁豆、1罐425公克的番茄糊或番茄丁、1湯匙低鈉醬油或無麩質醬油、2湯匙迪戎芥末醬（或自選品牌）、1湯匙紅砂糖（選擇性的）、1茶匙米醋、1茶匙素伍斯特醬、1把香菜（剁碎）、現磨黑胡椒（調味用）

作法

❶將⅓杯水倒入一只大鍋裡，放入洋蔥和甜椒，煮5分鐘或直到洋蔥稍微變軟；其間偶爾攪拌一下。

❷加入辣椒粉，攪拌均勻。

❸加入剩下的水和材料❷，攪拌均勻。煮滾後轉為小火，蓋上鍋蓋，繼續煮55分鐘，偶爾攪拌一下。

義式蔬菜醬南瓜麵疙瘩

黎安．坎貝爾

準備時間：25分鐘　烹調時間：25到30分鐘

這道美味又令人滿足的菜餚，做起來其實簡單極了。黃澄澄的義式麵疙瘩與鮮紅翠綠的蔬菜形成搶眼對比，非常吸睛。

材料 6人份

❶1罐（425公克）南瓜糊、2¾杯全麥麵粉、8到10杯水、1茶匙海鹽

❷1顆中洋蔥（切長條狀）、2湯匙蔬菜湯、1茶匙乾羅勒、1湯匙乾奧瑞岡、1罐（794公克）添加墨西哥辣椒的番茄丁、2顆大型西葫蘆（切片）、海鹽和黑胡椒（調味用）

作法

❶把南瓜和麵粉混合在一起，做成柔軟的麵糰。視需要加入更多麵粉，使麵糰結合而不黏手（注意，麵糰不要揉過頭）。

❷把麵糰平均分為4到5份，放在撒了麵粉的桌面上。每份小麵糰揉成2.54公分粗的長條狀，再將長條切成一段一段的，每段2.54公分長。

❸在一只大鍋中放入水和鹽，煮到滾。把麵疙瘩放到滾水中煮，直到浮起來，大約5分鐘。視鍋子的大小而定，你或許需要分批煮。煮好後從水中撈起，放一旁待用。

❹以中火加熱平底鍋，放入洋蔥、蔬菜湯、羅勒、奧瑞岡翻炒，直到洋蔥變軟，大約4到5分鐘。放入番茄和西葫蘆，蓋上鍋蓋煮5到7分鐘，直到西葫蘆變軟。

❺把蔬菜蓋到麵疙瘩上，趁熱食用；以海鹽和黑胡椒調味。

鳳梨海綿蛋糕—琳賽·尼克森

準備時間：10分鐘　烘焙時間：20分鐘

這道甜點只用鳳梨塊和鳳梨汁增添甜味，它不但看似夢幻，而且迅速易做。

材料—9人份

❶1罐425公克的鳳梨圈（浸在百分之百鳳梨汁裡）

❷1杯全麥麵粉、1茶匙泡打粉、1茶匙蘇打粉、少許鹽、少許薑粉、1茶匙香草精、柳丁皮（選擇性的）

❸食用時使用的果汁

作法

❶烤箱預熱至175℃，在一個20公分或23公分的糕點烤盤上抹油，然後放一旁待用。

❷把鳳梨汁瀝到一只小碗裡，放一旁待用。

❸在一只攪拌碗裡，將麵粉、泡打粉、蘇打粉、鹽和薑粉打在一起，混合均勻。加入香草粉以及柳丁皮（如果有使用的話）後，放一旁待用。

❹將鳳梨圈切成細小的塊狀，或放到果汁機裡攪拌，直到呈現碎條狀，但尚未到達糊狀的程度。

❺把鳳梨倒入作法❸混合好的粉體中，攪拌均勻。

❻加入鳳梨汁，開始先倒¼杯，然後一次加1茶匙，直到混合物剛好達到潮溼黏糊的程度，總共約加6茶匙。

❼倒入烤盤裡，大約烤20分鐘。

❽食用前淋上剩餘的果汁和額外準備的果汁，蛋糕要溼溼的且幾乎解體的樣子。

・請記住：要確定你買的鳳梨圈是浸泡在百分之百的果汁裡，而不是糖漿。

香蕉乳霜凍—黎安．坎貝爾

準備時間：15分鐘

在我們家，這是一道常備甜點，柔滑、綿密又香甜，為健康的一餐畫下的完美句點。假如你厭倦了巧克力醬或想要有些變化，試試撒上水果或漿果醬。

材料—2到4人份

❶**巧克力醬**：3湯匙可可粉、3湯匙黑糖或袋裝紅砂糖、½杯豆漿

❷**冰凍香蕉霜**：4根冷凍香蕉、½杯替代牛奶、½茶匙香草精（選擇性的）

作法

❶用一只小型平底鍋，將材料❶煮滾，然後把火調小，邊煮邊攪拌，直到稍呈濃稠狀。關掉火，將鍋子靜置一旁。

❷把香蕉、替代牛奶和香草精（如果有使用的話）放到食物處理器中攪拌，直到沒有顆粒。

❸將 作法❷ 拌好的香蕉混合物分為4份，分別放到4只碗裡。把巧克力醬淋灑在香蕉霜上，趁冰涼食用。

香蕉楓糖燕麥餅乾——蘇珊．瓦辛

準備時間：15分鐘　烘焙時間：12分鐘

有水分、甜度剛好、又有益健康，每次都一端出來就被一掃而光；也可以用全麥麵粉來製作。

材料——18片

❶1茶匙奇亞籽粉（或2茶匙替代蛋粉，或2茶匙亞麻籽粉）、2湯匙水

❷1杯傳統（滾壓）燕麥或速食燕麥、1杯全麥白麵粉、1/2茶匙蘇打粉、1/2茶匙泡打粉、1/2茶匙鹽、1茶匙肉桂粉、1/4杯葡萄乾

❸1/2杯楓糖漿、1根香蕉（壓成泥）、1/2茶匙香草精、1/2茶匙檸檬汁

作法

❶烤箱預熱至175℃。

❷把 材料❶ 放到一只小型攪拌碗中混合均勻，放到一旁等混合物變成濃稠狀（假如用的是替代蛋，就不需要等）。

❸在一只中型攪拌碗中，先把除了葡萄乾之外的所有材料❷混合均勻，然後再加入葡萄乾。

❹把 材料❸ 放到 作法❷ 混好的奇亞籽混合物中，攪拌均勻，再倒到作法❸ 混好的乾性混合物上，攪拌均勻，但不要過度攪拌。

❺舀一滿湯匙的量，把糊狀物放到鋪有矽利康烤盤墊或烤盤紙的烤盤上，用叉子輕輕整平。

❻烤8到12分鐘，或直到底部和側邊微呈褐色。食用前在烤網架上放幾分鐘待涼。

非烘焙巧克力球

凱倫．坎貝爾

準備時間：15分鐘

這是坎貝爾家族中的老食譜，可做為孩子午餐袋裡的點心，簡單、紮實又富含膳食纖維。

材料 18顆

❶3湯匙可可粉、1/4杯黑糖或袋裝紅砂糖、1/3杯替代牛奶、1/4杯花生醬、1茶匙香草精

❷1杯傳統（滾壓）燕麥

作法

❶把所有 材料❶ 放到一只小平底鍋裡，以中小火加熱，攪拌食材，直到糖完全溶解且食材充分混合。移開鍋子。

❷將燕麥放入平底鍋裡，攪拌直至混合均勻，讓糊狀物冷卻到可以用手處理的程度。

❸用圓湯匙把糊狀物挖成一個個的小餅，再用手把小餅揉成球狀。

❹在室溫下放涼後再儲存。

不可思議的美味水果派——黎安．坎貝爾

準備時間：25分鐘（外加1小時的冷卻時間）

這道甜點無論在風味或外觀上都奢華無比，在擺設水果內餡時，儘管發揮你的藝術天分！如果你想讓參加晚宴派對的客人留下深刻印象，這就是你的祕密武器了。

材料 8人份

❶**餅皮**：1杯去子的椰棗乾、1½杯胡桃（或長山核桃）、1茶匙香草精、½杯椰子絲、½茶匙肉桂粉

❷**餡料**：新鮮水果片（草莓、黑莓、藍莓、芒果和奇異果，各½杯）

作法

❶把材料❶放到食物處理器中，以高速攪拌，直到呈現糊狀。

❷壓到派模上冷卻，直到可以放入水果。

❸把水果片擺放到派皮上，冷卻1小時後可食用。

The Campbell Plan

THINKING

THINKING

THINKING

THINKING